U0118029

六经辨证医案医话

谢永新　编著

王　敬　整理

全国百佳图书出版单位
中国中医药出版社
·北 京·

图书在版编目（CIP）数据

六经辨证医案医话 / 谢永新编著；王敬整理 . —
北京：中国中医药出版社，2023.9
ISBN 978 - 7 - 5132 - 8293 - 2

Ⅰ. ①六…　Ⅱ. ①谢… ②王…　Ⅲ. ①六经辨证—医
案 ②六经辨证—医话　Ⅳ. ①R241.5

中国国家版本馆 CIP 数据核字（2023）第 129061 号

中国中医药出版社出版

北京经济技术开发区科创十三街 31 号院二区 8 号楼
邮政编码　100176
传真　010 - 64405721
万卷书坊印刷（天津）有限公司印刷
各地新华书店经销

开本 710×1000　1/16　印张 24　字数 341 千字
2023 年 9 月第 1 版　2023 年 9 月第 1 次印刷
书号　ISBN 978 - 7 - 5132 - 8293 - 2

定价　98.00 元
网址　www.cptcm.com

服 务 热 线　010 - 64405510
购 书 热 线　010 - 89535836
维 权 打 假　010 - 64405753

微信服务号　zgzyycbs
微商城网址　https：// kdt. im/LIdUGr
官 方 微 博　http：// e. weibo. com/cptcm
天猫旗舰店网址　https：// zgzyycbs. tmall. com

如有印装质量问题请与本社出版部调换（010 - 64405510）

自　序

　　1978 年，卫生部（现国家卫生健康委员会）特邀范中林先生前往北京，在中国中医研究院（现中国中医科学院）广安门医院设内部门诊室，并决定成立范中林医案整理小组，由我担任该组组长兼范老助手，既在临床协助范老，同时负责编写《范中林六经辨证医案选》。

　　转眼 40 多年过去了，我作为经方大家范中林先生的弟子、《范中林六经辨证医案选》的第一执笔人，之所以编写本书，除了记录、整理范老所授六经辨证理法应用外，也为了向全国的中医同仁推介"范中林模式"，或曰我眼中的"中医传承之道"。

　　早在范老年轻的时候（大约 20 岁），他偶遇一位传奇道人传授《伤寒论》的若干理法方药。范中林随后只身到成都开业门诊。遇到的第一个病人，患严重的痢疾，久治不愈，他开了 1 剂白头翁汤，很快获效。30 岁左右，年轻的范老就已成为当地名医。范老毕生运用仲景伤寒方，十分精练，常常是清一色的原方，几乎一味不加、一味不减。即使加减，也寥寥几味，短小精悍，势如破竹，常获奇效。很明显，这就是他的老师、那位传奇道人向他口传心授的医术。这位道人是位医林高手，甚至是一位《伤寒论》大师，掌握了《伤寒论》仲景学术思想理法方药的精髓，将"六经辨证最基本的要点、要诀"，传授给了一位素昧平生，且不曾有多少医学知识和经验、二十来岁的年轻人。后来，范老也用同样的传承模式，将多位青年中医培养成为能看病、善看病的临床好手。

　　本书秉承范老的传承模式，以"六经辨证最基本的要点、要诀"为主线，以范老、笔者及历代伤寒名家的医案、医话为例证，向读者介绍六经辨证的临床路径，希望能让青年医生迅速成长、步入临床之路。

本书部分古代医案药物剂量替换为现代标准，请读者参考。

事在人为，"世上无难事，只要肯登攀"，这是中华民族精神文化的宝贵传统。

在中医领域，范中林先生将老师传授给他的《伤寒论》理法方药又传授给第二代、第三代学生。所获得的实效，是完全可以复制的！伤寒方的"特有神功、未有不验"，可以复制；年龄在 30 岁左右就可以基本掌握要点与要诀，独立看病，看疑难病、看大病，也可以复制。

是为序。

谢永新

2023 年 6 月 7 日

目　录

第一章　太阳病

经病在表，宜以解表为主。《黄帝内经》谓"其在皮者，汗而发之""体若燔炭，汗出而散"。腑病在里，蓄水宜治以化气利水，蓄血宜治以攻瘀逐血。

第一节　太阳中风

太阳表虚证，由于卫强营弱，治宜调其营卫，自可汗出病解。

"太阳中风，阳浮而阴弱，阳浮者，热自发，阴弱者，汗自出，啬啬恶寒，淅淅恶风，翕翕发热，鼻鸣干呕者，桂枝汤主之。"

桂 枝 汤

桂枝　芍药　炙甘草　生姜　大枣

桂枝发散而温通卫阳，芍药和营而敛阴，这两味药相伍配合，在发表中寓有敛汗之意，和营中有调卫之功。生姜佐桂枝以解表，大枣佐芍药以和营，甘草取其调和诸药。

是知桂枝汤治疗太阳中风，并不是取其直接发汗的作用，而是在于调和营卫，营卫和则汗自出，肌腠之邪亦随之而解。

注：参阅《伤寒论译释》，南京中医学院伤寒教研组，上海科学技术出版社，1959。下同。

【辨证要点】

※ 柯韵伯：此方仲景群方之冠，乃滋阴和阳、调和营卫、解肌发汗之总方也。凡头痛发热，恶寒恶风，其脉浮而弱，汗自出者，不拘何经，不论中

风、伤寒、杂病，咸得用此发汗；若妄汗、妄下，而表不解者，仍当用此解肌。如所云头痛发热，恶寒恶风，鼻鸣干呕等病，但见一证即是，不必悉具，唯以脉弱自汗为主耳。愚常以此汤治自汗盗汗，虚疟虚利，随手而愈。

※ 凡舌淡红，苔薄白，具桂枝汤主要症状，有时也不一定出汗，视具体情况，皆可用桂枝汤。

※ 如咳嗽，去大枣，加茯苓、半夏。

※ 桂枝汤禁忌：

（1）下后气不上冲者，不得与之。

（2）汗、吐、下、温针杂治，已成坏病，桂枝汤不中与之。

（3）脉浮紧，发热，汗不出者，不可与之。

（4）酒客病，服之则呕，不可与之。

（5）服桂枝汤吐者，其后必吐脓血也。

（6）阴阳俱虚证原有症状：伤寒脉浮，自汗出，小便数，心烦，微寒，脚挛急，误服桂枝汤变证，其症状：肢厥、咽干、烦躁、吐逆。救治步骤：先复其阳，用甘草干姜汤；继复其阴，用芍药甘草汤。

※ 变通治法

症状：服桂枝汤或下之，仍头项强痛，翕翕发热，无汗，心下满，小便不利。

治疗：变解肌之剂为利水之方，用桂枝去桂加茯苓白术汤。

【六经医案】

※ 治其乡人吴得甫，得伤寒，身热，自汗，恶风、鼻出涕。脉关以上浮，关以下弱，此桂枝证也，仲景法中第一方，而世人不研耳。使服之，一啜而微汗解，翌日诸症顿除。

　　桂枝9克　　白芍9克　　炙甘草6克　　生姜9克　　大枣6克

（许叔微医案）

熊寥笙注：仲景《伤寒论》中，以桂枝汤加减化裁共有十九方之多，疗效卓著。但是如不很好地掌握适应证，亦为害匪浅。

王清任在《医林改错》中说："发热有汗之症，从未见桂枝汤治愈一人。"

杨素园大不以为然，说："常治风伤卫症，半剂辄愈。"

王孟英说："《改错》所云者，乃温热病也。若风寒伤卫，岂可不遵仲景之法而不用桂枝汤。"

余亦谓然。

近人多谓近世无桂枝证，或谓古方不可治今病，道听途说，人云亦云……认真读一读《伤寒论》吧！

（熊寥笙，《伤寒名案选新注》四川人民出版社，1981，下同。）

※ 治里间张太医家，一妇病伤寒，发热，恶风，自汗，脉浮而弱。

许曰：当服桂枝汤。

彼云：家有自合者，许令三啜之，而病不除。

询其药用肉桂耳……盖肉桂厚实，治五脏用之，取其镇重。桂枝清轻，治伤寒用之，取其发散，今人一例，是以无功。

许自制以桂枝汤，一啜而解。

（许叔微医案）

※ 治吴君明，伤寒六日，谵语狂笑，头痛有汗，大便不通，小便自利。众议承气汤下之。

士材诊其脉浮而大，因思仲景曰："伤寒不大便六七日，头痛有热，小便清者，知不在里，仍在表也。"方今仲冬，宜与桂枝汤。

众皆咋舌，以谵语狂笑为阳盛，桂枝入口必毙矣。

李曰：汗多神昏，故发谵妄，虽不大便，腹无所苦，和其营卫，必自愈耳。

遂违众用之，及夜而笑语皆止，明日大便自通。

故病多端，不可胶执，向使狐疑而用下药，其可活乎？

（李士材医案）

※ 治一少年，伤寒三四日，头痛发热，胸痛不可忍。

病家曰：三日前因食面而致病。

张曰：不然，面食粮食，何日不食，盖因伤寒外感，以致内停饮食，非因食面而头痛发热也。

故凡停食感寒，只宜解表，不可推食，如里气一松，外邪即陷入矣。

且食停于内，在胸下脘间，按之而痛；今胸上痛不可按，此必误下而成结胸。

病家云：昨延某师，告以食面，故用消食之药，以致胸中大痛。

因诊其症尚在，仍用桂枝汤加减，一服而愈。

（张隐庵医案）

※ 治一商人自汗症，达半年之久，延医服止涩收敛药龙牡之类，约数十帖之多，毫无寸进，乃请王治疗。

询知病者无发热恶风症状，汗出不温，精神疲倦，脉象弱而不振，温剂收涩药已遍服无效。

乃与桂枝汤，不加增减，服五帖而愈。

（王子政医案）

※ 治一人，屡屡失血，饮食如故，形瘦面赤；禀质木火，阴不配阳。

据说服桂枝治外感，即得此恙，凡辛温气味宜戒，可以无妨。

徐灵胎批曰：咳嗽夹火者，服桂枝汤必吐血，百试百验。

（叶天士医案）

从近代到当代以来，据有关报道，又有许多桂枝汤治疗的成功案例，现摘要介绍如下。

※ 郭某，女，24 岁。北京某医院医务人员。

患者近 3 年来，常间歇性低热。

1976 年 3 月，感冒发热，曾服用感冒冲剂、四环素等药。其后经常自觉畏寒发热，常患扁桃体炎和关节痛。腋温一般在 37.4℃ ~38℃，偶尔在 38℃以上。曾查血沉：25mg/h，其他如白细胞和基础代谢均正常。

注射卡那霉素后，热暂退，但始终呈间歇性发作。自 1978 年年初以后，每日皆发热两次，体温在 37.5℃上下。虽经治疗，皆未愈。1979 年 3 月来诊。

初诊：3 月 1 日。

今晨自觉畏寒发热，测体温 37.4℃，身无汗，两膝关节疼痛，面色正常，唇淡红，舌质淡红而润，微紫暗，苔黄夹白，较腻，脉浮紧。

此为太阳伤寒表实证，法宜开腠发汗、安中攘外，以麻黄汤主之。

处方：

麻黄 10 克　　桂枝 6 克　　甘草 18 克　　杏仁 15 克

两剂。

二诊：3 月 3 日。

服药后，身觉微汗出，恶寒减，舌紫暗渐退，苔白滑，根部微黄，脉细微缓。

尚有轻微发热，病仍在太阳。服麻黄汤后，发热恶寒皆减，但现身汗出，脉微缓，营卫失和之象。

法宜通阳解表，调和营卫，以桂枝汤加味主之。

处方：

桂枝 10 克　　白芍 10 克　　炙甘草 6 克　　生姜 60 克

大枣 10 枚　　白薇 12 克

三剂。

三诊：3 月 8 日。

上方服三剂后退热。两日来未再低热，试体温 36.7℃。膝关节偶尔有短瞬疼痛，微觉头昏，梦多，此外无明显不适，舌脉均转正常。

再少进调和营卫之剂，巩固疗效，并嘱其注意饮食起居，避免病情反复。

7 月 17 日随访，患者称：自二诊服药后低热退，至今未再复发，自觉一直良好。

（范中林医案）

※ 邵某，男，60 岁。形体瘦弱，素易感冒。

疲劳受凉，头痛项强，畏风，动则汗出，轻微咳嗽，纳差已久，肠鸣，精神不振。

脉左寸微浮，右寸微，二关弦虚，二尺沉弱，苔薄白黏腻。

治宜调营卫，健中气，以桂枝汤加党参、黄芪、陈皮、茯苓。

慢火煎两次，取 300 毫升，加饴糖一两，和匀分 2～3 次温服。

药后两小时，微烦，继而汗出，畏风消失，头痛亦解。

（《蒲辅周医案》）

※ 张某，女，产后三天发热，体温 40.2℃，头痛恶寒有汗，苔薄微腻，脉浮小数。

乃产后气阴两亏，风邪趁虚外袭，以致营卫不和。

用桂枝 3 克，白芍 10 克，炙甘草 3 克，生姜皮 1 克，黑枣 4 枚，太子参 15 克，白薇 10 克，青蒿 3 克。

予两剂，体温降至正常，余症消失。

（张圣德，《江苏医药（中医分册）》，1979）

参看浙江医科大学第一期西学中提高班编《伤寒论方古今临床》，下同。

※ 桂枝汤加黄芪，治疗成人流感 95 例，疗效良好迅速。

以症状消失为准，二剂 21%，三剂 45%，四剂 29%，五剂 5%，平均三剂，疗效 100%。

处方：

黄芪 9 克	桂枝 3 克	炒白芍 6 克	炙甘草 3 克
白芥子 9 克	姜半夏 6 克	生姜 6 克	红枣 3 枚

（叶治范，《江西中医药》，1960）

第二节　太阳伤寒

此为太阳表实证，腠理致密而不得汗出，非开表发汗不足以祛邪外出。

"太阳病，头痛发热，身疼腰痛，骨节疼痛，恶风，无汗而喘者，麻黄汤主之。"

麻 黄 汤

麻黄 桂枝 炙甘草 杏仁

柯韵伯：此为开表逐邪发汗之峻剂也。

麻黄色青入肝，中空外直，宛如毛窍骨节，故能去骨节之风寒，从毛窍而出，为卫分发散风寒之品。

桂枝之条纵横，宛如经脉系络，能入心化液，通经络而出汗，为营分解风寒之品。

杏仁为心果，温能助心散寒，苦能清肺下气，为上焦逐邪定喘之品。

甘草甘平，外拒风寒，内和气血，为中宫安内攘外之品。

麻黄辛温，开腠理而发汗；杏仁苦温，降利肺气而治喘；桂枝辛甘温，协同麻黄，增强发汗作用；甘草协和诸药。

药虽四味，而组织相当紧凑严密。本方为祛寒开腠理的发汗峻剂，为太阳病表实证的主方。

【辨证要点】

※ 凡舌淡红，或红而不深，苔黄或薄或稍厚，舌不干燥而润，头昏头痛，身痛，关节痛，身强，咳嗽者，均主之。

※ 舌淡红，苔黄带白或稍厚而腻，可用麻黄汤加半夏，参照病情，或再加苏叶、防风，主治太阳病之胃痛、胸痛、腰痛、两肋痛、腹痛。凡太阳伤寒之痛证，均可与之。

※ 证属太阳伤寒范畴，跌打损伤，气血郁滞者，胸背部气串痛，神经痛者，或配合外治，有良效。

※ 如舌尖、舌质色红较深，去桂枝，若具前述症状，可用三拗汤：麻黄，杏仁，甘草。如咳嗽吐黄痰，或浓痰、块痰，再加川贝母，酌情或再加黄芩。

※ 舌红较深（但非深而鲜红），苔黄或较厚腻，但不干燥，现症为胸闷胸痛、腰痛身痛关节痛，或头昏头痛等，属寒邪侵袭，卫气郁闭，气机不畅者，可用三拗汤加葱，或麻黄甘草汤加葱。

※ 舌淡红，苔黄带白，咳嗽多痰，用三拗汤加半夏。如温热证治疗后期，病情好转，但寒湿纠缠不清，余热尚存，汗出不透，酌情可用三拗汤加半夏，或再加少许清凉平剂。

此方亦可推广用于太阳伤寒夹湿的诸多适应证，临床灵活用之。

※ 太阳伤寒夹湿邪，舌淡红，苔黄白或薄或较厚腻，可用麻黄、半夏、甘草，或加生姜。

※ 舌淡红，苔黄白或薄或稍厚或黏腻，现证头昏头痛、身痛，或腹泻、呕吐，可用麻黄汤加半夏、生姜；如兼有食积之症，可再加苍术、厚朴、陈皮、焦三仙、草果等。

※ 如舌红较深、浓，苔黄厚腻夹白，热稍重，寒湿亦重，证现食积，胃腹痛，腹泻，呕吐，或见发热，甚或高热（一般不超过38℃）可用三拗汤加平胃散，酌情加黄芩。

（范中林临床治验）

※ 麻黄汤其他应用：

（1）肘后治卒上气，喘息便欲绝，用本方捣为末，温服方寸匕，日三。

（2）外台深师麻黄汤，疗新久咳嗽，唾脓血，连年不瘥，昼夜肩息。于本方加大枣。

（3）疗上气咳嗽，喉中水气鸣，咳脓血腥臭，于本方加生姜。

（4）《太平惠民和剂局方》：三拗汤治感冒风邪，鼻塞声重，语音不出，或伤风伤冷，头痛目眩，四肢拘踡，咳嗽多痰，胸满气短，于本方去桂枝加生姜。

（5）柯韵伯：余治冷风哮，与风寒湿三气成痹等证，用此辄效，非伤寒一证所拘也。

（6）痹症初起，壮热无汗，由于外寒闭束者，可以权用此方。

（7）初生儿时时发热，鼻息不通，不能哺乳者，用此方即愈。

（8）《眼科锦囊》：治风热所侵而眼目赤肿，生障翳者。

【六经医案】

※ 治俞右。伤寒，头项强痛，恶寒，时欲呕，脉紧，宜麻黄汤。

麻黄 15 克　　桂枝 15 克　　杏仁 9 克　　甘草 9 克

（曹颖甫医案）

熊寥笙注：本案太阳伤寒证极为典型，方剂用量也较大，药随病变，或轻或重，灵活掌握，总以中病为度，不要执一而不知变。

大抵高寒地带用量较重，燥热地带用量较轻。清代名医徐灵胎根据汉时度量衡，对麻黄汤定了一个剂量：麻黄 3 克，桂枝 3 克，杏仁 6 克，甘草 1.5 克。可供初学者用伤寒方之参考。

医者临证，贵在抓着主要矛盾，掌握主症，其他有关症状，就不一定要完全具备，所以有"但见一证便是，不必悉具"之说。

※ 治一人。伤寒四五日，吐血不止，医以犀角地黄汤、茅花汤治而反剧。

陶切其脉，浮数而紧，曰：若不出汗，邪何由解？进麻黄汤一服，汗出而愈。

或曰：仲景言衄家不可发汗，亡血家不可发汗。而此用麻黄，何也？

曰：久衄之家，亡血已多。故不可汗。今缘当汗不汗，热毒蕴结而成吐血，当分其津液乃愈。

故仲景又曰：伤寒脉浮紧，不发汗，因致衄者，麻黄汤主之。

盖发其汗，则热越而出，血自止也。

（陶节庵医案）

熊寥笙注：陶氏辨证精确，投方中的，自当效如桴鼓。为了掌握好衄后病不解，须再发汗。

下列三点，为辨证关键：一，表实证仍在；二，确无里热；三，阴气未伤，无口干舌燥、尿短尿赤等症。

具有以上条件，才能确断其衄血为寒邪外闭，阳气重，郁热上盛所致。

若衄后出现里热证，此为阳热亢盛，迫血妄行，大忌辛温发散，治宜清降里热。

若衄后阴气已伤，再汗则津液更耗，水不制火，有造成阳亢阴竭之危险,治宜滋阴凉血。

麻黄汤为表证发汗之第一方,伤寒初起,风寒在表,邪未化热,元气未衰之发表峻剂,用之得当,一剂而愈,用之不当,祸不旋踵。

(熊寥笙,《伤寒名案选新注》)

※ 罗某,男,65岁。

症见头痛,全身关节痛,咳嗽,气喘,吐血。

曾在某医院治疗无效,吐血变为血块,较前更为严重。

诊其脉浮紧,舌淡红,苔黄白,此为伤寒吐血,麻黄汤主之。

麻黄9克　　杏仁15克　　桂枝6克　　甘草15克

复诊:病势已减轻,吐血止,脉微细,舌红偏淡,苔黄白。

此为太阳伤寒表实证尚未全解,又现少阴虚寒之里证。宜麻黄附子细辛汤:

麻黄9克　　附片30克　　细辛3克　　桂枝6克

生姜12克　　甘草15克

三诊:病已大减,全身已不痛,时有咳嗽,喉痒,头胀,心累。脉浮缓,舌淡红,苔微黄,以麻黄汤加味主之。

麻黄9克　　杏仁15克　　桂枝6克　　甘草15克

苏叶10克　　防风10克

服两剂痊愈。

※ 王某,女,64岁。

患者中风,四肢厥冷,牙关紧闭,不省人事,左手足肿,不能屈伸,脉沉微细。

先服通脉四逆汤加细辛后,通身出大汗,全身由厥冷变为温暖,口能言,四肢可屈伸。

复诊:脉沉紧,舌淡红,苔黄,腰背及身皆痛。

此为原少阴虚寒,经治疗后复转回太阳伤寒,宜麻黄汤:

麻黄9克　　杏仁15克　　桂枝9克　　甘草15克

连服三剂,病愈过半,身尚微痛。继服小建中汤加秦艽、补中益气汤而痊愈。

※ 袁某，女，15岁。

经某医院检查肝大两指，诊为肝炎。

现症双眼发黄，精神倦怠，不思饮食，肝区疼痛。舌淡红，苔黄夹白。

此证为太阳伤寒夹湿邪，稍有热象，治宜麻黄汤加减：

麻黄6克　　　杏仁10克　　　苏叶10克　　　防风10克

法半夏12克　甘草15克

复诊：服药后眼黄基本消退，自觉全身症状显著好转，已思饮食，精神转佳。查舌红，苔根薄黄。上方再进一剂。

三诊：舌红，无苔。症状皆失。继用清热养阴剂调理之。

金银花10克　连翘10克　　麦冬10克　　白芍10克

黄芩6克　　　竹茹10克　　木通10克　　甘草3克

（以上范中林医案）

※ 郑男，6岁，1973年医案。

患儿父母携子前来求诊，主诉：患儿咳嗽已整7周。

今日已50天，经西医、中医多方治疗均无效，诊断为"百日咳"。

近日咳嗽日渐加重，整夜咳声不断，昨日已咳出少量鲜血，夜间大人孩子均不能安睡，十分焦急。

查：舌淡红、色稍浓，苔黄夹白微腻。

面色较黄，精神倦怠。无汗，体温尚正常。此证虽历时逾7周，仍属太阳伤寒表实之证，尚未传经，宜麻黄汤加减：

麻黄3克　　　杏仁6克　　　法半夏6克　　苏叶10克

防风10克　　甘草6克

上药煎汁一大碗，每两小时喂服二三小匙，频频服之，至明日服完两剂再诊。

次日上午，患儿父母欣喜之甚，前来告知，服药至半夜，一剂刚服完，患儿50余日的剧烈咳嗽，顿止。下半夜一直到今日上午，除继续服药外，一直安睡。

嘱上方再服两剂，遂痊愈。

从此，患儿父母与余结为朋友，并陆续介绍众多朋友亲戚前来就诊，至今已数十年。该患儿其后再未发此重病，身体一直良好。现已年逾五十，是一位画家。

※某，60岁，成都某大学副教授，1995年医案。

自述患腹疼腹泻已逾月余，每日便稀两三次，量不多，饮食亦减，睡眠不佳，面色萎黄。

经中西医治疗，服多种药品皆无效，病情有增无减。

查舌淡红，偏暗，苔黄白较厚腻，此为太阳伤寒夹湿兼食积，太阳表实之症尚未解，虽有腹胀食积，并非专属里证。宜麻黄汤与平胃散加减为治。

麻黄10克	桂枝10克	法半夏15克	苍术10克
厚朴6克	陈皮15克	草果3克	广木香10克
焦三仙各10克	甘草15克		

服两剂，诸症皆除。

※某男，56岁，成都某大学职工，2016年医案。

患者痛风已三四年，在某大医院求治多位专家，服药无效，病情反加重。近几月来，腿痛加剧，行走困难，上楼尤甚，有时甚至拖足行走，十分狼狈。

查面色萎黄，时有痛楚之状。舌淡红偏淡，苔黄稍厚。

仲景云："太阳病……身疼腰痛，骨节疼痛。"

柯韵伯云："风寒湿三气成痹等证，用此辄效，非伤寒一证所拘也。"

很明显，此证虽三四年，但太阳伤寒之症仍很突出，风寒湿积聚成痹，更加重气血郁滞。治宜麻黄汤与桃红四物汤加减：

麻黄10克	桂枝12克	杏仁10克	辽细辛5克
桃仁15克	红花10克	当归15克	赤芍15克
血竭15克	乳香10克	没药10克	川芎15克
甘草15克			

此方连服十剂，一个月后，病情显著好转，痛证基本解除，行走上楼，一如既往，尤其是面色、神态俱转正常，家人称：今与月前，已判若两人。

（以上谢永新医案）

【本书著者医话】

桂枝汤和麻黄汤，不仅是太阳病的代表方剂，在《伤寒论》113 方中也占据重要地位。同时，两方在中医学辩证法、中医理论和临床实践这三个层次中，都具有十分重要的意义。

首先，本书仅从《伤寒论》方和古今临床的大量案例中，选取若干典型的医案，就以客观的、确凿的事实，驳斥了所谓"近世无桂枝症""古方不可治今病"的谬论。但是，不容忽视，这种论调，的确在长期以来，对众多医家和病家，有广泛而深远的影响，不是几本书和医案就可以消除的。

这里，著者讲讲亲自耳闻目睹的几则故事：还在 20 世纪 80 年代，在一次闲谈中，有一位高等中医院校的老师，向同事们说："某全国著名的《伤寒论》专家，在课堂上讲解麻黄汤，可以滔滔不绝地讲两小时，但他一辈子从不用麻黄汤！"当时我觉得这也许是笑话而已。可这位教师并非背后乱说他人以取笑之人，其后他还担任该院副院长。

不久，我旁听一位老中医、老教授讲课，他讲到《伤寒论》方剂应用，顺便讲了一个故事：有一次，他带领学生到重庆某中医院实习，无意间发现旁边一位据说是来渝进修的年轻中医大夫，给患者开了一剂麻黄汤，当时正值暑天，他和学生们都深感惊诧，不禁向正要离去的患者嘱咐说："请你服完这剂药后，不论效果如何，希望一定要再来复诊！"

以上两个故事，充分说明"桂枝下咽，阳盛则毙""麻黄汤用之不当，祸不旋踵""妄用致误的痛苦教训"这些警语，的确吓到了很多医家和病家。古代的著名小说中，也曾讲道："桂枝、麻黄，虎狼药也。"至今仍让众多医家"谈虎色变"！难道桂枝麻黄两汤，真的这样可怕吗？

这里，著者要用客观事实，向读者们负责任地介绍一个真实的情况。

从范中林师从他的老师（这位具有传奇色彩的民间医林高手，《伤寒论》大师，本书后再作一点介绍），其后，著者又师从范老，再传我的学生，前后经历约两个世纪。太老师距今久远，没有留下任何著作和医案，但从范老行医直到我们从医至今，亦历时百年。

在这漫长的时期里，事实上，我们经常地、大量地，不分春夏秋冬，不分地域差异（如北京、四川），不论男女老幼，都用此两方，特别是麻黄汤，有时几乎天天都在用，从未发现一例因误治而引起的恶果！

其疗效：不仅对大量常见病、多发病，而且包括众多疑难症，多年不愈之坏证，甚至某些急重症，都"用之辄效""随手而愈"，多数皆二三剂或几剂则愈，疗效迅速可靠。

这里并没有什么"神奇"，如论神奇，这是仲景《伤寒论》内涵的神奇。关键是两句话：辨证准确，方法正确。只要认真研读应用《伤寒论》，这一点是不难做到的。

其次，上述事实，清楚地说明一个非常重要的问题：实践是检验真理的唯一标准，事实胜于雄辩。仲景《伤寒论》问世以来，已近两千年，在漫长的时间里，无数医家皆一致推崇《伤寒论》系群方之祖，奠定了中医辨证论治的理论和临床基础，撰写了无数医著，从各个方面阐述和诠释这部伟大的著作，并在临床中取得大量医案疗效。

但是，为什么从近代至今，仍出现"古方不可治今病"等影响甚大的说法，严重阻碍着《伤寒》《金匮》等古典经方的应用和传播？深究起来，这个问题其实并不简单。它涉及中医学辩证法、中医理论和临床这三个层次中的重要问题，涉及中医传承、提高和发展的系列问题，涉及中医发展战略和面临重大改革的许多问题。本书在全书的有关部分，将陆续探讨这些问题，这里仅简要说明几点：

其一，上述桂枝麻黄两方的临床应用医案，已经突显一个事实：两方在临床上早已突破了《伤寒论》太阳病中风与伤寒在文字上列举的条文，其应用范围十分广泛，甚至突破了"但见一证即是，不必悉具"的观点，突破了清代名医徐灵胎关于麻黄汤用药剂量的规定，有时患者出现症状中，似乎与上述毫不相关，但临床视具体病症病情，亦可用之，其效甚著。

这就向我们启示：仲景《伤寒论》，因为深入运用辩证思维方法，深刻揭示了伤寒、杂病形形色色的病变中，潜在的发生发展规律，只用了几句言简意赅的论述条文，实际上不足以讲明全部。

换句话说，《伤寒论》桂枝麻黄两方，其精髓和神奇的内涵，还没有被后世至今的医家们完全发掘出来。推而论之，整个《伤寒论》皆如此。事实必将进一步证明"中国医药学是一个伟大的宝库，应当努力发掘，加以提高"的确是至理名言。《伤寒论》则是宝库中的核心。我们的"发掘"远没有到头；我们的"提高"，远没有到顶！

其二，桂枝汤、麻黄汤，共有的特点之一，就是疗效迅速、可靠。还有一点就是疗程短、费用低。这个显著特点，无论在大量多发病、常见病，还是众多疑难病，甚至某些急重症中，都能清楚地表现出来。仅此一点，就具有重大意义。

因为它特别适合我国国情，特别适合广大农村、偏僻地区、贫困和特困地区的群众看病治疗。这些地区经济滞后，交通不便，医疗条件稀缺，无力支付昂贵的医药费用，因病致贫，因病返贫，因病家破人亡，成为这些群众重要的甚至是头等的威胁。这个问题，涉及中医发展战略，涉及我国医药事业的重大改革，涉及我国伟大的扶贫事业。本书后面将专题进行探讨。

其三，中医学辩证法在《伤寒论》的理论与临床中，首先在太阳病的桂枝麻黄两方剂中，有十分突出地体现。在三个层次中，中医学的唯物论与辩证法，占据灵魂和核心的地位，贯穿渗透在中医理论和临床实践之中。

因为有医疗实践论的观点，仲景才能将《黄帝内经》有关五运六气、六经传变等的重要思想，运用到具体的医疗实践中来，经过大量临床实践，"勤求古训，博采众方"，反复验证，才建立了伤寒六经辨证的辨证施治体系，并用中医独特的语言，深刻地、精彩地阐述着辩证法的基本规律。对此，著者在本书中已做了一些论述，这里仅从桂枝麻黄两方再做一点分析。

桂枝汤证为太阳中风表虚证，麻黄汤证为太阳伤寒表实证，一个中风，一个伤寒；一个表虚，一个表实，这就是在讲矛盾的对立统一。风与寒，虚与实，就是一对矛盾，是相互对立的，但又统一在太阳病这个统一体中。

"但见一证即是，不必悉具"，这是强调要抓住主要矛盾。仲景对两方都列出若干症状，对某一个患者而言，不皆悉具，但总有一证是主症，抓住主症，集中力量突破主症，则余症皆迎刃而解。

所以医生治病，不能没有重点，面面俱到，四方包围，八面出击，用药几十味，剂量一大包，疗效慢，疗程长，费用高。实践证明，这种治疗完全违背仲景之法，违背中医辩证法。现在，我们从伤寒六经之传变，从六经辨证的医案，来看看《伤寒论》六经辨证的理论与临床，同辩证法基本规律的内在关系。

以范老对罗某治疗的医案为例，首诊系太阳伤寒表实证，用麻黄汤。复诊出现"太阳伤寒表实证尚未全解，又现少阴虚寒之里证"，于是改用麻黄附子细辛汤。从太阳到少阴，从表证到里证，从实证到虚证，这是矛盾的对立统一，发生变化，矛盾双方朝对立方向转化。这种变化是通过量的积累逐渐形成的。《伤寒论》用以论述的语言是：正邪相争，阴阳盛衰，五运六气的消长。

从罗证看，初起太阳伤寒证，如果变成少阴证，这是矛盾对立通过量变达到质变，太阳与少阴有质的区别。但是，罗证复诊并未完全传变为少阴虚寒之里证，而是太阳表实证未全解，又现少阴虚寒之里证。这属于部分质变，所以不能用四逆汤，而用麻黄附子细辛汤，以麻黄解太阳伤寒未全解之表实，又以附子救少阴里证之虚寒。

还有三诊，经过治疗，"病已大减"，病又从太阳少阴两经兼证，回归到太阳证范畴。这又是用中医特有的概念和语言，揭示辩证法的另一个基本规律：否定之否定规律。

从太阳伤寒表实到太阳少阴兼证，这是第一次否定；从太阳少阴兼证又回归太阳证，是第二次否定。这种"回归"似乎回到了原点，但又不是，因为第一次是病证病态，这次"回归"是"病已大减"，基本恢复正常。

著者在本书导论中，论述过《伤寒论》的辩证法与唯物辩证法三个基本规律的关系；这里，我们仅用麻黄汤的临床应用，进一步证明，仲景在《伤寒论》全书六经辨证的理法方药中，实际上都体现着辩证法的基本规律。

【附】《金匮要略》选录

《金匮要略·痉湿暍病脉证治第二》：太阳病，关节疼痛而烦，脉沉而细者，此名湿痹。湿痹之候，小便不利，大便反快，但当利其小便。

湿家之为病，一身尽疼，发热，身色如熏黄也。湿家，其人但头汗出，背强，欲得被覆向火。若下之早则哕，或胸满，小便不利，舌上如胎者，以丹田有热，胸上有寒，渴欲得饮而不能饮，则口燥烦也。

湿家，下之，额上汗出，微喘，小便利者死；若下利不止者亦死。

风湿相搏，一身尽疼痛，法当汗出而解，值天阴雨不止，医云此可发汗，汗之病不愈者，何也？盖发其汗，汗大出者，但风气去，湿气在，是故不愈也。若治风湿者，发其汗，但微微似欲出汗者，风湿俱去也。

湿家，病身疼，发热，面黄而喘，头痛鼻塞而烦，其脉大，自能饮食，腹中和无病，病在头中寒湿，故鼻塞，内药鼻中则愈。

湿家，身烦疼，可与麻黄加术汤，发其汗为宜，慎不可以火攻之。

麻黄加术汤

麻黄　桂枝　炙甘草　杏仁　白术

病者一身尽疼，日晡所剧者，名风湿。此病汗出当风，或久伤取冷所致也。可与麻黄杏仁薏苡甘草汤。

麻黄杏仁薏苡甘草汤

麻黄　炙甘草　薏苡仁　杏仁

咳而上气，此为肺胀，其人喘，目如脱状，脉浮大者，越婢加半夏汤主之。

越婢加半夏汤

麻黄　石膏　生姜　大枣　甘草　半夏

方解　李彣曰：脾运水谷，主为胃行津液，职卑如婢也。汤名越婢者，取发越脾气、通行津液之义也。今治肺胀，则麻黄散表邪，石膏清内热，甘草、大枣养正缓邪，半夏、生姜散逆下气也。

【《金匮要略》选录六经医案】

※ 患者向某，女，56 岁，成都市某机关干部。1993 年 3 月 6 日就诊。

1 年前因患三叉神经痛，反复服用中西药，疗效不佳，疼痛难以忍受而做了手术。术后已半年，但头部左侧三叉神经处仍然出现持续性疼痛，夜里难以入睡，每天坚持服用西药卡马西平以强行镇痛。

患者于 4 个月前曾坚持服用某著名老中医 100 剂中药，疗效不显，仍不能停服西药卡马西平，停药则痛剧难以忍受。

诊得患者脉沉迟，舌质淡，舌苔白腻，头部左侧胀痛跳痛。此为寒湿之证，由于寒湿久郁，闭阻经络，阳气不通，并且久病兼瘀，气血不能润养经络。

治当温里与解表并进，祛风除湿与活血养血并举。用《金匮》麻黄加术汤加味治疗：

麻黄 20 克　　桂枝 20 克　　甘草 10 克　　杏仁 15 克

白术 20 克　　北细辛 10 克　　白芷 20 克　　羌活 20 克

川芎 15 克　　生姜 20 克

用水 1200mL，煎取 400mL，如法连煎 3 次，平分 4 次服完，每 4 小时服 1 次，首服两剂，以观其效应。

复诊：服完两剂后自觉疼痛明显减轻，余无不适。此为方证相符，效不更方，嘱其照原方服四剂。

五天后再诊：患者疼痛消失，但不敢停西药。为巩固疗效，原方加减继续服用。

麻黄 10 克	桂枝 20 克	甘草 10 克	白术 20 克
北细辛 8 克	白芷 20 克	羌活 10 克	当归 20 克
川芎 10 克	薏苡仁 30 克	白芥子 30 克	茯苓 30 克

嘱服 6 剂。

1993 年 4 月 12 日四诊：患者服上方 6 剂，头痛再未复发，且停服西药卡马西平已逾 10 日。患者担心复发，自己照上方续服 6 剂，3 个月后未再复发。

"痉湿暍病"篇第二十条指出"湿家，身烦疼，可与麻黄加术汤发其汗为宜，慎不可以火攻之"。与本例患者相比，一为湿家身烦疼，一为寒湿性头痛，病名不同，但寒湿致病则一，故用本方加用祛风除湿、活血养血之味而取效，在最后调理方中又加用白芥子、茯苓等以加强健脾除湿、祛痰通络之功，亦是活用经方之体现。

（张家礼《金匮辩证法与临床》）

※ 患儿发热 4 天，已服过中西药皆无效，高热达 39.6℃，咳喘气促，腹满膈扇，喉间痰声辘辘，鼻翼煽动，面青唇淡，头汗出，时有烦躁，不欲食奶，大便稀溏，小便黄，脉沉紧，指纹不显，舌质淡，苔白。

此为风寒犯肺，肺气郁闭，治宜辛开，治宜越婢加半夏汤加味：

| 麻黄 0.8 克 | 甘草 0.5 克 | 生石膏 9 克 | 法半夏 6 克 |
| 前胡 3 克 | 炒苏子 3 克 | 生姜 3 片 | 大枣 2 枚 |

服两剂，全身微汗出，热降，诸症皆著减。

《金匮要略·水气病脉证并治第十四》："风水恶风，一身悉肿，脉浮不渴，续自汗出，无大热，越婢汤主之。恶风者，加附子一枚。"

注：风水之邪，全在表而不在里，故恶风悉肿，脉浮不渴也。初本无汗，身无大热，续自汗出而不恶风寒，表不虚也，故用越婢汤以发之。若恶风者，表阳虚也，前方加附子一枚，以补其在表之阳也。

"里水，越婢加术汤主之，甘草麻黄汤亦主之。"

按：里水之里字，当是皮字，岂有里水而用麻黄之理？是传写之误。

注：皮水表虚有汗者，防己茯苓汤固所宜也。若表实无汗有热者，则

当用越婢加术汤。无热者，则当用甘草麻黄汤发其汗，使水从外皮去也。

※甘草麻黄汤辨证要点

"甘草麻黄汤，上宣肺气，中助土气，外行水气，其功居于济生肾气丸之上。"功能发汗，开肺窍，清表寒，利水湿。主治太阳病之腹肿胀积水，伤寒湿而腰痛、关节痛等。

范老治一人患痢疾，大便红白带泫状，服他医多药无效，最后范老用甘草麻黄汤，即痊愈。

又治伍某，60岁，查舌淡红，色较浓，微暗，苔根薄黄。咳嗽，吐泡沫痰，腰痛。

另治房某，50岁，查舌红，苔黄夹白厚腻，眼皮甚浮肿，胸闷，似压重物。头常晕，心累，身无力，经几家医院长期治疗皆无寸效。

上两病例，皆用：

麻黄 10 克　　甘草 60 克

服药 2~4 剂，病情皆显著好转。

"服桂枝汤，大汗出，脉洪大者，与桂枝汤，如前法。若形似疟，一日再发者，汗出必解，宜桂枝二麻黄一汤。"

"太阳病，得之八九日，如疟状，发热恶寒，热多寒少，其人不呕，清便欲自可，一日二三度发。脉微缓者，为欲愈也。脉微而恶寒者，此阴阳俱虚，不可更发汗、更下、更吐也。面色反有热色者，未欲解也，以其不能得小汗出，身必痒，宜桂枝麻黄各半汤。"

"如八九日过经不解，如疟状，以久汗稍久也，主麻桂各半汤，小发其汗，如服桂枝汤得大汗后形如疟，日再发，邪因汗袭也，桂二麻一"。

注：此为营卫不和而复为表邪郁闭的症状，其病情介于表实与表虚之间。此时治疗如仅用桂枝汤，则碍于表邪无汗，仅用麻黄汤，则又恐出汗过多。

仲景立桂枝麻黄各半汤和桂枝二麻黄一汤，就是既能调和营卫，又能开表发汗的方剂。二方的主治作用，基本上是一致的。

不过桂枝麻黄各半汤的发汗作用，较强于桂枝二麻黄一汤，所以桂枝麻黄各半汤能治疗表邪不解，风寒郁闭，不得外达，而致面有热色，身体发痒，发热恶寒，热多寒少，一日二三度发之证。

而桂枝二麻黄一汤，则治表邪之轻者，其症亦是发热恶寒，热多寒少，一日再发，但没有身体发痒，面有热色。二方主治的差别仅在这里。

桂枝麻黄各半汤

桂枝一两十六铢　　芍药一两　　生姜一两　　甘草一两（炙）

麻黄一两（去节）　　大枣四枚（掰）　　杏仁二十四枚（去皮、尖）

桂枝二麻黄一汤

桂枝一两十七铢　　芍药一两六铢　　麻黄十六铢

生姜一两六铢（切）　　杏仁十六个　　炙甘草一两二铢　　大枣五枚（掰）

【辨证要点，类似证辨治】

寒热 ┤
- 桂麻各半汤证——寒热一日二三度发，热多寒少
- 疟疾——寒热发作有定时
- 少阳病——往来寒热，相因不止

身痒 ┤
- 麻桂各半汤证——表邪郁而汗不得出
- 阳明久虚证——津液虚而汗不得出

面赤 ┤
1. 邪在表 ┤
   - 面反有热色
   - 面缘缘正赤 ┤ 可小发汗
2. 邪在里 ┤
   - 面赤，便秘，潮热，谵语
   - 面赤脉沉实——阳明腑实宜用下法
   - 便秘，口燥，舌干，渴饮
   - 脉洪大有力——阳明经证宜用清法
3. 邪在半表半里——面赤脉弦——治宜和解
4. 戴阳——面赤足冷，阴盛于下，格阳于上，治宜温经通阳
5. 阴虚——午后颧赤，阴虚火炎，治宜育阴潜阳

※ 桂麻各半汤方解

本方为桂枝、麻黄两方的合剂，其剂量非常轻微，仅有两方总剂量的

三分之一，可以说是一个偶方轻剂。

因为"既不得汗出"，就不是桂枝汤所能解，然病延时日已久，表邪已微，又不宜麻黄汤峻发，所以合两方为一方，变大剂为小剂，桂枝汤调和营卫，所以为汗液之地，麻黄汤疏达皮毛，所以为汗液之用，且芍药、甘草、大枣之酸收甘缓，配生姜、麻黄、桂枝之辛甘发散，有刚柔并济、从容不迫之妙。所以能收到小汗邪解的效果，却无过汗伤正的流弊。

本方应用范围

（1）凡病迁延日数较多，正气略虚，表邪未解，见有面赤身痒，邪郁于表，欲汗出不得者，可用本方因势利导。

（2）疟疾热多寒少，肢体堕痛，有桂枝麻黄汤证者，可用本方。

【类似证六经医案】

许叔微治一人，病伤寒身热，头痛无汗，大便不通，已四五日。予询之，见医者以大黄朴硝等欲下之。

予曰：子姑少待，予为视之，脉浮缓，卧密室中，自称甚恶风。

予曰：表证如此，虽大便不通数日，腹又不胀，别无所苦，何遽便下，大抵仲景法，须表证罢，方可下，不尔，邪乘虚入，不为结胸，必为热利也。

作桂枝麻黄各半汤与之，继之以小柴胡，絷絷汗出，大便亦通而解。

（《本事方》）

【本书著者医话】

桂二麻一汤和桂麻各半汤，清楚地体现从量变到质变、质量互变的辩证法规律。阴阳、寒热、表里、虚实这四对矛盾，都是对立统一，是矛盾分析方法在中医理论与临床应用的总纲，更是伤寒六经辨证的总纲。在太阳病桂枝汤和麻黄汤的理法方药中，已有突出体现。

矛盾的对立双方，在一定条件下要相互转化，这种转化是通过量的积累、变化而实现的。在桂二麻一汤和桂麻各半汤中，对量变的分析，尤其细致入微："病情介于表实与表虚之间。"不掌握量变的变化，就可能使处于"之间"的矛盾对立，向相反方向转化。

如"仅用桂枝汤，则碍于表邪无汗，仅用麻黄汤，则又恐发汗过多"，过犹不及，两者需兼顾。这里就要注意量变的具体特点，具体矛盾，具体分析，特别是桂麻各半汤，其证特点是"轻"，方剂的运用就要掌握量变的这个"度"，过轻，"则不得汗出""峻发"，又适得其反。故变大剂为小剂，剂量非常轻微，刚柔并济，从容不迫。

这种精致的辩证思维和辩证法的基本规律，全面深入地体现在《伤寒论》全书的六经辨证之中，这绝非抽象、空洞的理论，在许叔微医案中，可以清楚看到，这种辩证思维和方法，生动地体现在临床实践中，发挥着重要的指导作用。

第三节　太阳温病

"太阳病，发热而渴，不恶寒者，为温病。若发汗已，身灼热者，名风温。风温为病，脉阴阳俱浮，自汗出，身重，多眠睡，鼻息必鼾，语言难出。若被下者，小便不利，直视失溲；若被火者，微发黄色，剧则如惊痫，时瘈疭；若火熏之，一逆尚引日，再逆促命期。"

注：这里讲的温病，是广义的伤寒之一。风温，此处是说温病误治的坏证，与后世称的外感风温不同。失溲，此含有大小便自遗之意。瘈疭，是手足抽掣痉挛。

【六经医案】

※ 李君之侄女，年甫十二岁，夏历正月初间，得春温证，先是进服表散温燥等方，大热、大渴、大汗。

延诊时，见其热渴异常，脉浮大而芤，身无汗，舌无苔，鲜红多芒刺，心烦不寐，米饮不入，证殊险恶。

此证因误表而大热、大渴、大汗，身无汗则是阳明津液被灼告竭，不能濡润皮肤，脉芤心烦，舌无苔而鲜红，多芒刺，则病邪已由卫而累及营矣。

即书白虎汤去粳米加西洋参、葳蕤、沙参、花粉、生地、天冬、麦冬大剂，一日夜尽三剂，又守原方服二日，各证始愈七八，嗣后减轻分量，再进甘寒养阴药饵，不犯一毫温燥，计三十余剂，始恙悉捐。

唯如云之鬓发，手一抹而盈握，浅者纷纷堕也。皮肤飞屑如蛇蜕然，驯至手足爪甲，亦次第脱尽，久而复生。可见温病误表，真杀人不用刀矣。

（萧琢如《遁园医案》）

【本书著者医话】

仲景对太阳温病的此段论述，非常鲜明；《遁园医案》的这一案例，也十分精彩。它清楚地表明，伤寒六经辨证，对阴阳、寒热、表里、虚实矛盾对立的辨别，对风、寒、暑、湿、燥、火六气的审定，在临床中具有十分重要的意义。

人在正常生理状态中，阴阳双方处于相对平衡稳定的态势。如果由于主客观的诸因，矛盾双方，还有六气发生量的变化，积累到一定程度，达到一定临界点，就会发生质变，或称飞跃。

对立面双方不仅会发生对抗性的转化，甚至会使阴阳矛盾的统一体产生破裂。在临床上，就出现阴极阳亡，或阴阳双亡，病症由逆而危，生命濒临绝境。这就是仲景用警语强调的"一逆尚引日，再逆促命期"。

从上述萧案中我们可以清楚看到，该患儿在他医就诊初期，可能已明显处于太阳温病的状态，由于误当伤寒表实，乱用温燥之剂，已出现一逆的病状。

应当看到，太阳伤寒与太阳温病，其舌脉和诸症的表现，截然不同。对其误判误治，说明前医根本不懂《伤寒论》，尤其不懂伤寒六经辨证的要领，从而令患儿在短短几日内，就处于险恶之境，生命垂危。

即使在这种急重症的情况下，萧氏不愧伤寒高手，立即辨明此证已由太阳伤寒传经至阳明，是清清楚楚的白虎汤证，于是用大剂的白虎汤加味，力挽狂澜，势如破竹，立竿见影地令患儿转危为安，然后全身几乎脱尽一层皮，久而复生。这个精彩的医案，向我们昭示：

第一，《伤寒论》六经辨证的基本要领，在临床上是在黑夜中的指路明灯，必须认真领会掌握；"一逆尚引日，再逆促命期"的警语，必须牢记，千万不可粗心大意。

第二，《伤寒论》不论对太阳伤寒和太阳温病的鉴别，还有六经辨证的所有鉴别，都是非常正确的，只要认真研读，正确使用，在临床上无不发挥迅捷可靠甚至起死回生之效。

第三，中医学辩证法、中医理论和临床这三个层次，有机联系和统一，缺一不可，忽视或摒弃辩证思维和方法，在临床上必犯错误。

第四，后世吴鞠通著《温病条辨》，是对《伤寒论》，包括太阳温病，阳明证包括经证和腑证的重要丰富和发展。说明中医三个层次，包括《伤寒论》，都要像任何科学理论一样，必须在不断地传承和发掘中，不断地提高、丰富和发展。

第四节　蓄 水 证

蓄水证系膀胱气化不行而致水气停蓄，所以治疗法则应着重在恢复膀胱的气化，同时更须利其水气，使停蓄之水能有去路。五苓散具有化气利水的功能，故为蓄水证的主方。

"太阳病，发汗后，大汗出，胃中干，烦躁不得眠，欲得饮水者，少少与饮之，令胃气和则愈。若脉浮，小便不利，微热消渴者，五苓散主之。"

注：消渴，是形容渴饮不止的意思。《金匮》称的消渴，是饮多少，小便多少，属于一种病名。本条之消渴是形容口渴之甚，是一种症状，二者不可混同。

五 苓 散

猪苓　泽泻　白术　茯苓　桂枝

方解

本方猪苓、茯苓、泽泻均属淡渗之品，有导水下行、通行小便之功；

白术甘淡渗湿，化气利水；桂枝通阳温经，以利气化，使膀胱津液得以通调，外则输津于皮毛，内则通行于上下，自然小便利，口渴除。

观方后云："多饮暖水，汗出愈。"则本方不但有利水之功，且具有发汗之用；要知如五苓散者，也可为太阳经腑两解之剂了。

章虚谷说："此方在伤寒门为兼治太阳经腑之病，应用桂枝，故方后言汗出愈，若无表证，宜用桂，则化气行水之功更胜。"

本方应用范围

（1）水泻如注，小便全无，及湿泻、久泻等症。

（2）寒湿内盛之霍乱，但热霍乱禁用。

（3）湿伤脾阳，腹部肿胀及周身肿满者。

（4）瘦人脐下悸，吐涎沫，兼癫眩之水气证。

"发汗已，脉浮数，烦渴者，五苓散主之。"

注：烦渴是渴之甚，为蓄水证气化不行，水津不布，气液不能升腾的必然现象。五苓散证的烦渴，是燥湿不能互化，所以唇口虽干燥而舌面绝不干燥，故治以五苓散，外疏内利，表里两解。

【辨证要点】

※ 五苓散证烦渴与白虎汤证烦渴的区别。

太阳蓄水五苓散证

（1）太阳腑证，膀胱气化不行，津液不能上腾。

（2）表证未罢。

（3）脉象浮数。

（4）有膀胱蓄水里证。

阳明里热白虎汤证

（1）阳明经证，热盛而津液损耗。

（2）表证已罢。

（3）脉象洪大或浮滑。

（4）无蓄水里证。

※ 五苓散证，主要是受水湿。如身体还好，可加桑白皮、大腹皮、五加皮、豆卷皮。

少阳肝经之病，腹胀，有积水，尿少尿黄，小便不利，亦可用之。

"伤寒汗出而渴者，五苓散主之；不渴者，茯苓甘草汤主之。"

【辨证要点】

※ 两证的主要区别（表1）是：一则水蓄于下，口渴而小便不利；一则水停于中，口渴而心下悸。然而证情虽异，但总的原因都属停饮蓄水为患，所以都治以温阳化水，不过一则重在温化膀胱，以利小便；一则重在温化胃阳，以蠲水饮，这又是两方的主要区别。

表1　五苓散证和茯苓甘草汤证区别

	五苓散证	茯苓甘草汤证
机能	膀胱气化不行， 水津不能上布	胃阳不足， 不能输化水液
部位	水蓄下焦	水停中焦
症状	汗出口渴 小便不利，少腹里急 无心下悸	汗出不渴 心下悸 无少腹里急

"中风发热，六七日不解而烦，有表里证，渴欲饮水，水入即吐者，名曰水逆，五苓散主之。"

※ 如脉象浮（或浮数），微热（或发热）汗出，小便不利，消渴（或烦渴），渴欲饮水，水入则吐等，这些症状的出现，总的原因，不外乎表邪入腑，水热互结，气化不舒。

由于邪热入腑，水蓄下焦，膀胱气化不行，水气不能通调，所以小便不利；由于水停膀胱，气化不行，津液不能上腾，所以烦渴；水气既停，不能转化，饮入之水，反而格拒上逆，所以渴欲饮水，水入即吐。这几种证候，是五苓散的主要证情，也是辨别蓄水证的关键。

※ 五苓散治禁

本方主要功能是化气利水，气化水行，津液上承，故小便返利而口亦不渴。如系津液耗伤的口渴，或小便不利，则非本方所宜，误用之必致津液更伤而引起严重变证。

大抵五苓散证的小便不利、口渴，必夹少腹里急，口虽渴而舌不干燥，且有薄白苔；津液耗伤的口渴，小便不利，必无少腹里急感，且舌质干燥，并无薄白苔。

【六经医案】

※ 某孩，夏季患烦渴吐泻之证。

汗出烦躁，饮水即吐，泄泻并迫，小便短赤，舌干芒刺，中心黄厚苔，有表里证……名曰水逆……以猪苓、茯苓、泽泻、白术、肉桂、黄连、栀仁，两剂而愈。

（《得心集医案》）

※ 水肿

马某，男，35岁。初起四肢浮肿，嗣后形体日益消瘦，腹部逐渐增大，肿胀且硬，昼夜倚息不得卧。以五苓散加味，导利水浊。

| 茯苓3克 | 泽泻9克 | 猪苓9克 | 白术6克 |
| 桂枝3克 | 海藻6克 | 芫花6克 | 椒目3克 |

水煎，温分服。

翌日复诊，大便泄，日三四行，小便增多，腹胀渐消。第三日腹胀全消，柔软，胃纳益增，应用补脾健胃药，调理月余痊愈，随访两年未复发。

（王醒民，《江西医药》，1965）

※ 急性肾炎

傅某，男，9岁。浮肿十余天，由头面而全身，尿少，色黄，大便稀少，食欲不振，脉濡，苔白，体温38.4℃，尿蛋白（++），管型（+），红细胞（＋＋＋），脓细胞（＋）。

诊断为急性肾炎（风水型）。治以加味五苓散片，每次4片，每日3次，4天后，小便量增多，浮肿基本消退，原方再服3剂而愈。

（南京中医学院附院小儿科，《江苏中医》，1959）

※ 朱某，男，15岁。1975年12月12日初诊。两周前患感冒合并扁桃体炎，服优散痛、消炎片，病情好转，但于7天后发现面部眼睑，足跗浮肿，饮食欠佳，微渴体倦，小便短少，脉细弦，苔薄白而滑。尿蛋白（＋＋），红细胞少许，粒状管型（＋），比重1.025。诊为"肾水"，以五苓散合五皮饮加减治之。

茯苓9克	猪苓12克	泽泻6克	白术6克
桂枝4.5克	黄芩6克	黄连4.5克	金银花15克
冬瓜皮12克	通草4.5克		

至1976年1月2日，共4诊，服药21剂，基本痊愈。

（朱丙琴，《北医学报》，1959）

※ 湿疹：周某，男，64岁。患两下肢及颈部湿疹已两年多，时轻时重。

本次发作月余，所见渗水甚多，点滴下流，轻度瘙痒，身微恶寒，汗出较多，口干饮水，大便正常，小便略黄，苔薄白，脉濡缓略浮。

证属阳虚，不能行气利水，湿邪郁于肌表。治宜温阳化气利水，用五苓散加减：

茯苓10克	桂枝9克	泽泻9克	白术9克
薏苡仁24克			

3剂好转，又3剂症状消失，一年随访，未复发。

（《伤寒解惑论》）

※ 据报道，五苓散加减还对风湿性心脏病、尿崩症、急性胃炎、急性苯胺中毒、泌尿系感染、病毒性肝炎等均有疗效，值得进一步探讨。

（《伤寒论方古今临床》）

第五节 蓄血证

蓄血证的治疗原则是攻瘀逐血，由于症状有轻重缓急的不同，故治疗方剂有桃核承气汤、抵当汤、抵当丸的分别。

桃核承气汤可用于其人如狂，少腹急结，是蓄血证之轻而急者，但必须表证已解，方可用之。

抵当汤用于其人发狂，少腹鞕满，是蓄血证之急而重者，故虽有表证未解，亦可先行攻瘀逐血。如蓄血证病势徐而缓，不可不攻，但又不可峻攻者，可用抵当丸治之。

"太阳病不解，热结膀胱，其人如狂，血自下，下者愈。其外不解者，尚未可攻，当先解其外；外解已，但少腹急结者，乃可攻之，宜桃核承气汤。"

注：少腹，脐以下腹部称少腹。一说脐下称小腹，脐两旁称少腹。

【辨证要点】

※ 热结膀胱有两种不同的转归，一种是热与水结的蓄水证，另一种即本条之热与血结的蓄血证。

蓄血证的辨证要点：如其人如狂，血自下，下者愈。

理解两点：一是血结较浅，血被热邪所迫，其所蓄之血，方能够自下，邪热亦可随瘀血下趋而解除。另一是病情较重，邪热与瘀血相结不解，血不能自下，因此蓄血已成势非用攻下药不可。

如狂，并不是真狂，而是形容一种烦躁不安、类似发狂的状态。因为心主血，病及血分，往往会引起谵妄、昏狂等现象，《黄帝内经》就有"血在下如狂""血并于阴，气并于阳，故为惊狂"的记载。

治疗上应使用逐瘀方法，然而表证没有解除时，不可先攻下，因为表里同病，里证实的当先解表，是伤寒治法的定例，《黄帝内经》："从外之内，而盛于内者，先治其外，而后调其内。"

桃核承气汤

桃仁 大黄 桂枝 炙甘草 芒硝

方解 尤在泾：此即调胃承气汤加桃仁、桂枝，为破血逐瘀之剂。缘此证热与血结，故以大黄之苦寒，荡实除热为君；芒硝之咸寒，入血软坚为臣；桂枝之辛温、桃仁之辛润，擅逐血散邪之长为使；甘草之甘，缓诸药之势，俾去邪而不伤正为佐也。

※ 本方为攻里之剂，桂枝之作用，在于辛通而不在于解外，从条文中"当先解外"句更可得到证明。此外本方虽为攻逐瘀血之剂，但较抵当汤缓和得多，所以服后并不一定下血，有时仅取其通泄作用而已，服法中"当微利"就是这个意思。

本方应用范围

（1）少腹急结，其人如狂，小便自利的下焦蓄血证。

（2）治女子月经不调，先期作痛，或经水不行，癥瘕积聚。

（3）跌打损伤，内有瘀血停留；又能治噎膈之有积血者。

（4）若产后恶露不下，腹中作痛，或胎死腹中。

（5）产后恶露不下，喘胀欲死。

（6）吐血势不可遏，胸闷气塞，上吐紫黑色血，此瘀血内热盛也，可用本方治疗；并能治小便淋血。

【六经医案】

※ 李某，年二十余。先患外感，诸医杂治，证屡复，医者却走。其父不远数十里，踵门求诊。

审视面色微黄，少腹满胀，身无寒热，坐片刻即怒目视人，手拳紧握，伸张为欲击人状，有顷即止，嗣复如初。脉沉涩，舌苔黄暗，底面露鲜红色。

诊毕，主人促疏方，并询问病因。

答曰：病已入血分，前医但知用气分药，宜其不效。《黄帝内经》云："血在上善忘，血在下如狂。"此症即《伤寒论》"热结膀胱，其人如狂"也。当用桃核承气汤。

即疏方授之，一剂知，二剂已。嗣以逍遥散加牡丹皮、栀子、生地黄调理而安。

（《邃园医案》）

※ 妇人月事沉滞，数月不行，肌肉不减，《黄帝内经》曰：此名为瘕为沉也。沉者，月事沉滞不行也。急宜服桃核承气汤加当归，作大剂料服，不过三服立愈。后用四物汤补之。

※ 一妇人，小产后，胞衣不下，忽然上攻，喘鸣促迫，正气昏冒，不知人事，自汗自涌，心下石硬，而少腹濡，眼中如注兰，乃予桃核承气汤，须臾，胞衣得下。

（《伤寒论今释》）

※ 一妇长夏患痢，痛而急迫，其下黄黑色……两尺脉紧而涩，知寒伤宫也，细问之。答曰："行经之时，渴饮冷水一碗，遂得此证。"

此乃血被冷水所凝，瘀血归于大肠，热气所以坠下。

遂用桃核承气汤，内加马鞭草，延胡索，一服，次早下黑血升许，痛止脏清，次用调脾活血之剂，遂愈。

（《澄辨疑》）

※ 癫狂：施某，女，18 岁。初诊时患者被紧闭在小房内，蓬头垢面，怒目炯炯，巩膜满布血丝，其势汹汹欲打人，不食不眠，大便多日不下，脉沉细而弦，不肯张口伸舌，鼻下有血迹，唇色紫暗，腹部拒按，蹙眉示痛状。

询其母，已知两个多月不见经汛来潮。此为下焦蓄血发狂，拟桃核承气汤与抵当汤加减治之。

桃仁 12 克	生大黄 9 克	芒硝 12 克	桂枝 6 克
甘草 4.5 克	水蛭 6 克	虻虫 6 克	朱茯神 6 克
赤芍 6 克	牡丹皮 6 克	鲜地黄 12 克	

服药两剂，大便得下，夜寐稍安，狂势渐减。复诊时，硝黄之量减半，去生地黄加红花、丹参，以活血通经，连服三剂，月经来潮。患者如梦方醒，仅感疲倦乏力，乃以逍遥散加味，调理数日即愈。

（叶贵泉，《浙江中医学院学报》，1979）

※痢疾：黄某，女，40岁。患有痢疾，下痢红白，红多白少，里急后重，日夜无度，腹中绞痛拒按，发热以夜更甚。不思饮食。

曾服磺胺类药5天，痢稍减而诸症如前，改服中药白头翁汤数剂，亦罔效，病势迁延，已达半月。

诊时面红口渴，时时索冷，形容憔悴，痛苦呻吟，腹部按之微硬，痛以少腹为甚。

诉月经已逾两天，舌苔黄厚而糙，质红而有瘀斑，脉滑数。

此为瘀热阻滞肠道，痢毒炽盛，腑气不畅，处以桃核承气汤加味：

生大黄9克　　桃仁9克　　芒硝6克　　桂枝3克

马齿苋30克　　金银花炭15克

仅服一剂，腹痛及痢下次数均大减，三剂痢止经通。

（赵尚久等，《湖南中医学院学报》，1979）

※慢性前列腺炎：周某，男，32岁。患慢性前列腺炎，小腹及会阴部灼热胀痛，伴阳痿、小便频数等症经年。

经用杜仲、补骨脂、淫羊藿、熟地黄、泽泻等数剂，遂致二便俱闭，小腹胀满剧痛，有灼热感，小便点滴难出，大便未解，心烦口渴，呼吸急迫，痛苦不堪。舌红，苔黄厚糙，脉数。

此为膀胱热结瘀阻，水道不通，大便为邪热所干，燥粪难下。治宜急攻瘀热。以桃核承气汤，昼夜连进两剂，便通痛解，再以萆薢分清饮合知柏地黄丸加减，治疗两月而愈。

（同上）

※闭经：女，20岁，未婚。小腹胀痛，月事不行已6月之久。

病前在田间插秧，适雷雨骤至，衣服透湿，后即停经，小腹剧痛，按之有凝滞抵抗之状，腹壁急紧，四肢无力，头目眩昏，大便难，小便利。

诊断为蓄血，以桃核承气汤两剂，药后腹痛消失，月事畅行，紫黑色血块甚多。至今月事正常。

（卢海鹏，《江苏中医》，1960）

※阴道血肿，王某，36岁。产后十天，小便闭结不通。

检查：阴道巨大血肿，由左侧窟窿向同侧子宫旁韧带及腹壁处向上延至肾区，于左侧肾区延向腹股沟，可触及条状肿块，质软而稍有压痛。舌润无苔，脉沉细略数。

因巨大血肿压迫膀胱及尿道而致尿闭。患者拒绝手术治疗，以桃核承气汤加减：

桃仁6克	朴硝6克（此两味后下）	桂枝6克
甘草3克	当归9克	红花6克
党参6克	三七9克	

水煎两次，分两次服，连服两剂（于18小时内服完）。服后，患者下痞块约2市斤余，小便亦随之通，诸症消失。

（曾志恢，《中医杂志》，1965）

"太阳病六七日，表证仍在，脉微而沉，反不结胸，其人发狂者，以热在下焦，少腹当硬满，小便自利者，下血乃愈。所以然者，以太阳随经，瘀热在里故也，抵当汤主之。"

注："太阳随经，瘀热在里"，就是太阳本经邪热，由表入里，并未传入他经，但蓄于下焦血分的意思。

【辨证要点】

治疗蓄血，如有表证，当先解表，但也有例外，如抵当汤条，因里证急，虽表证未解，亦当先攻其里（表2）。

表2　蓄水、蓄血证治比较

病名	蓄水	蓄血
原因	阳邪入腑，水热互结，病在膀胱气分	阳邪入腑，热与血结，病在下焦血分
主要症状	1. 发热、恶寒、汗出	1. 兼表证或无表证
	2. 烦渴，或渴欲饮水，水入即吐	2. 如狂或发狂
	3. 小便不利	3. 小便自利
	4. 必苦里急，或少腹满	4. 少腹急结或鞕满

病名	蓄水	蓄血
脉象	浮数	沉涩或沉结
治疗原则	化气利水	通瘀逐血
主方	五苓散	桃核承气汤、抵当汤丸

抵当汤

水蛭（熬） 虻虫各30个（去翅足、熬）

桃仁20个（去皮尖） 大黄（酒洗）

方解 王晋三：蓄血者，死阴之属，真气运行而不入者也，故草木不能独治其邪，必以灵活嗜血之虫为之向导，飞者走阳络，潜者走阴络，引领桃仁攻血，大黄下热，破无情之血结，诚为至当不易之方，毋惧乎药之险也。

※ 本方为行瘀逐血的峻剂，药力猛于桃核承气汤。方中除桃仁、大黄外，更有水蛭、虻虫，可以直入血络，行瘀破结。

如患者体不壮，必须慎用，如不得已而用时，可制小其剂，或酌于调养气血，以防血下太猛，而致暴脱之险，得下即止后服，不必尽剂。

本方应用范围

（1）妇人经水闭滞，腹中有癥瘕积聚。

（2）妇人眼疾因血行不利者。

（3）跌打损伤，瘀血凝滞，心腹胀满者。

"太阳病身黄，脉沉结，少腹鞭，小便不利者，为无血也。小便自利，其人如狂者，血证谛也，抵当汤主之。"

【辨证要点】

※ 此反复说明蓄血证的辨证要点：①脉沉结。②小腹鞭。③小便自利。④如狂。四者俱备，即为蓄血证无疑。

蓄血有时出现发黄，其原因与湿热发黄不同，主要为血液停瘀，营气不能敷布所致。瘀血行则黄自退。

湿热发黄与蓄血发黄的鉴别（表3），最主要在于小便利与不利，湿热发黄是因为湿热瘀阻，邪不得外泄下行，所以小便不利；蓄血发黄乃邪在血分，与气分无涉，所以小便自利。其次，湿热发黄，脉象浮滑而数，或者濡数，同时也没有少腹鞭满、如狂发狂的症状。

表3　蓄血发黄和湿热发黄主要鉴别表

原因	蓄血发黄	湿热发黄
小便	小便自利（尿色不变）	小便不利（黄而浊）
神志症状	如狂，或发狂	无如狂或发狂
脉象	微涩而沉或沉结	浮滑而数或濡数
色泽	黄晕如油，其色微熏	黄色鲜明如橘子

程郊倩曰：太阳病至于蓄血，其身必黄，里热固谛于色矣；脉沉而结，里热且谛于脉矣，少腹鞭满，里热更谛于证矣，据此可指为血证，而用抵当乎？未也，须从小便谛之。

小便不利，前三者虽俱，只为蓄溺而发黄，属茵陈五苓散证，毋论抵当不中与，即桃核承气亦不中与也。

若前三者既俱，而小便自利，其人如狂，是血证谛，何论桃核承气汤，直须抵当汤主之，而无狐疑矣。

"伤寒有热，少腹满，应小便不利，今反利者，为有血也，当下之，不可余药，宜抵当丸。"

本条蓄血证的程度，是介于桃核承气汤和抵当汤证之间，抵当汤证是少腹鞭满，桃核承气汤证是少腹急结，本证则少腹满，是知本证比较桃核承气汤证血结为深，而较抵当汤证则病势为缓，故减轻分量，改作丸剂，而为缓攻之计（表4）。

表4 蓄血三方证治比较

		桃核承气汤证	抵当汤证
不同点	腹诊	少腹急结（纯自觉证）	少腹鞕满（兼他觉证）
	病机	瘀血初结之时，浅而轻，尚有下通之机	瘀血已结之后，深而重，全无下通之机
	治疗	表解乃可攻里	里证为急，虽有表证，亦应先攻其里
	药效	逐瘀缓剂，服后微利，不一定下血	逐瘀峻剂，服后晬时下血
相同点	如狂，小便自利		
	抵当丸证		
	不可不攻，又不可峻攻，其证势深而缓，其作用介于上述二者之间		
备注	抵当汤尚有身黄，脉沉结等脉症		

本方应用范围

（1）治肝有死血。

（2）治瘀血不利，发热作渴，心腹急满，或肚腹中作痛。

（3）产后恶露不尽，凝结为块，可于再妊分娩后，用此方不过十日，其块尽消。

【六经医案】

※ 张意田治角口焦姓人，七月间患壮热舌赤，少腹闷满，小便自利，目赤发狂，已三十余日。

初服解散，继则攻下，但得微汗，而病终不解。

诊之：脉至沉微，重按疾急。夫表证仍在，脉反沉微者，邪陷于阴也。重按疾急者，阴不胜真阳，则脉弦搏疾，并乃狂矣。

此随经瘀血，结于少腹也，宜服抵当汤。乃自制虻虫、水蛭，加桃仁、大黄煎服。

服后下血无算，随用熟地一味，捣烂煎汁，时时饮之，以救阴液，候其通畅，用人参、附子、炙甘草，渐渐服之，以固真元，共服熟地二斤余，人参半斤，附子四两，渐得平复。

（《续名医类案》）

※ 治一人，病伤寒七八日，脉微而沉，身黄，发狂，小腹胀满，脐下冷，小便利。许投以抵当丸，下黑血数升，狂止，得汗解。

水蛭 1.5 克（熬令入水不转色）　炙虻虫 1.5 克　大黄 9 克　桃仁 9 克

共为末，白蜜炼为丸，每服 3 克，开水下。

（许叔微医案）

※ 常熟鹿苑钱钦伯之妻，经停九日，腹中有块攻痛，自知非孕，医予三棱、莪术多剂未应，当予抵当丸三钱，开水送下。

入夜，病者在床上反复爬行，腹痛不堪，天将旦，随大便下污物甚多，其色黄白红夹杂不一，痛乃大除。次日复诊，予加味四物汤调理而愈。

（《经方实验录》陈葆厚医案）

※ 腑证有蓄尿、蓄血、蓄热、癃闭四证。

膀胱有尿，热邪入而搏之，则少腹满，为蓄尿，主五苓散加肉桂。

膀胱无尿，热邪入，无所搏，则单小水不利，为蓄热，少腹不满，主五苓散去桂加滑石，辛冷逐热。

小腹硬满拒按，小便频频自利，为蓄血，邪搏血聚，本论主桃仁承气，于法不合，桃仁主大肠蓄血，此证宜从前阴导之，方有出路，主红花、小蓟、万年霜，加入五苓散去桂，如神。

蓄水过多，胀翻出窍，尿不得出，膀胀异常者，名癃闭，不可再利，愈利愈伤，其尿必点滴俱无，愈不得出，此由化源伤，中枢不运也，法主温化汤。

红蓟五苓散

猪苓　　　茯苓　　　泽泻　　　白术　桂枝各 6 克

红花 4 克　小蓟 4 克　万年霜 4 克　桔梗 3 克

温化汤

砂仁　　薏苡仁　　半夏　　肉桂　　桔梗各3克　　生姜4克

此方以砂薏半夏温胸中之阳，生姜升散，桔梗升提，肉桂化气，俾上焦开，中枢运转有权，乃得先升而后降，气窍一顺，小便自利，神效。

【按】五苓散主积水留垢，为汗后邪不解，而口渴、小便不利，用桂为表里两种解法。若汗伤营证，汗后仍头项强痛，发热无汗，心下满，小水不利，邪属内陷，重在心下满，小水不利一层，主桂枝汤去桂加苓术，变解肌法为利水法，水利则各证俱除，神效无比。

【本书著者医话】

此节的蓄水与蓄血证的辨证要点，是热结膀胱的两种不同转归，特别强调"轻重缓急"，就是要求精确地掌握病情发展中量的变化，转化为质变或部分质变时，必须严格掌握量变的"度"。

病情较浅，则用轻剂；病情重，则用重剂；介于两者之间，则用兼剂。如病情浅，则缓之；病情急，则攻之；又急又重，则用峻剂。即使在攻逐之剂中，还要视具体病情，当缓之则"当微利"，抵当丸之"缓和得多"即此意。

仲景的原则是"有表证在，当先解表"。但也有例外，如抵当汤条，"因里证急，虽表证未解，亦当先攻其里"。这是强调矛盾论的具体问题具体分析，要根据变化，因人因地因时而活法活用。

无论蓄水或蓄血证，特别是蓄血证的诸方，向我们突显一个重要的特征，就是专为疑难证，尤其是急重证而设的理法方药。谁说中医只会治慢性病，不能治急重病？只会治小病，不会治大病？

本书将在伤寒六经辨证的各章节，用事实充分说明，《伤寒论》几乎所有方和法，都可以灵活变通，诊治包括许多大量常见病，多发病，更重要的是涵盖许多疑难病症和急重病症。

所谓"峻剂"，就是针对急重症的尖锐武器，正因为病情危重险恶，就要用锋刃之宝剑，一剑封喉，取势如破竹之效，"诚为至当不易之方，毋惧乎药之险也"。

第六节　太阳病的兼证治疗

太阳病未解又兼具其他证候，在治疗上就不能和太阳本病完全一样，它与合病、并病既不相同，与变证、两感证亦不一致，应很好区别。

凡是一开始即见两经或三经症状同时出现的为合病，一经的症状未完全消除而又见另一经症状的为并病；经过误治之后，其证候性质已经变换则为变证。

病初起时，六经中相为表里的两经同时俱病的为两感证。这里所论述的是专指太阳经证未解而又夹其他证候的兼证治疗。

一、太阳中风兼气逆作喘

"喘家作桂枝汤，加厚朴、杏子佳。"

桂枝加厚朴杏子汤

桂枝　甘草　生姜　芍药　大枣　厚朴　杏仁

方解　本方桂枝汤解肌散邪，加杏仁宣肺降逆，厚朴下气消痰，适用于原有咳喘，而又感冒新邪者。但见其证，必具桂枝汤证而兼有喘息者，方为适宜。

本证的喘逆，不问其由太阳中风兼其他原因所产生，或素有喘逆而患太阳中风，只须认得其喘由于气逆所致，而又有中风症状者，均可以此方主之。

但致喘的原因很多，如非气逆所致，则亦非杏、朴所宜。

【六经医案】

※某　劳伤阳气，形寒身热，头痛脘闷，身痛。

桂枝　杏仁　厚朴　生姜　陈皮　茯苓

※某六一　高年，卫阳式微，寒邪外侵，引动饮邪上逆，咳嗽形寒。

仲景云：治饮不治咳，当以温药通和之。

桂枝　　杏仁　　淡干姜　　炙甘草　　茯苓　　薏苡仁

（《临证指南医案》）

按：前一条为劳倦，阳虚感寒，表重于里，所以用生姜佐桂枝以散表邪，因其脘闷，气机不宣，故杏、朴、橘并用，以苦降辛通；芍药性敛，恐牵制桂、姜的辛散，草、枣缓滞，会妨碍杏、朴的宣降，所以皆减去不用。

后一条为外寒引动宿饮，里重于表，故用干姜配炙甘草以温中，桂枝通阳，杏仁降逆，无脘闷，所以不须朴、橘。前案用茯苓，后案苓、薏并用，当亦不外甘淡渗泄为阳之意。

"太阳病，下之微喘者，表未解故也，桂枝加厚朴杏子汤主之。"

本条是误下改变的一个轻证，表未解而微喘，与前条下之后其气上冲的病理略同，因其表证未解，所以仍须用桂枝汤辛温解表，但已有气逆微喘的变证，所以还须再加朴杏以利气降逆，与新邪引动宿疾作喘，病因虽殊，而症状相同，故用同一方剂治疗。

【六经医案】

※ 戊申正月，有一武臣为寇所执，置舟中横板下数日，得脱，乘饥恣食，良久解衣扪虱，次日遂作伤寒，自汗而膈不利。

一医作伤食而下之，一医作解衣中邪而汗之，杂治数日，渐觉昏困，上喘息高，医者怆惶失措。

予诊之曰：太阳病下之，表未解，微喘者，桂枝加厚朴杏子汤，此仲景法也。

急治药，一啜喘定，再啜漐漐微汗，至晚身凉而脉已和矣。

医曰：某平生未尝用仲景方，不知其神捷如此。

（《本事方》）

二、太阳病兼项背强几几

"太阳病，项背强几几，反汗出恶风者，桂枝加葛根汤主之。"

桂枝加葛根汤

葛根　麻黄　芍药　生姜　炙甘草　大枣　桂枝

按：本条汗出恶风，本为中风，又以项背强几几而加葛根，呕者加半夏；喘者加厚朴、杏仁；腹痛加芍药，对症施药。

《本经》（《神农本草经》，下同）谓："葛根味甘平，主消渴身大热。"《别录》（《名医别录》，下同）云："疗伤寒中风头痛，解肌发表。"故葛根有解肌发表生津的作用。

本方即取葛根合桂枝汤以解肌生津，柔润筋脉，俾筋脉柔和，则拘急几几可解，表邪解散，汗出恶风自罢。

"太阳病，项背强几几，无汗恶风，葛根汤主之。"

本证与麻黄汤证症状相近，所不同者，麻黄汤证有喘，无项背强几几，葛根汤证没有喘，而有项背强几几；麻黄汤重在发汗定喘，故佐以杏仁，葛根汤重在发汗生津，故主以葛根。

葛 根 汤

葛根　麻黄　桂枝　生姜　炙甘草　芍药　大枣

方解　柯韵伯：葛根味甘气凉，能起阴气而生津液，滋筋脉而舒其牵引，故以为君；麻黄、生姜能开玄府腠理之闭塞，祛风而出汗，故以为臣；寒热俱轻，故少佐桂芍，同甘枣以和里。

此于麻桂二方之间，衡其轻重而为调和表里之剂也。要知葛根秉性轻清，赋体厚重，轻可去实，重可镇动，厚可固里，一物而三美备，然唯表实里虚者宜之，胃家实者，非所宜也。故仲景于阳明经中不用葛根。

王晋三：仲景治太阳病未入阳明者，用以驱邪，断入阳明之路，若阳明正病中，未尝有葛根之方，东垣易者，谓葛根是阳明经主药，误矣。

本方应用范围

（1）太阳病，项背强几几，无汗恶风。

（2）太阳与阳明合病而下利。

（3）太阳病无汗，小便反少，气上冲胸，口噤不得语，欲作刚痓。

（4）小儿麻疹初起，恶寒发热，头项强痛，无汗，脉浮数。

【本书著者医话】

从本节后，将陆续论述兼证、变证、两感证、合病、并病等一系列病症，它们互相联系，互相区别，又互相交织，《伤寒论》对此的辨证分析，也就更加细致深入。

"太阳病未解而又兼其他证候"，这是讲矛盾的普遍性和特殊性，一般和个别之间的相互关系。

太阳中风与太阳伤寒，对太阳病的一般病证来说，这是矛盾的普遍性、一般性，在一定条件下，它们是主要矛盾。但是病情发生变化，出现兼证，就是在普遍性中包含特殊性，一般中包含个别。

因此要注意这种特殊矛盾的个性，对证改变药方，即在原方剂中加上新的药品，如"太阳中风兼气逆作喘"，故加厚朴、杏子。

葛根汤证又是另一种情况：表实里虚，寒热俱轻，这就包含着表里、虚实、寒热三对矛盾的关系，对于三对矛盾中的对立面各方及其量变、质变，都要做深入细致的分析：既要"衡其轻重而为调和表里"，又要"去实""固里""起阴气""开腠理"，以轻剂去寒热之俱轻，以厚剂固里之阳气。

谁说中医只是"经验医学"，老中医只凭多年经验靠感觉看病？我们在本书导论中强调中医学辩证法、中医理论和临床这三个层次，存在着有机的、密切的关系，这种关系在《伤寒论》中体现得尤为突出。

《伤寒论》论述的兼证、变证等诸症，大多是经过误汗、误下、误治等诸误以后，产生的各种各样、形形色色的复杂病变，也包括虽未经误治而病情因其他原因而恶化的情况。这在太阳篇中，占据很大篇幅，而太阳篇在六经中占据的篇幅也最多。

还应当看到，其他各经中也涵盖着许多类似的误治、变证的复杂病症。这些病症，翻译成现代的术语，就是我们通常称的疑难症、急重症。

《伤寒论》之所以用大部分篇幅来分析阐述这些病症，充分说明一个重要的事实:《伤寒论》不仅为大量常见病、多发病,更主要的是为许多疑难、急重症而设立理法方药,这是《伤寒论》重点攻克的对象。

近两千年来,历代医家,特别是伤寒名家,积累了无数宝贵的医案,就是清楚的证明。

三、太阳病兼热郁于内

"太阳中风,脉浮紧,发热恶寒,身疼痛,不汗出而烦躁者,大青龙汤主之。若脉微弱,汗出恶风者,不可服之。服则厥逆,筋惕肉𥆧,此为逆也。"

注:"厥逆":四肢厥冷。"筋惕肉𥆧",就是筋肉跳动,由于亡阳脱液,筋肉得不到煦濡所致。

【辨证要点】

※ 太阳病表实无汗,乃包括发热恶寒、头痛身痛、脉浮紧等症状而言,热郁于内乃指内热烦躁、口渴等症而言,表实无汗用麻黄汤开表发汗。但兼热郁于内者,不得单纯用之,恐更助内热,所以用大青龙汤,外解表寒兼清内热。

大青龙汤的主要适应证,是不汗出而烦躁的外寒内热证,若汗出烦躁,或虽不汗出但无里热烦躁者,均非其所宜。只要是外寒内热的无汗烦躁,虽脉浮缓,身不疼痛,但觉重滞或有轻时的,也是本方的适应范围。

如太阳表郁不甚,或汗出不畅,致发热恶寒,热多寒少,而又兼内热口渴者,可用桂枝二越婢一汤治疗。

※ 桂枝、麻黄、大青龙三方,是太阳病中的代表方剂。三证的区别,依据脉证,有汗脉缓的为桂枝汤证,无汗脉紧的为麻黄汤证,无汗脉紧而烦躁的为大青龙汤证。

大青龙汤是一峻剂,倘用之不当,最易造成不良后果,因此,仲景谆谆告诫,脉微细,汗出恶风者,不可服之,因为大青龙汤主治不汗出而烦躁、脉浮紧的表实证,而汗出恶风、脉微弱,是表里俱虚的症状,虚实迥别，误用必亡阳厥逆，筋惕肉瞤。

※ 大青龙汤辨证要点，是不汗出烦躁，无汗是寒郁于外，烦躁是热郁于内。麻黄汤证与本方证对比，仅少一烦躁。

与阳明证之区别：本证为表寒里热证，阳明无表寒，但有里热，阳明里热烦躁有汗，与本证寒邪闭热之烦躁不同。

与少阴证的区别：少阴烦躁，乃真寒假热、阴盛格阳之亡阳现象，全非不汗出之表闭热郁可比。

大青龙汤

麻黄　桂枝　炙甘草　杏仁　生姜　大枣　石膏

方解　柯韵伯：此麻黄证之剧者，故加味以治之也。诸症有喘与烦躁之别，喘者是寒郁其气，升降不得自如，故多用杏仁之苦以降气。

烦躁者是热伤其气，无津不能作汗，故特加石膏之甘以生津，然其性沉而大寒，内热顿除，而表寒不解，变为寒中而协热下利，是引贼破家，务必倍麻黄以发表。

又倍加甘草以和中，更用姜枣以调营卫，一汗而表里双解，风热两除，此大青龙清内攘外之功，所以佐麻桂二方之不及也。

本方应用范围

（1）太阳病，脉浮紧，发热恶寒，身疼痛，不汗出而烦躁者。

（2）溢饮之饮水流行，归于四肢，当汗出而不出，身体疼痛。

【六经医案】

何保义从王太尉军中，得伤寒，脉浮涩而紧。

予（许叔微）曰：若头疼、发热、恶风无汗，则麻黄证也，烦躁，则青龙汤证也。

何曰：今烦躁甚。

投以大青龙汤，三投，汗解。

（《名医类案》）

※（大青龙汤）治温病时，恒以薄荷代桂枝，尤为稳妥。

曾治一人，冬日得伤寒证，胸中异常烦躁，医投以麻黄汤，服后无汗，烦躁益甚，自觉屋隘莫能容，诊其脉洪滑而浮，治以大青龙加天花粉八钱。

服后五分钟，周身汗出如洗，病若失。

（《医学衷中参西录》）

※沈某，男。恶寒发热，拥被而卧，脊背尽痛，鼻干有煤，苔边白腻中燥，口渴引饮，无汗气急，痰黏稠，脉滑紧，医谓春温内发……予大青龙汤：

麻黄钱半　　　桂枝八分　　　杏仁三钱　　　炙甘草一钱
生石膏一两　　生姜二片　　　红枣三钱　　　薄荷一钱
一剂大汗而愈。

（《方氏医案辨异》）

※韩某，男，28岁。上午体温39.5℃，虽值炎暑，被单裹身仍恶寒，肌肤干燥，少汗烦躁，不得眠，周身疼痛，胸口不适，头项强痛，不敢转侧，渴喜热饮，面色赤，痰白而稠黏，口淡，苔尖白、根薄黄，脉浮数有力，大便3日未行。

麻黄18克　　　　桂枝6克　　杏仁9克　　甘草6克
石膏30克（先煎）　生姜6克　　红枣12枚
水煎。

当日上午10时服头汁，下午2时服二汁，1小时后，大汗而症减，夜能安寐，次晨各症俱失。

（张志明，《广东中医》，1963）

※程某，年近花甲，一日发热恶寒，体温39℃，遍身疼痛，无汗烦躁，脉浮微数，属大青龙汤证，老人体质虚弱，若发汗太过，恐有虚脱之变，乃慎予一剂：

麻黄9克　　桂枝9克　　杏仁9克　　甘草6克
石膏30克　　生姜9克　　红枣5枚
水煎分温三服，2小时1次，两服后周身微汗出，遂停药，而病者亦能起床矣。

（同上）

※ 支气管哮喘。于某，男，52岁。素患哮喘，入冬天寒发作尤甚。

3日来形寒，发热无汗，咳喘更剧，咯痰清稀不爽，喉间有水鸣声。面目浮肿，四肢沉重，脉浮滑而数，舌红，苔薄白。

诊为外寒里热夹饮，逆射于肺，旁流四末。治以大青龙汤加味：

净麻黄3克	桂枝4.5克	生石膏30克	杏仁9克
生甘草3克	生姜衣1.5克	桑白皮6克	干蟾皮6克
竹沥6克	半夏6克	苏子9克	大枣5枚

服3剂，喘咳、浮肿均减，仍痰多，原方加甜葶苈子3克，再服3剂，表寒已解，痰热未净，原方去桂枝、水姜衣，再服两剂痊愈。

（聂世平，《中医杂志》，1962）

※ 流行性脑脊髓膜炎：

庄某，8岁。于3月某日突然发热，畏寒，头痛，项强，喷射性呕吐，吐出宿食痰涎，周身出现紫色瘀斑，神志时清时昧，体温40℃，白细胞$28.7 \times 10^9/L$，中性粒细胞92%，淋巴细胞7%。脑脊液混浊，乳白色，白细胞$1.2 \times 10^9/L$，中性粒细胞96%，淋巴细胞4%，血糖10mmol/L以下，蛋白（+++）。

治以大青龙汤加附子：

麻黄9克	桂枝9克	甘草9克	杏仁9克
生石膏30克	熟附片6克	红枣6枚	生姜3片

水煎，每隔2小时1次分服，两剂后，发热、恶寒、头痛、项强减退，四肢转温，呕吐亦止，体温降至39.4℃，但紫斑未消，白细胞$15.1 \times 10^9/L$，中性粒细胞88%，淋巴细胞12%。

原方中石膏加至72克，再服两剂，诸症基本消退，但头仍有阵发性轻度疼痛，仍用原方再服一剂，前后共五剂，诸症消失，神情活泼。

（瞿岭仙，《上海中医药杂志》，1966）

"伤寒脉浮缓，身不痛，但重，乍有轻时，无少阴证者，大青龙汤发之。"

【辨证要点】

此为大青龙汤的另一变局，就是脉不浮紧而浮缓，身不痛而但重，因其极易与热伤筋脉的身重相混，故指出"乍有轻时"，又极易与少阴病的身重相混，故指出"无少阴证者"，这在鉴别诊断时是非常重要的。

脉缓常与有汗并见，脉紧常与无汗并见，乃是辨证的一般规律。本条所述脉浮缓，身重，则属于间有的变例，至于不汗出而烦躁等主症，那还是应该具有的。

"太阳病，发热恶寒，热多寒少，脉微弱者，此无阳也，不可发汗，宜桂枝二越婢一汤。"

桂枝二越婢一汤

桂枝　芍药　麻黄　炙甘草　大枣　生姜　石膏

方解　此方剂由桂枝汤加麻黄、石膏而成，也就是大青龙汤去杏仁加芍药，名虽越婢辅桂枝，实际上也可说是大青龙汤的变剂，去杏仁，恶其从阳而辛散，加芍药以其走阴而酸收。

主以桂枝二，仍以和营卫为主，辅以越婢一，取其辛凉之性，以清泄里热而发越郁阳。

【辨证要点】

本症与麻黄各半汤证、桂二麻一汤证，都是桂枝汤证的变法，而其病理机转，用药主次皆有不同之处。

桂麻各半汤证，为表证日久，失于汗解，正气数与邪争，出见寒热一日二三发的局面；无汗不宜单用桂枝汤，邪微又不宜单用麻黄汤，因而合两方为一方，变大剂为小剂，取其调和营卫，轻散外邪。

桂二麻一汤证为表汗不如法，大汗之后表气复闭，邪郁肌表，寒热一日再发，用桂二麻一汤，以和营卫为主，微发汗为辅。

桂二越一汤证，为热多寒少，故用桂二越一汤，一方面和营达表，一方面清泄。此证外有表证,里有郁热,有里热口渴等现象,由于麻桂的用量较少,且有芍药敛阴,故解表发汗的作用远不如大青龙汤峻猛,于表郁不甚,汗出不畅而里热者,甚为恰当。

四、太阳病内夹水饮

如表实无汗而心下有水气,症见发热恶寒、无汗、喘咳、干呕等症者,可治以小青龙汤。如太阳中风而水气澼积胸胁,症见发热恶寒、汗出、头痛,心下及胁部痞鞕满痛,干呕短气,可用十枣汤攻积逐水,但必须待表证已解,方可攻之。

"伤寒表不解,心下有水气,干呕,发热而咳,或渴,或利,或噎,或小便不利,少腹满,或喘者,小青龙汤主之。"

小青龙汤

麻黄　芍药　细辛　干姜　炙甘草　桂枝　五味子　半夏

方解　此方祛风散寒,解肌逐水,制饮散逆,有安内攘外之功。

※ 陈蔚:此伤寒太阳之表而不解,动其里水也。麻黄从太阳以祛其表邪,细辛入少阴而行里水,干姜散胸前之满,半夏降上逆之气,合五味之酸,芍药之苦,取酸苦清泄而下行,既欲下行,而仍用甘草以缓之者,令药性不暴,则药力周到,能入邪气水饮互结之处而攻之。

※《金鉴》(《医宗金鉴》,下同):太阳停饮有二,一,中风有汗为表虚,五苓散证也;一,伤寒无汗为表实,小青龙汤证也。

表实无汗,故合麻桂二方以解外,去大枣者,以其性滞也;去杏仁者,以其无喘也,有喘者仍加之;去生姜者,以有干姜也,若呕者仍用之;佐干姜、细辛,极温极散,使寒与水俱得从汗而解;佐半夏逐痰饮,以清不尽之饮;佐五味收肺气,以敛耗伤之气。

若渴者,去半夏加花粉,避燥以生津也;若微利与噎,小便不利、少腹满,俱去麻黄,远表而就里也;加附子以散寒,则噎可止;加茯苓以利水,则微利止,少腹满可除矣。

此方与越婢汤同治水饮溢于表，而为腹胀、水肿，宜发汗外解者，无不随手而消。越婢汤治有热者，故方中君以石膏以散阳水也；小青龙治有寒者，故方中佐以姜桂以散阴水也。

※ 本方以麻黄、桂枝、芍药，行营卫而散表邪，以干姜、细辛、半夏，行水气而止咳呕，以五味子之酸而敛肺之逆气，以甘草之甘而和诸药，即《黄帝内经》所谓"以辛散之，以甘缓之，以酸收之"之意。

【辨证要点】

心下有水气，是本证的主要原因，由于内饮与外寒的相持，所以发生以上各种病变，不过干呕、发热、咳嗽是以小青龙汤的常见症状，其他或渴，或噎，或小便不利、少腹满等症，则是水寒相搏而引起的兼有症状，所以都可用小青龙汤来主治，外表解，内饮化，则诸症自愈。

小青龙汤与大青龙汤同属表里两解之剂，但所主各有不同，大青龙证热闭于里，表证为多，只有烦躁是里证；小青龙证是饮伏于内，里证为多，只有发热恶寒是表证。具体言之，大青龙证是表寒外束，里有郁热，小青龙证是外有寒邪，内有水饮，这是两者的区别所在。

如表实无汗而心下有水气，症见发热恶寒、无汗、咳喘、干呕者，可治以小青龙汤。如太阳中风而水气澼积胸胁，症见发热恶寒，汗出头痛，干呕短气，可用十枣汤攻积逐水，但必须待表证已解，方可攻之。

本方应用范围

（1）治表有寒邪，内有水饮，发热、干呕而咳喘等症。

（2）溢饮，心下有水气，咳嗽喘急，遇寒则发，吐涎沫，不能卧，咳嗽，喉中涩。

（3）支饮，发热干呕，吐涎沫，咳逆倚息不得卧。

"伤寒，心下有水气，咳而微喘，发热不渴，服汤已，渴者，此寒去欲解也，小青龙汤主之。"

注："小青龙汤主之"句，应在"发热不渴"的之后，此处是倒装文法。

【辨证要点】

※ 成无己：咳而微喘者，水寒射肺也，发热不渴者，表证未罢也，与小青龙汤发表散水。服汤已渴者，里气温，水气散，为欲解也。

※《金鉴》：伤寒，心下有水气，咳而微喘，发热不渴，此为外伤寒邪，内停寒饮，宜以小青龙汤两解之。服汤，汗解以后渴者，乃已汗寒去内燥之渴，非未汗停饮不化之渴，故曰寒去欲解也。当少少与水饮之，以滋其燥，令胃和，自可愈也。

【六经医案】

※ 张志民先生，初诊：暑天多水浴，因而致咳，诸药无效，遇寒则增剧，此为心下有水气，小青龙汤主之。

净麻黄 4.5 克	川桂枝 4.5 克	干姜 4.5 克	姜半夏 9 克
北细辛 4.5 克	五味子 4.5 克	大白芍 6 克	生甘草 3 克

复诊：咳已痊愈，但觉微喘耳，宜三拗汤轻剂。

净麻黄 6 分　　光杏仁 9 克　　甘草 6 分

（《经方实验录·姜佐景医案》）

※ 刘聘贤孙，6 岁。十一月下旬，夜间随祖父戽水捕鱼，感冒风寒，咳嗽痰黏，前医投方旋覆代赭汤，咳嗽陡止，声音嘶嘎，涎壅痰鸣，气息鼻掀，肩息胸高，烦躁不安，大小便不利，脉右浮，左弦细，乃予仲景小青龙汤原方：

桂枝六分	杭白芍五钱	仙半夏五钱	北细辛五分
炙麻黄四分	炙甘草七分	干姜五分	五味子五分

一剂而喘平，再剂咳爽、咯痰便利矣。

（《国医杂志》，朱阜山医案）

※ 徐，二十六岁，酒客。脉弦细而沉，喘满短气，胁连腰痛，有汗，舌白滑而厚，恶风寒，倚息不得卧，此系内饮招外风为病，小青龙汤去麻辛证也。

桂枝 18 克	干姜 9 克	杏仁泥 15 克	炒白芍 12 克
生姜 5 片	半夏 18 克	炙甘草 3 克	制五味 4.5 克

旋覆花9克（先煎）

（《吴鞠通医案》）

※ 支气管哮喘。钟某，女，九岁。自六岁起反复发作支气管哮喘，常伴感染，冬春尤甚，西药仅能缓解或减轻发作，面色㿠白，胖肿难分，呼吸急促，唇青绀，不能平卧，表情呆，目无神，手足冰冷，无汗，舌苔白滑，脉弦紧略数，予解表温里：

炙麻黄4.5克（后下）	肉桂1.5克	炙甘草3克	法半夏6克
五味子3克	细辛3克	熟附子6克	当归6克
生地黄9克	生姜4.5克	泽泻6克	

服药两剂，哮喘停止发作。

（董岳琳，《新医学》，1974）

※ 慢性支气管炎

张某，女，60岁。有慢性支气管炎病史。3天来发热恶寒，头痛，无汗，咳嗽气喘，痰多清稀或泡沫状，不思饮食，苔白腻而滑，脉弦数。此属风寒引动饮邪，拟温肺散寒，化饮平喘：

麻黄、桂枝、干姜、炙甘草各5克　　半夏、苏子各10克

细辛2克　　五味子15克

服3剂后，表解喘平，咳嗽仍多，继以温阳化饮，祛痰止咳，用苓桂术甘汤加半夏、杏仁调理复原。

（温州医科大学附属第一医院，金维）

申某，男，42岁，逢冬咳嗽喘促，迄今3载，痰稀而黏，每日早晚为重，脉弦滑，舌苔白腻而滑。

痰饮内阻肺气，清肃无权，以温药和之，予小青龙加白术茯苓散，每8小时3克，饭后1小时开水送服。共服本散剂720克而愈，至今不复发。

（闵子谦，《江西中医药》，1959）

※ 风湿性心脏病，急性心力衰竭肺水肿：廖某，男，19岁。

原有风湿病史，7月23日咳嗽，咳血痰，呼吸困难，胸闷如压，两下肢浮肿，左心前区及右侧背部听到散在小水泡音。

24 日咳出血性泡沫痰 150mL，浮肿加重，烦躁不安，不思饮食，小便减少，X 线等检查诊为风湿性心脏病、肺水肿，用强心剂，镇静剂，吸氧而病情未见好转，使用本方加减试治。

麻黄 6 克	白芍 6 克	桂枝 4.5 克	炮姜 4.5 克
细辛 1.8 克	五味子 6 克	茯苓 1.5 克	泽泻 9 克
制半夏 6 克	桔梗 6 克	杏仁 9 克	黄芩 6 克
党参 12 克			

煎服，每次 100mL，每日 2 次。服 1 剂，咳嗽，咯血，痰量显著减少（40mL 左右），心音清晰，两侧水泡音消失，逐日尿量增多，8 月 11 日 X 线检查，肺水肿完全吸收。

（叶枫等，《辽宁医学杂志》，1960）

※ 百日咳：小青龙汤治疗小儿百日咳 500 余例，疗效迅速。

（熊继明，《新医学》，1978）

※ 急性肾炎：患者浮肿，蛋白尿均重，胸水，呼吸困难，就诊时几乎已两天无尿，呈肺水肿状态，咳泡沫状白痰，先服紫雪丹 60 粒，呕吐，病情稍减后，服小青龙汤而愈。

（小仓重城，《汉方临床》，1958）

金钱癣：男，27 岁。患金钱癣一年。肛周呈粟粒状，甚痒，局部干燥，服葛根汤痒减轻，停药又痒，服小青龙汤七剂，痒全消失，再服七剂而愈。

※ 癫痫：用小青龙汤散剂，治本病，痊愈者不下五六十例，唯抽搐时手足温者可愈，若手足凉者无效。

如王某，女，九岁。卒得抽搐，日四五次，手足俱温，以本方散剂半量服之，三剂而愈，未再复发。

（辽宁医学杂志编辑部，《辽宁医学杂志》，1959）

"太阳中风，下利呕逆，表解者，乃可攻之。其人漐漐汗出，发作有时，头痛，心下痞鞕满，引胁下痛，干呕短气，汗出不恶寒者，此表解里未和也，十枣汤主之。"

十 枣 汤

芫花（熬）　甘遂　大戟

上三味等分，各别捣为散，以水一升半，先煮大枣肥者十枚，取八合，去滓，内药末，强人服一钱匕，羸人服半钱，温服之，平旦服，若下少，病不除者，明日更服，加半钱。得快下利后，糜粥自养。

方解　陈蔚：三味皆辛苦寒毒之品，直决水邪，大伤元气，柯韵伯谓参术所不能君，甘草又与之相反，故选十枣以君之，一顾其脾胃，一以缓其峻毒，得快利后，糜粥自养，一以使谷气内充，一以使邪不复作，此仲景用毒攻病之法，尽美又尽善也。

【辨证要点】

十枣汤为外感风邪、引动水饮、饮邪结于胁下的症状与治法。

饮为有形之邪，停积于胸胁之间，所以心下痞，鞕满，牵引胁部疼痛；饮邪上迫于肺，气机受阻，所以呼吸短促；饮邪外走皮肤，所以微微出汗；由于正与邪争，所以发作有时；水邪犯胃则干呕，上攻则头痛，下趋则下利，这些都是水饮内结、水气攻窜上下充斥、内外泛溢所致，它是属于水饮内结的实证，故用十枣汤峻逐其水邪。

但十枣汤是攻逐水饮的猛剂，使用时，必须是饮邪停蓄不行和没有表邪的证候方为适宜。

此证是太阳中风，时发饮邪为患，所以仲景在条文中指出"表解者乃可攻之"，如表未解而攻之，则表邪内陷更以他变。

又此证很易和太阳中风证相混，必须进行辨证，漐漐汗出，很似太阳中风的自汗出，但发作有时，这就不是太阳中风证了；头痛似表证，但患者没有恶寒的感觉，则又不是表证了。

所以本条的漐漐汗出，发作有时，头痛不恶寒，是诊断表邪已解的有力依据，也是运用十枣汤证的辨证关键。

本证与小青龙汤证、真武汤证、五苓散证，同是水饮为患，而病理迥异。小青龙汤证，是属寒束于外，水气不得宣化，故以小青龙汤发汗以散水；五苓散证，是属膀胱气化不行，故用五苓散化气利水；真武汤证，是属肾阳虚馁，水气内渍，故用真武汤温经散水；本证是属饮停胸胁，澼结不散，故用十枣汤峻逐水饮。

本条所述的证候，和《金匮》痰饮篇"饮后水流在胁下，咳唾引痛"的悬饮证，虽然不尽相同，但病的性质是一致的，二者皆是水饮结聚于胁下，所以都采用攻逐水饮的十枣汤治之。

本方应用范围

（1）悬饮（《金匮》）。

（2）《三因极一病证方论》：改汤为丸，治水气喘急浮肿。

【六经医案】

※张任夫，水气凌心则悸，积于胁下则胁下痛，冒于上膈，则胸中胀，脉来双弦，证属饮家，兼之干呕短气，其为十枣汤证无疑。

炙芫花五分　炙甘遂五分　大戟五分

研细末，分作两服，先用黑枣十枚煎烂，去渣，入药末，略煎和服。

（《经方实验录》，曹颖甫医案）

按：原书中此案后说明，病者服上药后，即感到喉中辛辣，甚于胡椒，并有口干、心烦、发热、声哑等现象，服后两小时，即泻下臭水，病者即感到两胁舒适，能够自由转侧，可见十枣汤的功用，非常峻猛，但只要证情合拍，就能很快收到效果。

【本书著者医话】

麻桂各半汤、桂二麻一汤、桂二越婢一汤以及大小青龙汤诸证，都是矛盾的普遍性、特殊性、共性与个性，与量变质变、质量互变诸辩证法规律，互相交织，深入渗透而表现的一系列病症。

桂枝二越婢一汤证与麻桂各半汤证、桂二麻一汤证，都是桂枝汤证的变法，即是说，桂枝汤证是主要矛盾，是这几对矛盾的普遍性与共性，其中包含着正与邪争，寒热相搏的矛盾对立双方，因量变不同的积累与转归，未出现无汗、邪微，不宜用桂枝汤和麻黄汤，故变大剂为小剂，调和营卫，轻散外邪，应主麻桂各半汤。

又因表里、寒热这两对矛盾对立面的转化，表气复闭，寒热一日再发，故应以和营卫为主，微发汗为辅，主以桂二麻一汤。如果出现热多寒少，外有表证，里有郁热，这种矛盾对立面转归形成的矛盾特殊性和个性，则宜用桂枝二越婢一汤。

大青龙与小青龙汤证，同属表里两解之剂，这是二者的共性，但所主各有不同，这就是它们的主要矛盾各有不同。在表里、寒热这两个矛盾对立体中，主要矛盾方面各有特点，大青龙证是"热闭于里，表证为多，只有烦躁是里证"，所以在表里、寒热这两对矛盾对立体中，矛盾的各主要方面，皆因量变、质变的具体变化而引起不同的转化：大青龙证是寒束于外，郁热积于里；小青龙证则是外有寒邪，内有水饮。抓住主要矛盾，认清常见证候，表证解，内饮化，郁热除，则诸症自愈。

十枣汤证的矛盾特殊性尤为突出。同样是表有外邪，内有水饮，但引邪结于胁下，正与邪，表与里，寒与热，虚与实诸矛盾的相搏比较激烈，量变达到相对部分质变的程度，所以出现上攻下利，水气上下充斥，内外泛溢，形成水饮内结之实证，故必须以十枣汤峻逐水邪。

再次证明，《伤寒论》诸方中，像十枣汤就是明确针对疑难症、急重症而设立的猛剂，攻坚都要锐利的武器。

为什么叫十枣？就是要"十枣以君之，一以顾其脾胃，一以缓其峻毒，得快利后，糜粥自养，使谷气内充，邪不复发"，这是从古至今中医药治疗疑难与急重症，与西医治病用激素、抗生素和手术给人体带来巨大后遗症的原则区别。

仲景设峻剂，充分考虑尽量不给病家带来不良后果和后遗症，既攻毒治危病，又"尽美尽善也"。

五、太阳病兼里虚不足

"伤寒二三日，心中悸而烦者，小建中汤主之。"

小建中汤

桂枝　甘草（炙）　大枣　芍药　生姜　胶饴

上六味，以水七升，煮取三升，去滓，内饴，更上微火消解，温服一升，日三服。呕家不可用建中汤，以甜故也。

方解　方中重用饴糖为君，甘温补中；芍药为臣，酸甘益阴，佐以桂枝的辛散，合芍药可以调和营卫；使以甘草、大枣、生姜甘缓辛温，可以养胃和中。此为温养中气、平补阴阳、调和营卫的主要方剂。

本方与桂枝汤仅差一味，但功能各有不同。桂枝汤以桂枝为君，辛甘发散，以祛邪为主；本方以饴糖为君，配芍药酸甘相合，以补中为主。所以小建中汤，若不用饴糖，就失却仲景立方之精义了。

【辨证要点】

※ 悸烦属虚证，不管表证已解未解，总以救里为急，如中气得到扶助，正气能发挥驱邪作用，表邪亦往往能随之而解。

魏念庭：建中者，治其本也，中州既建，虽发汗不致亡阳，虽攻下不致阳陷，对感有外邪而又里虚不足的，确是经验之谈。

小建中汤为甘药主剂，有稼穑作甘之意。唯其味甘，故有缓中补虚之功。第100条的阳脉涩，阴脉弦，腹中急痛，此病在肝脾之不恰，而建中汤能治之而愈；本条的心中悸而烦，此病在心脾之两虚，而建中汤亦能治之而愈。可知甘药之用，足以资养脾胃，生长营血。

是以肝得之而木气疏和，心得之而火用修明，腹中急痛，心中悸而烦，一建中汤治之，都能获效，其故在此。

※ 主治风邪引起的肌肉跳动，包括手、腿、面部等，若无外感，可多服。

还主治巴骨流痰，西医称骨髓炎。起包块，化脓穿孔，孔里从附骨处甚至骨内往外流脓，用此方甘温补中，建中州，扶正气，利于托里排脓，须重用黄芪。还需他药，为通关窍相配合。

【六经医案】

※治乡人邱生者，病伤寒发热，头痛烦渴，脉虽浮数而无力，尺以下迟而弱。

许曰：虽麻黄证，而尺迟弱，仲景曰："尺中迟者，营气不足，未可发汗。"

用小建中加当归、黄芪，翌日脉尚尔。

其家索汗药，言几不逊。

许忍之，只用建中调营卫而已。

至五日，尺部方应，遂投麻黄汤二服，发狂须臾，稍定略睡，已得汗矣。

信乎！医者当察其表里虚实，待其时日，若不循次第，取效暂时，亏损五脏，以促寿限，何足贵也。

（许叔微医案）

※王某，女，六十四岁。患者于七月某日中风，四肢厥冷，失去知觉，牙关紧闭，左手左足肿，不能屈伸。

一诊服通脉四逆汤加细辛，二诊服麻黄汤后，痛已愈过半，三诊：脉浮，肌肉有些颤动，以小建中汤主之。

桂枝9克　　白芍9克　　生姜9克　　红枣15克

甘草9克　　黄芪15克　　秦艽9克

四剂，服后可继续多服，调养后转愈。

※邝某，男，十七岁。脸色青，苍白，身瘦弱，舌红，舌中部苔黄，左腿（大腿至胯部）烂七个小洞，不断流脓，呈浓白色，身不痛。伤口若不触及尚不觉痛。

经西医手术治疗后，无效，确诊为骨髓炎。近来发展更觉严重。现查烂洞最深达一手指。

处方：

（1）麻黄9克　　甘草30克　　葱60克

（2）桂枝6克　　白芍15克　　生姜15克　　大枣15克

甘草 15 克　　　饴糖 120 克

（3）炙黄芪 30 克　　当归 15 克　　柴胡 9 克　　升麻 15 克

　　　泡参 15 克　　白术 15 克　　陈皮 9 克　　甘草 9 克

　　　大枣 15 克

先服第 1 剂，然后第 2、3 剂间隔服。

外用自制千锤膏。用此膏做成捻子，插进伤口，或以皮纸裹成麻绳状，滚上膏药，插进伤口，留头在外。经治疗后，逐渐转愈。

（以上范中林医案）

"伤寒脉结代，心动悸，炙甘草汤主之。"

炙甘草汤

炙甘草　生姜（切）　人参　生地黄　桂枝　阿胶

麦冬（去心）　麻仁　大枣（擘）

又名复脉汤。上九味，以清酒七升，水八升，先煮八味，取三升，去滓，内胶烊消尽，温服一升，日三服。

方解　本方以炙甘草为君，养胃益气，以滋脉之本源。人参补气，桂枝通阳，生地黄、麦冬、麻仁、阿胶养阴补血，生姜、大枣调和营卫，又加清酒，使之捷行于脉道，则悸可宁，脉可复。

后世滋补方剂，大多从此化裁而出，其总的功用，有滋阴生血、补气复脉，所以又名复脉汤。

【辨证要点】

※"脉结代"，是结脉和代脉的并称。张景岳："脉来忽止，止而复起，总谓之结。"代者，更代之意，于平脉中忽见软弱，或乍疏乍数，或断而复起，均名为代。

程知：心主血，曰"脉结代，心动悸"，则是血虚而真气不续也，故峻补其阴以生血，更通其阳以散寒。无阳则无以绾摄微阴，故方中用桂枝汤去芍药而渍以清酒，所以挽真气于将绝之候，而避中寒于脉弱之时也。观小建中汤，而后知伤寒有补阳之方，观炙甘草汤，而后知伤寒有补阴之法也。

本条病势严重，并指出了虽有表证，亦不可强行攻邪的治疗规律。若久病见此脉，则必死无疑。这些都是经过临床实践而得出的经验总结。

本方应用范围

（1）治肺痿涎唾多、出血，心中温温液液者。（《备急千金要方》）

（2）治虚劳不足，汗出而闷，脉结心悸，行动如常，不出百日危急者。（《千金翼方》）

（3）治酒色过度，虚劳少血，津液内耗，心火自炎，致令燥热乘肺，咯唾脓血，上气涎潮，其嗽连续而不已者。（《张氏医通》）

（4）用于衰弱症，用附子理中汤，补中益气汤亦可。

"脉按之来缓，时一止复来者，名曰结，又脉来动而中止，更来小数，中有还者反动，名曰结，阴也；脉来动而中止，不能自还，因而复动者，名曰代，阴也，得此脉者，必难治。"

【辨脉要点】

※ 所谓"动"，是指脉的跳动，而不是阴阳相搏的"动脉"，结脉的现象，犹如绳子的中间有结，贯物于其上，迂结则阻碍而不得顺利通过，必少有留连，脉来所以会动而中止，不外乎气虚血涩，邪气间隔的缘故。

正是由于脉受阻遇而歇止，因之郁而必伸，所以更来的脉搏，形小而急速，所谓更来小数，中有还者反动，就是这个意思。

结脉是血气虚弱，或邪气阻滞所致，所以说它是阴脉。

代脉的止歇，略久始动，犹如力不支给，需他人替代一样，所以说不能自还，因而复动，其气血虚愈的程度，较结脉更甚，所以也属于阴脉。

成无己：结脉之止，一为邪气留结，一为真气虚衰……《脉经》曰：脉结者生，代者死。此之谓也。

李世林：结脉之止，一止即来，代脉之止，良久方至。《黄帝内经》以代脉之见，为脏气衰微、脾气脱绝之征也。唯伤寒心悸，怀胎三月，或七情太过，或跌打重伤，及风家痛症，俱不忌代脉，未可断其必死。

※《濒湖脉学》：数而时止名为促，缓止须将结脉呼，止不能回方是

代，结轻代重自殊途。

注：脉来数而歇止，是促脉，脉来缓而歇止，是结脉。这两种脉虽有数与缓的不同，但它们的歇止次数，都是多少不匀、极不规则的。代脉则是"不能自还"式的歇止，也就是歇止的次数既有规则，歇止的时间又较长，再来时只能照旧搏动，并不见频速而连续搏动两次的情况。

※《三指禅》：结与促对，迟而一止为结，数而一止为促，迟为寒结，则寒之极矣，数为热促，则热之至矣。

结：结脉迟中止，阳微一片寒，诸般阴积症，温补或平安。越人曰：结甚则积甚，结微则积微，浮结内有积病，沉结内有积聚。

促：促脉形同数，须从一止看。阴衰阳独甚，泄热只宜寒。濒湖曰：三焦郁火炎炎盛，进必无生退有生。按促只宜泄热除蒸，误用温补，立见危殆。

动与代对：动则独胜为阳，代则中止为阴，动代变迁，阴阳迭见。

动：动脉阴阳搏，专司痛与惊，当关一豆转，尺寸不分明。仲景曰：阴阳相搏，名曰动，阳动则汗出，阴动则发热。濒湖曰：动脉专司痛与惊，汗因阳动热因阴。

代：代脉动中看，迟迟止复还，平人多不利，唯有养胎间。结促止无常数，或二动一止，或三、五动一止即来；代脉之止，有常数，必依数而止，还入尺中，良久方来。滑伯仁曰：若无病赢瘦，脉代者危，有病而气不能续者，代为病脉，伤寒心悸脉代者，复脉汤主之，妊娠脉代者，其胎百日，代之生死，不可不辨。

【六经医案】

※ 许某，年五旬有四，中气本衰弱，伤寒八九日，医者见其热甚，以凉剂下之，又食生梨三四枚，伤脾胃，四肢冷，时昏愦，脉动而中止，有时自还，乃结脉也。心动悸，吃噎不绝，精神减少，目不欲开，蜷卧，恶人语，以炙甘草汤治之，病遂减半，再服即愈。

(《卫生宝鉴》)

※ 某女，年四十余。伤寒后心中动悸甚，咽喉时迫急而少气，咽喉外

壅肿如肉瘤，脉虚数，身体羸瘦如枯柴，腹内虚软如贴，饮食不进……用炙甘草汤加桔梗……数旬动悸渐安，肌肉大生，咽喉壅肿自减，气息爽快。

※姚某，脉结代，约十余至一停，或二三十至一停不等，又以事繁，心常跳跃不宁。此仲师所谓"心动悸，脉结代，炙甘草汤主之"，服十余剂而瘥。

※丁某，病下利，四十余日，脉结代……炙甘草汤去麻仁……脉和利止。

（以上《经方实验录》）

※张某，男，42岁。劳累后心悸两年，有阵发性发作，于1966年1月17日入院，诊断为风湿性心脏病、二尖瓣狭窄、主动脉瓣关闭不全、心脏扩大、心功能Ⅱ级，房颤。予炙甘草汤治疗。

服药10剂，心律基本规则，心电图为窦性心律、多发性期前收缩，又继续治疗两天，期前收缩明显减少，观察两个月，阵发性房扑、房颤均未发。

（山西省中医研究所，《中西医结合资料汇编》，1972）

※徐某，女，56岁。宿患风湿性心脏病，近来偶染感冒，发热恶寒，已经旬日，服凉药高热反增，四肢厥冷，蜷卧，关节酸痛，心中悸动，脉动而间歇自还。

乃血气衰弱之故，虽有风寒湿邪，阻滞肌表，而见高热疼痛，亦亟宜益气补血复脉，防其真气暴脱，用炙甘草汤两剂，即见效，再服脉复。

（李阆侯，乐清县城关卫生院）

※钱某，女，23岁。婚后两年未产，不知何时起经常心悸，西医诊断：心脏瓣膜病。久治无效，活动后心悸加剧，呼吸困难，且有胸闷，不时咳嗽，面色青红，脉细微不整，舌苔白。

予炙甘草汤加桔梗，服药7剂，活动后心悸大大减轻，咳嗽消失，心情舒畅，不整脉亦渐调整。

（高桥道史，《汉方临床》，1958）

※ 邓某，男，56岁。自1971年起，劳动后阵发性心悸，劳累过度加剧，曾在广州某医院诊断为"冠心病、心律不齐"，血压130/90mmHg，脉搏92次/分。体稍胖，舌质淡红，脉结代。

予炙甘草汤治疗，服药12剂，症状消失，恢复工作已两年，未复发。

（邱配方，《新中医》，1974）

※ 某男，30岁。期前收缩3~5次/分，心悸，心尖区Ⅱ~Ⅲ级收缩期杂音，心电图为窦性心动过缓，心律不齐，结性期前收缩，窦性逸搏，予炙甘草汤加减3剂，期前收缩消失，服用9剂后心电图恢复正常，随访两月未再复发。

※ 某女，26岁。期前收缩2~3次/分，心前区闷痛，心律不齐，心尖区Ⅱ级收缩期杂音，心电图为窦性心律不齐，房性期前收缩。予炙甘草汤加减13剂痊愈，随访5个月未再复发。

（以上李魁岸，《中医杂志》，1964）

※ 周某，46岁。因抬700斤重物，劳力过度，大汗，衣服湿透而成病。

其症左半身麻痹不遂，口角流涎，语言謇促，胃纳正常，神情木呆，脉迟细，舌淡。此症因劳力过度，汗出太多，汗为心液，津血同源，心脏受损，血不养筋而致半身不遂，治宜复脉汤养气血：

炙甘草9克　　大生地12克　　麦冬9克　　麻仁9克
生姜3克　　　肉桂粉3克（吞）　红枣6枚　　阿胶9克
党参9克

加酒用水煎服。

4剂后，神志灵活，步行有力，左半身麻痹亦稍能活动，以后改为强壮剂调理，恢复正常。

（浙江省中医院，魏长春）

※ 产后血虚：

（1）肖某，35岁。分娩时出血过多，渐至失眠，心悸等，大便数天一解，乳少，形衰颧红，舌绛无苔，脉沉数无力。拟加减炙甘草汤：

干地黄24克　　麦冬9克　　　阿胶12克　　北沙参12克

火麻仁9克　　生白芍9克　　炙甘草9克

服六剂而安。

（2）朱某，38岁。流产后淋沥5日，服中药止，以后大便2~3日1解，4天后为羊屎状，量少，不寐，视力渐失。

症见面色惨白，舌绛无苔，脉细虚数。予加减炙甘草汤治疗（方如上剂）。服5剂视力大为好转，共服13剂而安。

（以上朱振球，《江西医药》，1963）

【著者医话】

炙甘草汤问世以来，历代至今，在中医理论和临床中占据十分重要的地位。正如医家指出："后世滋补方剂，大多从此化裁而出。"有的医家甚至称之为"圣方"。再次证明，仲景《伤寒论》全书许多理法方药，确实重点为疑难症和急重症而设立。

炙甘草汤在临床中，正如我们引用从古至今的部分典型医案中，看到它往往发挥十分突出、有时甚至神奇的作用。在病家病势严重、甚至生死关头，可以拨开乌云，力挽狂澜，为什么？

根本原因在于：仲景立此方的主导思想，就是将阴阳、寒热、表里、虚实、气血这些基本矛盾，加以既全面综合又具体深入地分析，将这些矛盾对立体的各方面，在量变转变到质变的关键点或临界点上，在阴阳皆微、真气将绝之际，"峻补其阴""更通其阳""复散其寒""挽真气于将绝之候，而避中寒于脉弱之时"。

炙甘草汤证的脉结代，在中医脉法上亦具有典型的意义，对辩证法基本规律的阐述，更具有典范意义。历代医家对这种脉结代，有许多精辟的论述。清代医家、脉法大师梦觉道人所著《三指禅》一书，对中医脉法有独到的见解，尤其是对脉法的辩证分析，十分精彩。

他把全部脉象，概括为若干"对"，视浮沉迟数为提纲，浮与沉对；迟与数对，在提纲中，又将缓脉视为总纲，纲举则目张；并依次将其他脉象，诸如结与促对，动与代对等。

这位梦觉大师将人体的各种脉象，都归纳为一对一的对立面，这是什么意思呢？这就是说，大师差一点或几乎完整地说出唯物辩证法基本规律的现代术语：矛盾的对立统一。

关于缓脉为权衡阴阳寒热、浮沉迟数诸矛盾对立的常态与病态，或相对平衡与平衡失调的各种状态，作了七律诗一首：

四至调和百脉通　　浑涵元气此身中

消融宿疾千般苦　　保合先天一点红

露颗圆匀宜夜月　　柳条摇曳趁春风

欲求极好为权度　　缓字医家第一功

浑涵元气和保和先天，就是人的常态，矛盾对立的相对平衡状态。千般宿疾就是人的病态，矛盾对立的平衡失调。

怎样能知道人的常态与病态呢？从脉法上讲，就是要抓住权衡的要领、总纲、主要矛盾，"四至调和"即"百脉通""先天一点红"，像夜月中圆匀的露颗，像春风中摇曳的柳条；反之，即出现各种病态。

怎样去辨明这些病态呢？就是要在各种矛盾着的常态与病态、对立着的诸多脉象中去寻找和判定。医家掌握了"缓字医家第一功"，就是抓住了主要矛盾，掌握了提纲和要领，治疗千般百疾的理法方药，就能纲举目张。

第七节　误治变证

太阳病为疾病的初期阶段，治之恰当，固能很快痊愈，治不如法，也容易引起变端。太阳篇的内容最多，亦最复杂，除了上述经证、腑证以及兼证的证治外，其中大多属于误治后变逆证治，可分误汗、误下后变逆证治，以及火逆证治等几个方面。

这些变证的产生，虽然绝大部分是由治疗的不恰当所引起，但亦有患者的因素，或受邪严重而疾病自趋变化的（误吐变逆的证治，亦不出误汗、误下或火逆证治的范围）。

因此对于这些变证，不能都认为是误汗、误下、误火的必然结果，应当根据证候的性质而辨证论治，有是证即可用是药，不必为误汗、误下、误火而印定眼目。至于误治后，邪气传里，发展为阳明、少阳或三阴证者，乃属于六经变证范围，不在这变逆证治中论述。

一、误汗后变逆证治

汗出不彻，则留邪为患；汗出太过，则正气受伤，都能产生变逆。

1. 表未解而正已伤

"太阳病，外证未解，脉浮弱者，当以汗解，宜桂枝汤。"

"太阳病，先发汗不解，而复下之，脉浮者不愈，浮为在外，而反下之，故令不愈；今脉浮，故在外，当须解外则愈，宜桂枝汤。"

【辨证要点】

徐灵胎：脉浮而下，此为误下，下后仍浮，则邪不因误下而陷入，仍在太阳，不得因已汗下而不复用桂枝也。

脉浮是邪在表的主要依据，不论汗后、下后，只要脉浮等表证依然存在的，即就应当再汗，甚至三汗，这些都是临床上的宝贵经验。

【六经医案】

张隐庵治一少年，伤寒三四日头痛发热，胸痛不可忍。

病家曰：三日前因食面而致病。

张曰：不然，面饭粮食，何日不食，盖因外感风寒，以致内停饮食，非因食面而为头痛发热者也。故凡停食感寒，只宜解表，不可推食，如里气一松，外邪即陷入矣。且食停于内，在胸下胃脘间，按之而痛；今胸上痛不可按，此必误下而成结胸。

病家云：昨延某师，告以食面，故用消食之药，以致胸中大痛。因诊其症尚在，仍用桂枝汤加减，一服而愈。

"发汗后，身疼痛，脉沉迟者，桂枝加芍药生姜各一两人参三两新加汤主之。"

桂枝加芍药生姜各一两人参三两新加汤方

桂枝　芍药　生姜　炙甘草　人参　大枣

方解　《医宗金鉴》：汗后身疼痛，是营卫虚而不和也，故以桂枝汤调和其营卫；倍生姜者，以脉沉迟，营中寒也；倍芍药者，以营不足，血少故也；加人参者，补诸虚也。桂枝得人参，大气周流，气血足而百骸理，人参得桂枝，通行内外，补营阴而益卫阳，表虚身痛，未有不愈者也。

【辨证要点】

※ 成无己：脉来沉迟，血不足也。经曰："其脉沉者，营血微也。""脉浮紧者，法当身疼痛，宜以汗解之。假令尺中迟者，不可发汗，何以知然，以营血不足，血少故也。"

本条是太阳病发汗后的变局，观仲景不从少阴论治，而仍治之以桂枝新加汤者，足见本条身疼痛、脉沉迟，为发汗后营血之少，而太阳经气不能荣行脉中，所以脉证如此。

※ 钱天来：仍以桂枝汤和解卫阳，因误汗之后多加芍药之酸收以敛营阴之汗液，生姜以宣通其衰微之阳气，人参以扶助其耗散之元真，故名之曰桂枝新加汤。

然身疼痛脉沉迟皆无阳之证，而不加附子温经复阳者，以未如肉瞤筋惕，汗漏不止之甚，故不必真武汤及桂枝加附子汤救急之法也。若服而未除者，恐亦必当加入。

※ 尤在泾：以桂枝加芍药、生姜、人参，以益不足之血，而散未尽之邪。东垣云：仲景于病人汗后身热，亡血、脉沉迟者，下利，身凉，脉微，血虚者，并加人参。故血脱者必益气，然人参味甘气温，温固养气，甘亦实能生血，汗下之后，血气虚衰者，非此不为功矣。

本方应用范围

（1）因汗出太过，津液受伤，不能濡养经脉而身疼痛者如本条。

（2）凡患太阳中风证，虽未经发汗，但素质气血不足的患者，可用本方一面扶正，一面驱邪。

（3）风温在表而表虚者，亦可酌用本方。

"太阳病，发汗，遂漏不止，其人恶风，小便难，四肢微急，难以屈伸者，桂枝加附子汤主之"。

按：漏：渗泄不止之意，形容汗多。

桂枝加附子汤

桂枝　芍药　炙甘草　生姜　大枣　附子（炮）

方解　柯韵伯：是方以附子加入桂枝汤中，大补表阳也。表阳密，则漏汗自止，恶风自罢矣；汗止津回，则小便自利，四肢自柔矣。

陈修园：方中取附子以固少阴之阳，固阳即所以止汗，止汗即所以救液，其理微矣。

本方主要作用：在于复阳敛液，固表止汗。

本方应用范围

（1）治产后风虚，汗出不止，小便难，四肢微急，难以屈伸者，即用本方，附子用二枚。（《备急千金要方》）

（2）治阳虚漏汗证。

【六经医案】

许叔微治一季姓士人，得太阳证，因发汗后，汗出不止，恶风，小便涩，足挛屈而不伸，诊其脉浮而大，浮为风，大为虚。仲景云："太阳病，发汗，遂漏不止……桂枝加附子汤主之。"三投而汗止，再投以芍药甘草汤，足得伸，数日愈。

2. 汗后脚部挛急

如汗后脚部挛急，身觉恶寒，而并不伴有发热头痛的太阳证，亦不伴有脉微细但欲寐的少阴证，则为阴阳两虚所致，宜用芍药甘草附子汤复其阴阳。

"伤寒脉浮，自汗出，小便数，心烦，微恶寒，脚挛急，反与桂枝汤欲攻其表，此误也。得之便厥，咽中干，烦躁吐逆者，作甘草干姜汤与之，以复其阳；若厥愈足温者，更作芍药甘草汤与之，其脚即伸；若胃气不和谵语者，少与调胃承气汤；若重发汗，复加烧针者，四逆汤主之。"

甘草干姜汤

炙甘草四两　干姜二两

方解　陈恭溥曰：甘草干姜汤，温脾土而生阴液之方也。凡手足太阳之阳气不足，以致津液不生者皆用之。

此方为理中汤之一半，重在复中焦胃脘之阳气，中阳一复，则力能回布，而厥自愈。

【辨证要点】

成无己：脉浮自汗出，小便数而恶寒者，阳气不足也；心烦脚挛急者，阴气不足也；阴阳血气俱虚，则不可发汗，若以桂枝汤攻表，则又损伤阳气，故为误也。

治疗上，以阳虚为急，可以先复其阳（甘草干姜汤辛甘化阳），得阳气复而后复其阴（芍药甘草汤酸甘化阴）。重发汗为亡阳，加烧针则损阴，如《黄帝内经》曰："营气微者，加烧针则血不行。"

※甘草干姜汤：无表证，舌苔白；咳嗽，吐痰；肚痛；吐血（色乌黑者宜，吐鲜血者则不宜），用炙甘草、炮姜，视病情两味皆可重用。

太阳病，如凉药服多了，可先用甘草干姜汤，使其现出本病，然后再下手。总之，太阳病要开。

还可治中风瘫痪，昏迷不醒，喉间痰鸣，用甘草干姜汤一次灌下，多服，直至痰除即能清醒。

（《范中林临床治验》）

【六经医案】

※刘某，女，68岁，1973年。昨晚乘凉闲谈间，突然从座椅上滑下，即不能言语，昏迷，不省人事，左手腿瘫痪，喉间痰鸣，已住进某医院观察室，吸氧气管导入鼻内抢救。

面色青黄，唇乌，双手尚温，喉间痰鸣，令其张口，尚有点明白，略张了一下，舌尖露出，淡白黄，无血色。西医诊断疑似脑出血。

此为阳衰血虚中风，喉间痰鸣，昏迷不醒，十分危急，命在旦夕。急须先温化寒痰，复其阳气。

处方：甘草干姜汤。

干姜 15 克　　甘草 15 克

水煎多汁，频频灌之。

次日复诊，服药后，疾已去大半，喉间痰鸣消失，人已清醒，开始进食。续以温阳散寒化痰之剂调理而安。

※ 某男，40 岁。数月前偶感发病，初即为喉痛，流鼻血，愈治愈严重。

诊：面色苍白，气短神疲，舌较淡微红，苔满白腻厚。剧烈咳嗽，气喘无力，吐泡泡痰，日益消瘦，多处治疗无效。病前身体素质好，因过服凉药，误治所致。

甘草干姜汤，服两剂即愈。

※ 杜某，男，64 岁。前几天吐痰为黑色，昨天吐血痰，色深黑红，痰易吐出，面色尚正常，舌淡浅红，苔心根黄较厚腻。

处方：甘草干姜汤加味。

炮姜 30 克　　　竹茹 12 克　　　荷叶 12 克　　　甘草 3 克

复诊：服药后，未愈，睡下即感痰往上涌，昨晚吐痰七八次，痰脓腻浊夹乌黑色血块，胃痛连及背，舌淡浅红，苔满黄，较厚腻。他医处方荆防败毒散，但未服。

继用：炮姜 15 克　甘草 15 克

水煎多汁，频频徐服之。

三诊：昨晚咳嗽显著减少、减轻，诸症皆大大好转。再服调理而安。

（以上范中林医案）

※ 王某，女，40 岁，1994 年。患痛经已十余年，近年来逐渐加重，痛时满床翻滚，甚为痛苦，痛后全身疲软，形似散架般。经西医中医久治

无效。

查：舌淡红，少白苔，面色萎黄无神，月经量多，夹多乌血块。

此证无表证，为寒邪入里，血瘀气滞，积聚多年，应温阳散寒化瘀为治。

处方：甘草干姜汤加味。

炮姜 60 克　　血余炭 60 克　　炙甘草 20 克　　桃仁 10 克

红花 10 克　　赤芍 10 克　　当归 10 克　　川芎 10 克

嘱经前数日服用。

服两剂后开始好转，六剂后，痛若失，面色转为红润，精神旺盛，判若两人，自称解除多年病痛，甚为欣慰。

（谢永新医案）

芍药甘草汤

白芍药　甘草

方解　成无己：脾不能为胃行其津液，以灌四旁，故挛急，用甘草以生阳明之津，芍药以和太阴之液，其脚即伸，此即用阴和阳也。

陈蔚：芍药味苦，甘草味甘，甘苦合用，有人参之气味，所以大补阴血，血得补而筋有所养而舒，安有拘挛之患哉。

按：芍药酸苦，甘草甘平，酸甘既能化阴，本方不仅善舒挛急，治两足痛亦最有效。

本方应用范围

（1）治血虚夹热。吴遵程：芍药甘草汤，甘酸合用，专治营中之虚热，其阴虚相乘，至夜发热，血虚筋挛，头面赤热，过汗伤阴，发热不止，或误用辛热，扰其营血，不受补益者，并宜用之，真血虚夹热之神方也。

（2）治湿热脚气。魏氏家藏方：六半汤治热湿脚气，不能行步，即本方入无灰酒少许，再煎服。

（3）治脚弱无力。朱氏集验方，去桂枝治脚弱无力，行步困难，即本方。

（4）治腹病。脉迟为寒，加干姜，脉洪为热，加黄连。

（《医学心悟》）

【六经医案】

※ 四嫂，足遇多行走时则肿痛，而色紫，始则右足，继乃痛及左足。天寒不可向火，见火则痛剧。故虽甚恶寒，必得耐冷。然天气过冷，则又痛。眠睡至清晨，而肿痛止，至夜则痛如故。按历节病足亦肿，但肿常不退。今有时退者，非历节也。唯痛甚时筋挛，先用芍药甘草汤以舒筋。

赤白芍各 30 克　生甘草 24 克

两剂愈。

（《经方实验录》曹颖甫医案）

【辨证要点】

本条所治并非伤寒误治证，其主要症状，为两足肿痛，痛甚筋挛，根据其肿痛色紫，亦是气血流行不畅，络脉瘀阻所致，曹氏用本方，一面滋其不足之阴血，一面舒其瘀阻之络脉，所以收效甚快。

"发汗病不解，反恶寒者，虚故也，芍药甘草附子汤主之。"

芍药甘草附子汤

芍药　炙甘草　附子（炮）

方解　周禹载：汗多为阳虚，而阴则素弱，补阴当用芍药，回阳常用附子，势不得不芍附兼资，然又惧一阴一阳，两不相合也，于是以甘草和之。应阴阳之谐而事能毕矣。

【辨证要点】

汗后病不解，并不是太阳表证不解，而是阳气虚而未复，这里的恶寒，是汗后表阳虚弱的象征。若太阳表证不解，则恶寒为必有的症状，就不得谓之反了。

发汗则阳从汗泄，卫气不固，汗后产生恶寒的症状，汗出不仅使阳气受伤，而阴液也必遭受到一定程度的损耗，所以用扶阳益阴的方剂，双方兼顾。

表证的恶寒，与汗后表虚的恶寒，必须鉴别清楚，恶寒、发热、头痛、体痛、无汗、脉浮紧，为太阳表实证；汗后反恶寒，并无太阳表证，而脉见浮大无力，或涩虚微细，即可断为阴阳俱虚的脉证。

本方应用范围

（1）治汗出过多之恶寒，属于营卫俱虚之证。

（2）《张氏医通》：用本方治疮家发汗成痓。

（3）风湿在表，表阳虚而身疼痛，同时有汗出恶寒症状存在，可用本方。

如阳虚阴盛，症见昼日烦躁不得眠，夜而安静，不呕不渴，无表证，脉沉微，身无大热者，以干姜附子汤治疗。如阳虚阴盛，津气亦伤，烦躁无分昼夜者，以茯苓四逆汤治疗。

"下之后，复发汗，昼日烦躁不得眠，夜而安静，不呕不渴，无表证，脉沉微，身无大热者，干姜附子汤主之。"

干姜附子汤

干姜　附子

上二味，以水三升，煮取一升，去滓顿服。

方解　干姜、附子，辛热回阳，由于证候变化很急，阴寒特盛，阳气大虚，故不用甘缓的甘草，以避免牵制姜附而不能很好地发挥作用。

本方为单捷小剂，有单刀直入之势，可使将散的阳气很快回复，转危为安。

【辨证要点】

※ 三阳热盛，均有烦扰不宁的情况，太阳表虚而热郁于内，则不汗出而烦躁；少阳风火上逆，木邪犯胃则心烦喜呕；阳明热灼津伤，则口渴心烦。

况太阳脉浮，阳明脉大，少阳脉弦，今不呕不渴，亦无表证而脉沉微，且是昼日烦躁不眠，夜而安静，同时身无大热，则显非阳证之烦躁，而是阳虚阴盛所致。

白昼阳气较旺，人得天气之助，阳虚欲复而与阴相争，则烦躁不眠；夜间阴气旺盛，阳虚不能与阴相争而反安静，但并不等于安卧，而是迷迷糊糊的神倦状态，此种情况，于少阴病每多见之。

且身无大热，则知外有微热，是为虚阳已浮露于外，就病势而论，本证颇为危急，所以采用单捷小剂，以干姜附子汤急救回阳。

※ 古人说过："阴阳偏盛，则阴阳争。"烦躁的原因各有不同，为了易于辨证论治，仲景在本条中提出"不呕不渴，无表证，脉沉微"，充分证明不是阳经热证的烦躁，而是阳气大虚、阴寒独盛的烦躁，具体有如下三点。

（1）不呕不渴：少阳主症善呕，所谓半表半里者是；阳明主症烦渴，所谓里热化燥者是。现在不呕不渴，那就证明不属于少阳、阳明。

（2）无表证：太阳主一身之表，邪在太阳，必有头痛、身痛、恶寒等表证存在。现在是无表证，可见邪不在太阳，故不是大青龙证风寒外束、闭热于经的烦躁了。

（3）脉沉微：沉脉主里，微是阳虚，此为阳虚阴盛的明证。

本方应用范围

（1）《肘后备急方》治卒中急风，若但腹中切痛者，可以本方用生姜代干姜。

（2）胃痛常突然发作，因于寒盛的，用附子二两，炮干姜一两，研末后以蜜为丸，如梧桐子大，一天服三次，每次服三至四粒。

（3）《备急千金要方》姜附汤：治痰冷癖气，胸满短气，呕沫，头痛，饮食不消化，用生姜代干姜。

（4）《太平惠民和剂局方》姜附汤：治暴中风冷，久积疾水，心腹冷痛，霍乱转筋，一切虚寒证，并皆治疗。

（5）《三因极一病证方论》干姜附子汤：治中寒猝然昏倒，或吐逆泡沫，状如暗风，手脚挛搐，口噤，四肢厥冷，或复发热。

（6）《卫生宝鉴》：身冷，脉沉微，烦躁不饮水，此名阴盛格阳，干姜附子汤加人参半两，可以治疗。

（7）《济阴纲目》：中寒霍乱，吐泻转筋，手足厥冷多汗，可用本方。

（8）《易简方》：治阴证伤寒，大便自利而发热者。

（9）《名医方考》：治寒疾，反胃，即用本方为散。

【六经医案】

※ 治一人，恶热目赤，烦渴引饮，脉七八至，按之则散，此无根之火也，与姜附加入人参汤服之而愈。

（李东垣医案）

熊寥笙注：本案为阳浮于上、阴虚于下之证。患者恶热目赤，烦渴引饮，纯是一派热象，类似阳明经证。唯脉数七八至，按之则散，乃是假热真寒之象，故用姜附回阳，人参益阴，使阴阳相抱，则烦渴除而脉之散者亦敛矣。本案李氏未明言系伤寒误治所致，原仲景方通治伤寒杂病，只要辨证不误，均可随证使用。

※ 治一妇人。得伤寒数日，咽干烦渴，脉弦细，医者汗之，其始衄血，继而脐中出血，医者惊骇而遁。予曰：少阴病，强汗之所致也。盖少阴不当发汗，仲景云："少阴强发汗，必动其血，未知从何道而出，或从口出，或从耳目出，是为下厥上竭，此为难治。"仲景云无治法，无药方，余投以姜附汤，数服血止，后得微汗愈。

炮干姜 3 克　生附子 6 克（先煎两小时）

（许叔微医案）

熊寥笙注：本案为少阴强汗出血症。少阴病为气血两亏证，如不辨证而强汗之，阳虚之体必亡阳，阴虚之体必伤阴。患者得伤寒数日，咽干烦躁，脉弦细，前医认为三阳表证而汗之，此误也。

此案始则衄血，继则脐中出血，为误汗阳气益虚，阳不固阴所致，故用姜附汤回阳，阳能固则阴血自止。《伤寒论》中，每有不治难治之症，许氏精伤寒，往往能活，所谓不治，原非定论。

本案仲景谓之难治，故无治法，亦无药方，许氏投以姜附汤而愈，可补伤寒治法之不逮。

（熊寥笙《伤寒名案选新注》）

3. 下后烦躁

"发汗，若下之，病仍不解，烦躁者，茯苓四逆汤主之。"

茯苓四逆汤

茯苓　人参　附子　炙甘草　干姜

方解　成无己：四逆汤以补阳，加茯苓、人参以益阴。

柯韵伯：茯苓四逆，固阴以收阳，茯苓感天地太和之气化，不假根而成，能补先天无形之气，安虚阳外脱之烦，故以为君；人参配茯苓补下焦之元气；干姜配生附，回下焦之元阳；调以甘草之甘，比四逆为缓，回宜缓也。

茯苓四逆汤，主要以姜附回阳，参苓益阴，以补正为主，《备急千金要方·妇人产后》淡竹茹方注云："若有人参入一两，若无人参，纳茯苓一两半亦佳。"《名医别录》上也说茯苓能益阴气，补神器，从这里也可以证明茯苓滋液生津的作用。

【辨证要点】

※ 茯苓四逆汤是四逆汤加人参、茯苓，其组成包括了三个方剂，即四逆汤、四逆加人参汤、干姜附子汤，这些方剂都有回阳救逆的作用。茯苓四逆汤证除烦躁外，还应包括这些方剂的其他见证。

本方应用范围

（1）《圣济总录》载有平胃方，即本方，用治霍乱吐泻、脐上筑悸的症状。

（2）本方适用于霍乱吐泻的重症，吐泻后厥冷筋惕，烦躁，不热不渴，心下痞鞕，小便不利，脉微细，服本方后小便利者有效。

（3）久病精气衰惫，干呕不食，腹痛溏泄而恶寒，面部四肢微肿者，可用本方。

4. 过汗损及心阳

"发汗过多，其人叉手冒心，心下悸欲得按者，桂枝甘草汤主之。"

桂枝甘草汤

桂枝　炙甘草

方解　本方作用侧重于补益心阳，药味少而见效快，所以煎好后一次服下。方中用桂枝非为发表，乃取其入心而益阳，配甘草补虚以益气。

桂枝配甘草，则桂枝温而不热，所以能益阳而不致发汗。辛甘合用，阳气乃生，心阳得复而悸动可痊愈。

【辨证要点】

汗是人体的津液所化，必须有阳气的鼓动，才能从皮肤汗孔透解，汗出愈多，而阳气走失也愈多，这样就造成汗出过多，而致损伤了胸中的阳气。阳气虚，以致心下悸动不宁。大凡在临床上的一般病症，属实者都不喜揉按，属虚者，多喜揉按。

本方应用范围

（1）本方适用于发汗过多，心阳受损，属于阳虚，但未至于亡阳的地步。

（2）肘后治寒疝来去，每发绞痛风方，即本方加牡蛎。

（3）《备急千金要方》治口中臭方，桂心、甘草各等分，两味为末，临卧以上指撮酒服，二十日愈。

【六经医案】

※ 马元仪，治沈康生夫人，病经一月，两脉浮虚，自汗恶风，此卫虚而阳弱也，与黄芪建中汤，一剂汗遂止。

夫人身之表，卫气主之，所以温分肉，实腠理，司开阖者，皆此卫气之用。故《黄帝内经》曰："阳者，卫外而为固也。"

今卫气一虚，则分肉不温，腠理不密，周身毛窍有开无阖，由是风之外入，汗之内外其孰从而拒之，故用黄芪建中汤以建中气，而温卫实表也。越一日，病者叉手自冒心间，脉之虚濡特甚，此汗出过多，而心阳受伤也。仲景云："发汗过多，病人叉手自冒心，心下悸者，桂枝甘草汤主之。"与一剂良已。

（续名医类案）

※ 肖某，女，1岁。因高热喘息5天，某医院诊断为先天性心脏病并发肺炎。3天来，治疗未见好转。

蒲老会诊时，患儿高热无汗，喘促烦躁，咳不出声，短气不足以息，心下满，面浮色黯，舌淡，苔腻微灰，脉沉数无力。

此由先天不足，又感新邪犯肺，新旧合病，治宜强心为本，治肺为标。

处方：桂枝甘草汤加味。

桂枝0.5克	炙甘草0.5克	远志3克	炒苏子3克
杏仁3克	化橘红3克	生姜2片	大枣1枚

复诊：咳嗽减轻外，余症如前。于原方中去苏子、杏仁，加沙参6克，天冬6克，五味子10粒，再进两剂。

结合补输血浆两次，高热减退，咳嗽再减，已不喘烦，终以调和肺胃，强心益气善其后。

原按：新旧合病，则新旧合治。心气不足是其本，故用桂枝甘草汤加远志、大枣强心以固本，肺受新感是其标，故用苏子，杏仁、化橘红、生姜宣肺降痰以治其标。

（蒲辅周医案）

※ 某女，48岁，1975年。某铁路局职工，患病数月，不久前住进成都某医院，近日来病情突然加重，尚未明确诊断，已昏厥数日，束手无策，已放弃治疗。

家属前来求诊，开始余拒之，称病已至此，外医不好插手。但家属执意坚持请诊，强调医院已放弃治疗，只求最后尽力而为，后果与您无关，故只好前往探视。

诊：患者面色萎黄灰暗，触双手尚温，撬开口，略见舌尖色淡，脉沉微，气息微弱，似有似无。此证心阳衰微，气血临竭，生死一线间，实属危急。

处方：桂枝甘草汤。

桂枝 10 克　　　甘草 5 克

两剂。

嘱速煎取多汁，一小时灌服一次，频频服之，另用自制丸药随汤药吞下，以通关窍。

次日中午，患者家属前来，进屋前边走边惊喜称：患者服药后，今日上午突然苏醒！医院见此，遂继续治疗。因患者获得进一步救治的机会，余亦不再过问。

（谢永新医案）

"发汗后，其人脐下悸者，欲作奔豚，茯苓桂枝甘草大枣汤主之。"

注："奔豚"，这里是形容悸气自小腹上冲心胸之势。

茯苓桂枝甘草大枣汤

茯苓　桂枝　炙甘草　大枣

方解　章虚谷曰：茯苓取其味淡以泄水邪，既重用为君，而又先煎，则更淡而力胜也。肾为寒水之脏，肾气上逆，欲作奔豚，故佐甘草、大枣，培土以制水，桂枝通太阳经腑之气，则水寒之邪，随茯苓从膀胱而泄矣。

【辨证要点】

※ 本方与苓桂术甘汤、茯苓甘草汤的作用大致相同，都能制水气疾患，所不同者，苓桂术甘汤证，心下逆满，气上冲胸；茯苓甘草汤证，厥而心下悸，其病理机转偏于中焦，所以一用白术运脾，一用生姜温胃。本汤证脐下悸，欲作奔豚，其病理机转偏于下焦，所以用大枣培土制水，倍茯苓以伐肾邪。

※ 此证为心阳虚而肾水上逆，造成水气偏盛。陈修园曰："肾阳虚则水邪夹水气而上冲。"这里虽然还没有上冲，但患者自觉脐下悸动，已有

上冲心胸的趋势，故称"欲作奔豚"。本条与上条，都是汗后变证，一为心阳伤，一为心阳虚而水邪上逆。主要分别：前证是心下悸，本证是脐下悸，心下悸则叉手冒心，脐下悸则欲作奔豚。桂枝甘草汤补益心阳为主；茯苓桂枝甘草大枣汤温化肾气，培土制水，平降冲逆为主。

※ 茯苓桂枝甘草大枣汤，属桂枝汤、理中汤之变证，与桂附汤的主治相近。水湿重、寒邪重，可用之。

【著者医话】

从这节开始，着重论述伤寒误治变证的各种复杂多变的病证，这是太阳篇中甚至包括伤寒六经各篇中篇幅最多、内容最复杂的部分，其主要特点如下。

第一，由于误治变证的病情，往往复杂多变，故关键在于辨证就更加重要，而准确辨证的关键，又在于全面综合与具体深入分析，掌握纷纭变化的病症、主要依据和它们之间的区别与界限。

从根本上说，就是要在阴阳、寒热、表里、虚实这些基本矛盾的对立面中，在量变质变、质量互变的演变中，抓住主要矛盾，认清主要矛盾与次要矛盾对立面的转化，特别是正邪相搏这对矛盾的不同转归。

所谓误治，包括误汗、误下、误火等诸误，其共性皆是损伤正气，留邪为患。"汗出不彻，则留邪为患；汗出太过，则正气受伤"，都能产生变逆。

因此，治疗误治变证的基本原则，就是仲景强调的"知犯何逆，随证治之"。这就要求正确分析和掌握阴阳、寒热、表里、虚实这些基本矛盾的对立面双方，因量变或部分质变引起的不同转归，而造成正与邪矛盾对立面双方的具体转归：或"宣通其衰微之阳气，或扶助其耗散之元真"，或"温经复阳以救急，因血脱者必温固养气以益气"，或"取附子以固少阴之阳，固阳气所以止汗，止汗剂即所以救液，其理微矣"。清楚说明，必须在微细中分析上述基本矛盾对立面的变化与转归。

第二，救逆诸方，特别是甘草干姜汤、芍药甘草汤、干姜附子汤、桂枝甘草汤，都是《伤寒论》中典型简短精干方，味少力专，单刀直入，不仅对某些疑难证，而且对某些急重症，常取立竿见影之效。

纵观《伤寒论》113 方，绝大多数皆具有这个鲜明的特点，就是药味少，基本上都是二味、三四味、五六味占多数，十味以上者甚少。

但是，药量皆比较大。当代《伤寒论》名家李可老中医经多年研究，认为每方剂的药量应按仲景原书标明的剂量，比目前通用的剂量要大几倍、十几倍，甚至几十倍。李可的经验证明，按仲景原方剂的药量，用于救治许多危重患者，常获奇效、神效，挽救许多濒危的患者于生死一线间，"使数以万计的垂死患者起死回生，经方治病救生死于顷刻的神奇功效，得以再现"。

当今临床上许多急症重症中的疑难症，事实上早在近两千年前，仲景就已经成功地解决了。因此，近几十年甚至近百年以来，中医逐渐退出急重症，是没有道理的。

5. 脾阳不健而夹水饮

"伤寒若吐若下后，心下逆满，气冲上胸，起则头眩，脉沉紧，发汗则动经，身为振振摇者，茯苓桂枝白术甘草汤主之。"

茯苓桂枝白术甘草汤

茯苓　桂枝　白术　炙甘草

方解　成无己曰：阳不足者，补之以甘，茯苓、白术，生津液而益阳也；里气逆者，散之以辛，桂枝甘草汤行阳散气。

陈修园：术草和脾胃，以运津液；苓桂利膀胱，以布气化。

按：本方以茯苓化气利水，桂枝温阳降逆，白术、甘草培不足之中气，用以治阳虚水停之心下满、头眩等症。

【辨证要点】

※ 吐能伤胃，下能伤脾，脾胃在五行俱属中土，又主中气，脾胃因吐下而中虚，中无砥柱，土虚则水不受制，改变下行而为上逆，中阳一虚，水阴之邪，得以上凌心位，阻逆于胸脘之间，故心下逆满，气上冲胸。

表里阳气俱虚，水饮之邪必更加猖獗，故出现"身为振振摇"的现象。此与真武汤的"身眴动，振振欲擗地"者，同为阳虚水动，不过略有轻重不同而已。

※ 尤在泾曰："此邪解而饮发之证，饮停于中则满；逆于上，则气冲而头眩；入于经，则身振振而动摇。"《金匮》云："膈间支饮，其人喘满，心下痞坚，其脉沉紧。"又云："心下有痰饮，胸胁支满，目眩。"又云："其人振振身眴剧，必有伏饮。"发汗则动经者，无邪可发，而反动其经气，故与茯苓以蠲饮气，桂枝以生阳气，所谓病痰饮者，当以温药和之也。苓桂术甘汤、苓桂甘枣汤二证比较见下表（表5）。

表5　苓桂术甘汤、苓桂甘枣汤二证比较

方名	主症	机转	作用
苓桂术甘汤	心下逆满，气上冲胸，起则头眩，脉沉紧	吐下后，脾胃阳虚，饮停于中	用白术重在健脾
苓桂甘枣汤	脐下悸，欲作奔豚	汗后阳虚水动于下	大枣倍茯苓，重在制水

本方应用范围

（1）胸部痞满，大便溏泄，日久不愈而成为里寒者，可用本方。

（2）《金匮》治痰饮，以温药和之，即以此方为主。其主症一为心下有痰饮，胸胁支满目眩，为短气有微饮，当从小便去之。

（3）《眼科锦囊》用苓桂术甘汤，治胸满之引上冲，目眩及脸浮肿者。

【六经医案】

※ 一男子腰疼，小便时每下血合余，面色鲜明，立则昏眩，先生处以苓桂术甘汤，加五灵脂，而顿愈。

（《伤寒论集注》）

※ 某妇，郁冒上逆，居恒善惊，闻足音跫，然惊则怵惕，故不欲见人，常独处深闺，摄养修治数年无效，予苓桂术甘汤，多年宿疾渐愈。

※ 一人患脐下有动悸，时时迫于心下，眩冒欲卒倒，头中常如戴大石，上盛下虚，不得健步，医治无效，出都下乞治于予。余与苓桂术甘

汤，兼用妙香散，服数旬，积年之疾，脱然而愈。

※ 一僧，眼目有外障而不耐明，然不能久视，勉强时则不辨方圆大
小，须臾即渐灭，最后辄如锥芒射目中，痛不可忍，如是三年。证属上气
烦热，体肉眲动，作苓桂术甘汤及芎黄散，服用数十日，其视稍清，不复
有锥芒矣。

※ 某女，初患头疮，瘥后两目生翳，卒以失明，上逆心烦，有时小便
不利，做苓桂术甘汤及芎黄散杂进，或时以紫圆攻之，翳障稍退，左眼复
明。恐药过峻，而延他医服缓补之剂，久复生翳，复来求治，仍使服前方
数月，两目复明。

（以上《伤寒论今释》）

※ 孙某，男，三十一岁，患十二指肠溃疡，X 线确诊已年余，曾服多
种中西药无效。主要表现为脘腹怕冷，常需棉垫裹之，饮食少进，精神不
振，便溏，不能工作，苔白滑腻，脉弦迟。

证属胃阳不足，寒饮留中，宜温阳涤饮，以茯苓 30 克，肉桂 9 克，焦
白术 12 克，炙甘草 9 克，3 剂后中脘畏寒显著减轻，饮食稍增。

（张海峰，《新医药资料》，1976）

※ 叶某，女，四十五岁。一年来胃痛，吐酸水，临床诊断为溃疡病，
X 线检查为胃下垂，曾发现大便隐血弱阳性，钡剂检查示胃黏膜规则，蠕
动亢进。经常短气，胸闷，头昏目眩，背脊部局部冷痛，痛连左臂不能抬
举，肠鸣沥沥，便溏尿少，苔白腻，脉沉弦，面瘦苍白。

证属脾胃虚弱，阳气不布，水饮滞于中焦，寒凝经络，以苓桂术甘汤
加二陈汤合附子、白芍等随症加减，服药十二剂痊愈。

（姚国书，《中医杂志》，1961）

※ 彭某，男，六十一岁。病 5 天，胸腹满痛，咳嗽，作哕，畏风寒，
四肢畏冷，脚软无力，起则头晕，口干不饮，尿短赤，纳懈。

证属脾胃虚弱，寒饮作犯，阳气不布，予本方一剂，诸症减，六剂
康复。

（熊梦，《江西中医药》，1954）

※ 魏某，男，六十二岁。耳鸣耳聋十余年，眩晕时发，如坐凌空。曾服磁朱丸、肾气丸等无效。

近年来眩晕频发，口淡无味，便溏，脉弦滑大，苔白腻。诊断为梅尼埃病。

证属阳气不足，痰湿水饮上犯，以苓桂术甘汤加竹茹、全蝎、赤芍，三剂症减，继服十余剂症状消失。

（申鸿金，《新医学》，1976）

※ 赵某，男，三十六岁，患梅尼埃病已二三年，经常发作，近日来又突发眼珠震颤，恶心呕吐，天翻地转，不敢行动。血压90/60mmHg，脉弦涩。

证属水饮上逆，以苓桂术甘汤加川芎、白芷、薄荷、石决明、牡丹皮、龙胆草、山栀、菊花，服6剂后即显效，30余剂后眩晕基本消失。

（陈光发，《辽宁中医》，1978）

※ 刘某，女，三十八岁，七年来经常头痛、眩晕、面赤、目糊、乏力、失眠、纳差、时常晕倒、项强，脉弦紧，舌红苔黄，血压170/110mmHg。诊断为高血压病。

证属水饮夹肝阳上冲。曾服降压药无效。以苓桂术甘汤加龙骨、牡蛎、川芎、白芷、牡丹皮、菊花、薄荷、钩藤，服药六剂，头昏眩晕有改善，原方加清半夏、煅磁石，服药二十一剂后，上述症状基本消失，血压降至正常，未再发现昏厥。

※ 武某，女，七岁。一个月前因感冒发热治愈后不久，即现头不自主地晃动，四肢也抖动，入睡时不发作，神经系统检查无明显异常，体温正常，扁桃体红肿Ⅱ度，抗"O"为400单位，疑为风湿性舞蹈病。

诊时，患儿不停摇头，身体抖动，伴有流涎，目光直视，意识尚清，言语迟少，行动不自如，脉弦，苔薄黄。

拟苓桂术甘汤加龙骨、牡蛎、钩藤、薄荷、牡丹皮、柴胡、广皮、竹茹治之，六剂症状好转，二十剂时头部晃动及全身抖动均得到控制，只在紧张时偶见摇头，表情言语均明显好转。

（同上）

※谢某，男，三十一岁。两年前头部外伤，遗有头痛眩晕，时发时止，数年不愈，近加重，闭目卧床，起则头昏眼花，恶心呕吐，脉沉迟，苔白腻。

证属寒湿痰饮，夹有瘀血，宜温阳化水，活血通络，以苓桂术甘汤加熟附片、赤芍、桃仁、川芎、大黄，三剂症大减，五剂症全消。

※李某，女，六十岁。肢体关节疼痛，遇寒则剧，腕关节肿胀但不红，伸屈不利，指关节已畸形，连绵不愈，曾长期服用激素效不著，苔白，脉沉弦，诊断为类风湿关节炎。

证属寒湿为病，寒邪偏盛，治宜温经脉，散寒湿，以苓桂术甘汤加乌梢蛇、威灵仙、川芎，五剂痛减，略有口渴，烦躁，原方加桑寄生、白芍，以防辛散太过，服药五十余剂，腕关节可活动，能从事一般家务劳动。

（以上申鸿金，《新医学》，1976）

※吴某，女，四十四岁，每入冬季，咳嗽多痰，痰白而稠，咳吐不爽，喘促气急，入夜不寐，苔白腻，脉沉迟，诊断为慢性支气管炎。

证属痰湿犯肺，宜温化痰湿，健脾理气，以苓桂术甘汤加半夏、陈皮、麻黄、白果，三剂后喘势大减。减麻黄、白果，加桔梗、杏仁，继服十剂，症状消失。

※姜某，女，三十五岁。产后五日，感受风寒，引起咳嗽。一月后咳时小便滴出，入夜尤甚，小便淋沥，经中西医治疗无效。两肺有稀疏湿啰音，X线检查无异常，病程已达十六月之久，纳食正常，苔白薄腻，脉细弦，痰不多而白，予苓桂术甘汤，三剂症大减，六剂咳止，遗尿亦愈。

（以上邹维德，《上海中医药杂志》，1963）

※脊髓灰质炎后遗症：据20例报道，苓桂术甘汤加白芍、附子、钩藤、地龙、党参、黄芪、通草、牛膝等，按患儿年龄体质酌加，附子为必加之药，上肢瘫加桂枝，下肢瘫加重牛膝。病程在5个月以内的14例，全部治愈，占70%；5个月以上者，治愈率为20%。服药5剂以内痊愈者5

例；一般均在 15 剂以内治愈。

（郑豁然，《吉林卫生》，1966）

※孙某，女，四十岁。面部及四肢浮肿，已有数年，服利水药后稍好，以后肿又加重，连眼睛都睁不开。体胖，心累无力，走不动路，常觉喘，舌淡红，苔薄白。

处方：苓桂术甘汤加味。

茯苓 12 克　　　白术 12 克　　　桂枝 6 克　　　甘草 3 克

泽泻 12 克　　　木通 12 克　　　牛膝 12 克　　　木瓜 12 克

服两剂，肿全消。

（范中林医案）

6. 汗后脾虚气滞腹胀满

"发汗后，腹胀满者，厚朴生姜半夏甘草人参汤主之。"

厚朴生姜半夏甘草人参汤

厚朴（炙）　生姜　半夏　甘草　人参

方解　钱天来：厚朴味苦辛，性温，下气开滞，豁痰泄实，故能平胃气而除腹满。张元素之治寒胀，而与热药同用，乃"结者散之"之神药也。此虽阳气已伤，因未经误下，故虚中有实，以胃气未平，故以之为君。

生姜宣通阳气，半夏蠲饮利膈，故以为臣，参甘补中和胃，所以益汗后之虚耳，然非胀满之要药，所以分量独轻。

由此推知，若胃气不甚虚亏，而邪气反实者，当消息而去取之，未可泥为定法也。观《金匮》之腹满痛胀满，仲景以厚朴三物、七物二汤治之，皆与枳实、大黄同用，则虚实之分可见矣。

按：本方为消补兼施之剂，其所主治之腹满，当属于虚中兼实的范畴，亦即中焦阳虚脾气壅滞的腹满，若纯属纯实纯虚的腹满，均非所宜。

【辨证要点】

本条为汗后脾阳虚弱、虚气壅滞腹胀满的治法。腹部胀满，有虚实之分，属实的腹满，大都因为肠中有形之积滞，不能运行，以致大便秘结不通，腹部硬满而痛，手不可按，其脉实，其苔厚，治疗必须使用下法，将有形的积滞祛除，腹部的胀满始能消失。

属虚的胀满，大都由于脾阳不振，脾司大腹，脾阳虚不能运化转输，因此腹部外形虽膨满，但按之则虚满而不硬，温熨操按便觉舒适，脉虚弱无力，或者虚大，不耐寻按，其苔薄质淡，大便有时不实。

本条腹满，是因发汗阳气外泄，以致脾阳虚而不运，故用厚朴生姜半夏甘草人参汤补虚健脾，以达胀满消除之目的，也就是《黄帝内经》"塞因塞用"法则的具体运用。

本方应用范围

（1）治脾虚作胀辄效，而脾虚夹积溏泄不节，投之尤有特效。

（2）治虚中夹实之霍乱有奇效（参考王孟英语）。

【六经医案】

※ 治陈某，泄泻，腹胀作痛，服黄芩、芍药之类，胀急愈更甚，其脉洪盛而数，按之则濡，气口大三倍于人迎，此湿热伤脾胃之气也。与厚朴生姜甘草半夏人参汤两剂，泻痛止，而饮食不思，与半夏泻心汤两剂而安。

厚朴9克　　生姜9克　　半夏9克　　炙甘草6克　　人参3克

（《名医类案》张石顽医案）

7. 热邪迫肺，汗出而喘，口渴里热，体表热反不甚者

"发汗后，不可更行桂枝汤，汗出而喘，无大热者，可与麻黄杏仁甘草石膏汤。"

"下后不可更行桂枝汤，若汗出而喘，无大热者，可与麻黄杏子甘草石膏汤。"

麻黄杏仁甘草石膏汤

麻黄　杏仁　炙甘草　石膏

方解　尤在泾：以麻黄、杏仁之辛而入肺者，利肺气，散邪气，甘草之甘、石膏之甘辛而寒者，益肺气，除热气，而桂枝不可更行矣。盖肺中之邪，非麻黄、杏仁不能发，而寒邪之热，非石膏不能降，甘草不特就救肺气之困，抑以缓石膏之悍也。

【辨证要点】

※ 本方是麻黄汤去桂枝加石膏。麻黄辛温开泄肺气，杏仁苦降，宣肺平喘，石膏辛甘寒直清里热，甘草以和诸药，四味配合，有清肺定喘的作用。麻黄发汗合桂枝而其效更著，不合桂枝而合杏仁，则仅能治咳喘、水气。

此条无大热，而非里无大热，是表无大热，汗出而喘是肺热甚重。石膏配麻黄，则能清宣肺热，此方全在配合的妙用，如麻黄合杏仁可治喘咳，合桂枝可治表实无汗，合石膏则能发郁阳，清内热，而定喘息。

※ 本条的句法，当读作"发汗后，汗出而喘无大热者，不可更行桂枝汤，可与麻黄杏仁甘草石膏汤"。汗出而喘无大热，是表邪已尽、余热迫肺的现象。内热壅盛，所以汗出，肺气不利，所以作喘，桂枝下咽，阳盛则毙，所以不能用桂枝汤。

麻杏石甘汤的作用，在于疏泄肺邪，清化肺热，畅行肺气，如果余邪尽撤，肺气畅通，则汗出自止，气喘自平，里热自清了。

本条和桂枝加厚朴杏子汤证的微喘，病理机转是不同的，其喘，是因误下后表邪未解，肺气上逆而喘，所以用桂枝汤解表，加厚朴、杏仁降逆气而治喘。此条是发汗后表邪热化，迫肺作喘，所以用本方清热以平喘。

本方应用范围

（1）咽喉肿痛，因于风火者。

（2）痧疹不透，毒热内攻，迫肺闷喘者。

（3）风温初起，无汗而喘者，

【六经医案】

※ 朱锡基家一婢女，病发热，请予诊治。与轻剂透发，次日热更甚，未见疹点，续与透发，三日病加剧。细察病者痧已发而不畅，咽喉肿痛有白腐意，喘声大作，呼吸困难不堪，咯痰不出，身热胸闷，目不能张视，

烦躁不得眠，此实烂喉痧的危候，当与麻杏石甘汤略加芦根、竹茹、蝉衣、蚤休等透发清热化痰之品，服后即得安睡，痧齐发而明，喉痛渐愈，续与调理三日而愈。

（姜佐景医案）

※ 孙某，三十许。自初夏得喘症，动则作喘，即安居，呼吸亦似迫促，脉浮滑，右寸关尤甚。属风痰互结，滞塞肺窍，予麻杏石甘汤。

麻黄9克　　杏仁9克　　生石膏30克　　甘草4.5克

煎汤送服苦葶苈子6克（炒熟）。

一剂而喘定，继又服利痰润肺少加表散之剂，数服全愈。

（《医学衷中参西录》）

※ 王某，女，三岁。因发热于1958年12月22日住某医院。

昨晚开始发热，今日喘息烦躁，呼吸困难，面部发青，谵语鼻扇，神识半不清。会诊时，患儿高热烦躁，妄语若狂，面赤额汗，身无汗，腹满不实，气喘息促，脉浮数，舌苔白腻微黄。

此属内热外寒，肺气郁闭，因昨日在旅途火车上受热兼感风寒所致。类属冬温，西医诊断为重症小儿肺炎。体温39.7℃，全肺很多喘鸣音，心跳160～170次/分，肝在右肋下4厘米。

其治在表，以辛凉透表之法，急开肺闭，主以麻杏石甘汤加味。

麻黄3克（先煎去沫）　　杏仁6克　　生石膏12克（先煎）

甘草3克　　　　　　　　僵蚕6克　　桔梗3克

前胡4.5克　　　　　　　莱菔子4.5克　　葱白2寸

煎取120mL，分3次热服，4小时1次。

夜半以后，喘促渐缓，体温降至37.5℃，神识完全清醒。至23日再诊时，热已全退，腹亦不满，舌苔减少，脉静身和，唯有微咳。此寒散热越，表里俱解，继以调和肺胃以善其后。

※ 闻某，男，3个月。因高热无汗而喘已5天，于1960年4月27日住某医院。

查：白细胞14×10^9/L，中性粒细胞比值46%，淋巴细胞比值54%，体温 40℃ 以上，肝脏肿大，呈堵塞性呼吸，二度缺氧，神识昏迷，时而抽风。

29 日会诊：患儿仍高热不退，灼热无汗，喘急气促，胸高膈煽，昏迷抽风，唇绀面赤，舌红苔白，脉浮数。

此由风温犯肺，卫气郁闭，未出 3 日急宜解表，宜凉解之剂以解表开闭，并结合毛地黄、补充血浆、输液及氧气吸入等措施。

麻黄 0.5 克	杏仁 3 克	生石膏 9 克	甘草 0.5 克
前胡 0.5 克	桔梗 0.5 克	僵蚕 3 克	牛蒡子 3 克
竹叶 3 克	葱白 2 寸		

速服两剂。

复诊：患儿虽然高热昏迷，喘息急促，但周身皮肤温润，抽风减少，舌仍红，苔转微黄，脉尚浮数，用原方减去桔梗、葱白，加钩藤 3 克以息风，莱菔子 3 克、炒苏子 0.8 克以降气，进 1 剂。

三诊：热渐降，喘渐平，神识亦渐清醒，已不抽风，唯咳嗽痰多，舌红减，苔亦稍退，脉不浮而数，表邪已解，肺闭已开，但痰尚甚，继以泄热降气化痰之剂，热退喘止。

（以上蒲辅周医案）

※ 慢性气管炎：麻杏石甘汤加地龙、夜交藤、半夏、葶苈子、萹蓄治疗老年慢性支气管炎，经 172 例观察并随访 1 年，有效率 92.2%。

（郑高时等，《新医学》，1977）

※ 肺炎：麻杏石甘汤治疗支气管肺炎，以宣肺解表、清热平喘为主，加连翘、芦根、桔梗、川贝母、桑白皮、黄芩、苏子；对小儿麻疹并发肺炎，以宣肺透疹、清脉泄热平喘为主，加芦根、桔梗、川贝母、桑白皮、黄芩、蝉衣、浮萍、芫荽；对大叶性肺炎以挫其热毒、气血两清为主，加金银花、连翘、知母、桑白皮、黄芩、黄连、生地黄、板蓝根、大青叶、茅芦根等，经实践皆有良效。

（王大鹏，《陕西新医药》，1976）

※ 用本方治疗小儿支气管肺炎 40 例，治愈好转率 100%，方剂组成

如下。

麻黄 3 克　　　杏仁 9 克　　　甘草 4.5 克　　　石膏 24 克

打碎，先煎，另加冰糖 4.5 克，作为矫味，加水 150mL，煎成 60mL，口服 4 次。

（郭协、王熏等，《上海中医药杂志》，1957）

※ 浙江儿童保健院内科用肺炎 Ⅰ 号方，即本方加味治疗小儿肺炎 170 例，有效率为 91.5%，方剂如下。

炙麻黄 3 克　　生石膏 30 克　　杏仁 9 克　　　甘草 3 克

青黛 3 克　　　黄芩 6 克　　　野荞麦 15 克　　鸭跖草 15 克

虎杖 15 克

水煎服，日 2 次。

（胡光慈，《北京中医》，1954）

※ 支气管哮喘：本方加味治疗小儿喘咳 40 例，皆收满意效果。净麻黄 3 克，生石膏 15 克（先煎），光杏仁 9 克，生甘草 3 克，甜葶苈子 4.5 克，大红枣 9 克，制半夏 6 克。煎剂，分 4 次，1 日服完。山慈菇 3 克干磨成粉，均分 3 份，日 3 次吞服。

（周本善，《江苏中医》，1965）

※ 百日咳：应用加味麻杏石甘汤糖浆治疗 228 例百日咳患者，痊愈率 85.5%，好转率 10.97%，处方如下。

麻黄　杏仁　生石膏　百部　葶苈　大枣　甘草　饴糖

（湖南苍阳欧阳岔公社卫生院科研组，《江西中医药》，1960）

※ 荨麻疹：张某，男，十九岁，发热四天，诊为烂喉痧。

症状：咽喉红肿，自项至胸背及腹皆现红色疹子，唯不透下肢。咳嗽气喘，脉数，舌赤如杨梅。颈部淋巴结明显肿大。

按：此病以痧疹为主症，咽喉红肿为次候，宜宣解痧毒，使疹发透，拟仿丁甘仁治疗痧疹不透之法，用麻杏石甘汤治愈。

（陈玉铭，《福建中医药》，1965）

※ 慢性鼻窦炎：柳某，男，36 岁。鼻塞不通已 3 年，浊涕由喉呛出，

检查鼻孔有黄色脓样分泌阻塞，经冲洗后发现黏膜充血，鼻周围、额窦、筛窦均有压痛，西医诊断为慢性副鼻窦炎，证属脑漏鼻渊。

处方

麻黄9克　　杏仁9克　　生石膏18克　　甘草6克

地龙干9克

连服7剂，头昏脑胀消失，鼻孔通畅，嗅觉恢复而愈。

（陈玉铭，《福建中医药》，1959～1965）

※遗尿症：根据《黄帝内经》"肺为水之上源"之理论，采用宣肺清热为主，佐以养阴祛痰，拟麻杏石甘汤加味治疗遗尿症6例，均治愈。

（彭宪章，《新医药学杂志》，1977）

※某，哈尔滨某医院西医大夫。患汗出不止，该院院长为老中医，处方麻杏石甘汤加三味，不愈。到北京亦遍治不愈。闻范老名，遂专程来蓉求治。

诊之：仍属麻杏石甘汤证，去原方所加之药三味，另加葶苈子9克，当即买药煎服之。闲谈未逾1小时，全身汗止。未再服药，旅游两日痊愈而归。

※姜某，男，40岁，从西藏回蓉治病，满脸通红，双手通红，呈乌红状，满头大汗，咳嗽，服麻杏石甘汤加黄芩、葶苈子，现已显著好转，舌红，已不深红，苔黄厚腻，脸、手呈鲜红色，但已不乌紫，仍出汗，频频用手帕擦汗，凡走动或稍稍活动更甚。早晨吐一口痰，立即沉入水中。

三诊：麻杏石甘汤加川贝。

四诊：出汗显著减少，面红渐退，一只手颜色已趋正常。舌红，苔黄已减。

处方

麻黄9克　　杏仁30克　　石膏30克　　甘草30克

葶苈子9克

其后又经过几次变证，在太阳证、太阳阳明、太阳少阴证范围内反复变化，经随证治之，历两月渐痊愈。

（以上范中林医案）

※ 王某，男，10 岁。1973 年 8 月 13 日，晚上发高热，服西药解热无效。次日，去儿童医院，中医著名儿科专家诊断为受暑，外感凉，内热重，处方桑菊饮加减。

香薷 4.5 克　　薄荷 4.5 克　　竹茹 7.5 克　　银花藤 9 克

大青叶 9 克　　甘草 3 克　　桔梗 6 克　　桑叶 6 克

白菊 6 克　　滑石 6 克　　麦芽 9 克　　夏枯草 6 克

芦根 15 克

服药后仍高热，39.5℃。15 日下午，去某医院急诊，西医注射穿心莲针剂两次，服四环素、APC 等。注射后体温下降，但到晚上体温又上升，全身热烫，继服四环素、APC 等，半夜全身出汗而热降。

16 日上午，继续注射穿心莲针。再服上述老中医专家处方。中午时分，体温又上升至 39.2℃。

余诊之：满脸通红，唇鲜红，色深，干燥，全身滚烫，呼吸紧促，昏睡又不能入睡，头胀痛甚，不能站立，呕欲吐但吐不出，口干渴但不想喝水，身无汗。舌深红，尖部更红，有朱砂点，苔黄厚腻，色深夹灰黑色，舌面少津，脉浮数。

此为太阳阳明经兼证，表寒外束，里热内伏，不得发越，胃中积食不下，急须解表清热，透邪救阴，兼导食积，若再延误，将迅速发生变证，拟麻杏石甘汤加味。

麻黄 9 克　　杏仁 9 克　　生石膏 10 克　　甘草 15 克

枯黄芩 10 克　　竹茹 10 克　　牛蒡子 10 克　　焦山楂 10 克

麦芽 10 克　　知母 10 克

急煎药，傍晚时服一次，服后不到两小时，身上微汗出，全身汗润，身热渐减。晚十时，再服一次，下半夜全身徐徐汗出，至次日清晨，身热全退，体温 36.7℃，诸症悉平。

早餐后，患儿到处玩耍如故。复以荆防败毒散加减一剂，继清余邪，饮食调理而痊愈。此后，该患儿再未得任何重病，至今已 46 年，身体一直很好。

※ 某男，41 岁，1977 年就诊。前年患哮喘，服药后好转，去年有反复，较轻。今年冬天外出受寒，至当日午夜，哮喘突发加剧，张口抬肩，呼吸急促，甚则几乎喘不过气，痰不易咯出，色黄脓。

次日上午，自诊：舌鲜红，苔黄较厚腻，脉浮洪。此属外感寒邪，郁闭内热，新感引发旧邪，内外新旧病证交织，迁延三载，已属顽症，亟须重剂突破，拟麻杏石甘汤加味。

麻黄 10 克　　杏仁泥 15 克　　生石膏 60 克　　知母 15 克

枯黄芩 15 克　　甘草 15 克　　桑白皮 30 克　　葶苈子 15 克

栝楼壳、仁各 15 克　　川贝母 15 克

急煎取，闭门不出三日，连服三剂，诸症悉平，遂痊愈。此后历时四十二年，从未复发，平常偶尔咳嗽亦很轻。服药即愈，每年体检，心肺皆正常，身健康，今已八十有三。

（以上谢永新医案）

【著者医话】

本节从苓桂术甘汤到麻杏石甘汤，以下特点非常突出。

第一，苓桂术甘汤、麻杏石甘汤在临床应用上，实际上已经超出或大大超出仲景原方证条文所述的范围。我们在桂枝汤、麻黄汤证的评注中，已明确指出这个特点。

纵观《伤寒论》全书，很多方剂的临床实际应用，都有这个鲜明的特色，充分说明《伤寒论》在中医学辩证法和中医理论上，都有十分深刻的见解，能够在深层次上揭示伤寒六经病证的本质及在病证演变过程中的基本规律，这些本质的、规律的东西，反映在临床具体症状上，就会表现出各种各样、五花八门甚至稀奇古怪的现象，这就不足为怪了。

第二，如同《伤寒论》许多方剂一样，苓桂术甘汤，特别是麻杏石甘汤在临床上，尤其在疑难症、急重症上，在病家面临生死一线的紧急关头，发挥了奇效或神效的作用，顷刻之间挽救患者；或者在服药后的短暂观察与闲谈中，久治不愈之症，立即化解，真所谓羽扇纶巾，谈笑间，顽

症灰飞烟灭。

同时，这些方剂治疗疑难急重症的预后，都非常好，许多典型的案例均显示：病家在治愈后，能够保持健康几十年，甚至到八旬以上的老年。这与某些西药带来严重的后遗症，形成鲜明的对照。

第三，范老看病处方，有一个与众不同的特点，就是绝大部分皆用伤寒方，且基本上用原方，几乎清一色的原方，不随便加减，二味就是二味，三四味就三四味；若必要时，加减亦很少，一般加减一二味，个别时加三四味，其临床疗效很好。

如上述医案，与前医同用麻杏石甘汤，前医加三味；范老去此三味，另加一味，谈笑间，久治不愈之症，顿若失。这清楚说明，仲景原方不管几味，理法方药和配伍十分严谨，其力专，其效著，势如破竹，立竿见影，若乱加减、不适当加减或加减太多，均势必影响原方的疗效。

二、误下后变逆证治

攻下目的，在于去除肠胃实邪，太阳病邪在肌表而里无实邪，所以只宜解表而不应攻下。若是兼有可攻，亦当先汗后下，或审其症状的表里缓急，而定治疗的汗下先后，决不能仅具有太阳表证而妄用攻下，除极少数体质较强患者，虽经误下而太阳表证未有变化，仍可用解表治疗外，一般来讲，如误用攻下，徒使里气虚耗，表邪内陷而造成变逆。

1. 太阳中风证误用攻下

太阳中风证，误用攻下而脉促胸满，表犹未解者，以桂枝去芍药汤治疗。如兼卫阳虚而恶寒的应加附子。

"太阳病，下之后，脉促，胸满者，桂枝去芍药汤主之。"

桂枝去芍药汤

桂枝　炙甘草　生姜　大枣

"若微寒者，桂枝去芍药加附子汤主之。"

桂枝去芍药加附子汤

桂枝　炙甘草　生姜　大枣　附子（炮）

方解　柯韵伯：桂枝汤阳中有阴，去芍药之寒酸，则阴气流行而邪自不结，即扶阳之剂矣。若微见恶寒，则阴气凝聚，恐姜、桂之温，力薄不能散邪，加附子之辛热，为纯阳之剂矣。仲景于桂枝汤一减一加，皆成温剂，而更有浅深之殊也。

【辨证要点】

表证误下后，邪气欲随之内陷，而正气向外抗拒，所以自觉胸满；这里的脉促，是阳气被遏，欲求伸展不得之象，与阳盛的促脉应有所区别：①太阳病，下之，其脉促，不结胸者，此为欲解也，是正气有向外之势，却无邪陷结胸的现象，故予知其为表欲解。②太阳病桂枝证，下之，利遂不止，脉促者，表未解也，虽有下利，而正气仍有外达之势。③本条下之，阳气被遏而欲伸，故脉促、胸满。从脉促上可以测知，病邪仍有外出之势，故用桂枝去芍药汤，祛邪出表，芍药性味偏于敛束，于阳气被遏者不宜，所以去之。

桂枝去芍药加附子汤证，是在上条的基础上，论述表阳虚的症状与治疗。

《医宗金鉴》：太阳病，表未解而下之，胸实邪陷则为胸满，气上冲咽喉不得息，瓜蒂散证也；胸虚邪陷，则为气上冲，桂枝汤证也。

今下之后，邪陷胸中，胸满脉促，似乎胸实，而无冲喉不得息之证，似乎胸虚，又见胸满之证，故不用瓜蒂散以治实，亦不用桂枝汤以治虚，唯用桂枝之甘辛，以和太阳之表，去芍药之酸收，以避胸中之满，若汗出微恶寒，去芍药方中加附子主之者，以防亡阳之变也。

表证误下而致下利，有表热未解而成协热下利者；有正气内伤，邪气入里而成虚寒滑脱者，当分别论治。

2. 表邪内陷

"太阳病，桂枝证，医反下之，利遂不止，脉促者，表未解也；喘而汗出者，葛根黄芩黄连汤主之。"

葛根黄芩黄连汤

葛根　炙甘草　黄芩　黄连

方解　本方葛根为君，轻清外发，有清热止利作用；芩连为佐，苦寒直消里热，甘草甘缓和中。

陆九芝云："阳明之有葛根芩连汤也，犹太阳之有大青龙，少阳之有小柴胡也，太阳以麻黄解表，石膏清里；少阳以柴胡解表，黄芩清里；阳明则以葛根解表，芩连清里。表里各不同，而解表清里之法则一也。"

葛根解表，芩连清里，是对于阳明证治的分析说明，其实都是里热，与太阳表证绝对不同。如果下利不因里热，而因太阳表邪而内迫所致，那么本方就绝对禁用，而应该用葛根汤之类来解肌发汗。

【辨证要点】

※ 协热下利的证治，可分为几种类型。

（1）如太阳表证误下而致利遂不止，脉促者，为正气仍有抗邪外出的趋势，同时别无其他邪气内传的见证，此时治疗当以解表为主。但利遂不止，为肠胃津液下泄，故欲求解表止利，必须于解表之中参用升津之品，如桂枝加葛根汤或葛根汤，可随证选用。

（2）如太阳病误下后，利遂不止，并无脉促情况，但肠胃热盛致喘而汗出者，可用葛根芩连汤清解肠胃热邪。此证下利，正因肠胃热盛，所以脉必滑数，苔必黄腻，所下粪便多恶臭气，而且肛门有灼热感。上证表犹未解，而肠胃津液下泄，所以仍宜透表为主。本证邪热已入肠胃，微兼表证，所以着重在清解里热为主。

（3）本证的喘而汗出，与麻杏石甘汤证的汗出而喘，应严格区别。汗出而喘，谓虽经汗出而喘不止，是知并非表邪所致，而是肺有郁热，故必喘甚而咳嗽痰黏，肠胃不受影响，所以并不下利。

喘而汗出，谓因喘而致汗出，里热盛则呼吸困难而似喘息，肺气本无病变，所以喘必不甚，且无咳嗽痰黏，因肠胃迫热，所以下利不止。两种证变性质,一为肺热,故以喘咳为主,而用麻杏石甘汤;一为肠热,故以下利为主,而用葛根芩连汤(表6)。

表6 葛根汤、葛根芩连汤证的证治比较

要点	葛根汤证	葛根芩连汤证
症状	发热,恶寒,无汗,下利	发热,喘而汗出,下利
病理	太阳表邪,内迫大肠	邪已传里,里热气逆
治疗关键	重在解表	重在清里
备注	本证无里热,舌淡,口和溲清	本证里热盛,苔黄,口苦,溲赤

※病者既有太阳表证,复有阳明里证,主要是由于邪郁肌表,水寒之气不从汗解,下走大肠,致水谷不别,而形成下利,值此表里同病,当宜解表,表解而里自和,葛根汤正是散经中之寒邪,表邪去而利即自止。经验证明,葛根汤治下利,病初起伴有表证的,与时方人参败毒散治痢疾初起有表证者,作用大致相同。此外葛根汤亦可治小儿惊风、角弓反张等症。

利不止有两种证变性质,一为肺热,故以喘咳为主而用麻杏石甘汤;一为肠热,故以下利为主而用葛根芩连汤。

本方应用范围

(1)里热腹泻,略兼表邪,唐容川云:"痢证初起而发热恶寒者,乃内有郁热,外感风寒,风能煽热,互相蒸发,是生寒热,宜兼疏其表。故宜葛根黄芩黄连汤,如有宿食,加枳壳、厚朴。"

(2)治痧疹,陆九芝云:"疹之原出于胃,治疹者,当治胃,以清凉为主,而少佐以升达。痧之原出于肺,治痧者,当治肺,以升达为主,而稍佐以清凉。痧于当表散时,不可早用寒泄,疹于当主苦泄时,不可更从辛散,大旨升达主升葛柴之属,清凉主降,芩栀桑丹之属,唯仲景葛根芩连一法,出入增减,此治痧疹之要道焉。"

(3)不恶寒之温热病,陆九芝云:"此温病辛凉之轻剂,为阳明主方,不专为下痢设也，尤重在芩连之苦，不独可升可降，且含苦以坚之之意。坚毛窍所以止汗，坚肠胃可以止利，所以葛根黄芩黄连汤又有下利不止之治。"按本方葛根辛凉解肌、芩连苦寒清热，对温热病里热重而兼有表证者，是比较适合的。

【六经医案】

※ 治李孩，疹发未畅，下利日行二十余次，舌质绛，而苔白，嘴唇干，目赤，脉数，寐不安，宜葛根芩连汤加味。

粉葛根18克　　细川连3克　　淮山药15克　　生甘草9克

淡黄芩6克　　天花粉18克　　升麻4.5克

服后，其利渐稀，痧透有增无减，逐渐调理而安。又有溏泄发于疹后者，亦可以推治。

※ 孙宝宝，满舌生疮，环唇纹裂，不能吮饮。饮则痛哭，身热，溲少，脉洪而数，常烦躁不安。拟葛根芩连汤加味。

粉葛根12克　　淡黄芩4.5克　　小川连0.6克　　生甘草9克

灯心3扎　　活芦根1尺

（以上《经方实验录》姜佐景医案）

按：第一案治热邪下利，因其疹发不畅，故加升麻，以助葛根透发之力，其他热性症状，可用本方治疗，如第二案，小儿口疮，以及风火上炎之目赤，本方均有良好疗效。

※ 唐容川曰：痢疾初起而发热恶寒者，乃内有郁热外感风寒，风能煽热，互相蒸发，是生寒热，宜兼疏其表，故宜葛根黄芩黄连汤。

广东罗哲初：以葛根黄芩黄连汤加甘草、半夏，治时疫甚效，肢冷脉伏者，亦莫不起死回生。

（《伤寒论类方汇参》）

※ 用本方治疗急性菌痢40例，大多数皆有表证及明显菌痢症状，大便细菌培养阳性者26例，多数于发病一天之后进行治疗。

葛根9克　　黄连4.5克　　黄芩4.5克　　甘草4.5克

日一剂，分二次服，七剂为一疗程。

治前体温 38℃ 以上者 30 例，治后 24 小时内退热者半数以上，症状完全消失者 39 例，有效率为 90%，大便培养转阴率为 69.3%，平均转阴天数为三天，止痢平均天数为四天。

（83 医院传染科，《江苏医药》，1966）

※ 朱某，男，六岁。起病三日，发热不退，痢下赤、白相杂，腹痛后重，日夜数十次，小便短赤，唇舌红，肛红，口渴纳减，苔薄微黄，脉浮数，用葛根黄芩黄连汤加味。

葛根 4.5 克　　黄连 3 克　　　黄芩 4.5 克　　　生甘草 3 克

滑石 9 克　　　山楂炭 9 克　　广木香 2.4 克　　六神曲 9 克

服上方两剂后，诸症大减，再两剂愈。

（谢天心，《江西医药》，1962）

※ 肠伤寒：以本方为主，随症加减，治疗肠伤寒 12 例，均获痊愈。

吕某，男，25 岁。头痛头晕，发热恶寒，朝轻暮重，身沉，肢楚，项背强，心烦不得眠，口苦干不欲饮。面赤，小便赤，大便正常，舌苔白厚，体温 40.3℃，脉浮数，确诊伤寒，治以本方加连翘 12 克，薄荷 9 克，金银花 12 克。

水煎，分三次服，三诊后痊愈出院。

（李霖之，《中医杂志》，1959）

※ 小儿泄泻：林某，男，4 岁，8 月间突然发热，呕吐泄泻，日夜数十次，口渴欲饮，饮即吐，泻下初似木樨花状，后为清水，体温 39℃，苔白，与葛根芩连汤加姜竹茹、益元散、姜半夏、生姜，一剂热减，吐泻较瘥，三剂痊愈。

（谢天心，《江西医药》，1962）

※ 乙型脑炎：朱某，男，十二岁。诊断为乙型脑炎。两日前便稀二次，发热 38℃，嗜睡，头晕，呕吐，神疲，头强硬，大便未通，小便赤，脉沉数，苔厚。病属里热，神经状颇严重。治宜清热解毒。

葛根 6 克　　　黄芩 6 克　　　黄连 3 克　　　甘草 3 克

金银花 15 克　　连翘 9 克　　　天花粉 9 克　　木通 6 克

五诊而愈。

（广东中医医案）

3. 表里同治

如下后表犹未解，而里气虚寒，因而利下不止，脾胃阳衰，气虚不运，致心下痞鞕者，可用桂枝人参汤治疗，一以解未尽之表，一以温补中焦。

"太阳病，外证未除，而数下之，遂协热而利，利下不止，心下痞鞕，表里不解者，桂枝人参汤主之。"

桂枝人参汤

桂枝　炙甘草　白术　人参　干姜

方解　本方治下后成利，肠胃虚寒，故以人参、干姜、白术、甘草助阳于内以止利，表证未除，故以桂枝行阳于外以解表。

【辨证要点】

此以虚寒性协热下利的症状与治法。

所谓"协热而利"，就是在里之虚寒，夹在表之热而下利，此时病势之重点当以里虚为主，故以理中汤治痞鞕与下利，仅用桂枝一味以和表。

本条与葛根芩连汤证同为误下后之下利，但一用葛根芩连，病属实热；一用桂枝人参，病属虚寒，两者绝不能混淆。

※ 桂枝人参汤与葛根芩连汤证的鉴别如下。

（1）桂枝人参汤

主要症状：利下不止，心下痞鞕，脉浮而迟弱，舌苔淡白，口不渴。

病理机转：太阳病误下，表邪尚未尽陷，而里气已经大伤，故既见发热之表证，又见虚寒下利之里证。

（2）葛根芩连汤

主要症状：下利，喘而汗出，脉滑数，苔黄，口干而渴。

病理机转：太阳病误下，表邪尽陷于里，里热重迫于上则喘，熏蒸于外则汗出，奔迫于下则下利。

【六经医案】

※ 刘君，痢病复作，投当归银花汤，另送伊家制痢疾散茶二包，病虽愈，唯便后白色未减，心下痞鞕，身热不退。愚思仲景曰："太阳病，外证未除，而数下之，遂协热而利，利下不止，心下痞鞕，表里不解者，桂枝人参汤主之。"遂书此以服，大效。后因至衡州取账目，途中饮食不洁，寒暑失宜，病复大作，遂于衡邑将原方续服三剂乃愈。

（《中医杂志》总第二十期，谢安之医案）

※ 傅某，十个月。十多天来咳嗽痰多，发热，于 1961 年 5 月 8 日住某医院。体温 40.3℃，呼吸急促，咽红肿，扁桃体略大，白细胞 4.9×10^9/L，中性粒细胞 54%，淋巴细胞 43%。临床诊断：腺病毒性肺炎。

入院前反复高热，咳嗽渐增，喉间有痰声，逐渐呼吸加快，喘促，鼻扇膈动，体温持续 40～40.3℃，无汗，烦躁，唇干，食欲不振，口渴能进热饮，恶心吐涎，大便日 5～8 次，色微青，夹水而溏，小便少。

入院第二天起，用大剂麻杏石甘汤及银翘散加减，送服紫雪丹四分，继用青蒿鳖甲汤加减服用犀角（现用替代品）、羚羊角粉，每天四分。

5 月 13 日请蒲老会诊：咳嗽气促，喉间痰声辘辘，面及四肢浮肿，胸腹濡满，面浮色黄，眼白珠色青，额热有微汗，手足冷，指纹隐伏，脉沉濡，舌淡，苔腻色灰黑。

此证由本体湿甚，因感风邪，风湿搏结，加之寒凉过剂，以致中阳失运，肺卫不宣，属正虚邪实之候，治宜温通为主，兼开太阳，主以桂枝人参汤与二陈汤合剂。

桂枝 3 克	西洋参 3 克	炒白术 3 克	干姜 0.8 克
炙甘草 3 克	法半夏 4.5 克	茯苓 6 克	橘红 0.8 克

1 剂。

14 日复诊：服药后周身微汗出，矢气常转，体温已降至正常，腹胀减，喘平而烦躁，下利大减，每日三次，色正常，微黄，喉间尚有痰声，睡眠安定，唇润，四末少和，脉象沉微滑，舌质淡，灰黑苔见退。仍属阳虚夹痰之证，继以温化为治。

西洋参 3 克　　　炒白术 3 克　　　干姜 0.5 克　　　炙甘草 0.5 克

法半夏 4.5 克　　　橘红 0.5 克　　　桂枝 0.5 克　　　细辛 0.3 克

五味子 10 粒

1 剂。

15 日三诊：腹满全消，四肢温和，面部微浮肿，大便日 2～3 次、不溏，微咳有痰，饮食转佳，脉沉缓，舌质正常，苔再减。仍以原方去桂枝加大枣 3 枚，健脾益肺，以善其后。

服三剂症状消失，停药调养观察四天，临床一切恢复正常出院。

（蒲辅周医案）

4. 救表与救里

如下后表虽未解而脾肾阳衰，致下利清谷，身疼痛者，急当救里；后身疼痛，清便自调者，急当救表，救里宜四逆汤，救表宜桂枝汤。

【辨证要点】

以标本来说，先病者为本，后病者为标，急则治其标，缓则治其本，这是治疗的规律。

表证误下之后，里气大虚，竟至于完谷不化，此时虽有身疼痛之表证，每不暇顾及，必先以四逆汤温其在里之虚寒，待里气恢复之后，再以桂枝汤解除其在表之身疼痛，前者即急则治其标，后者即缓则治其本。

表里俱实，先表后里，表里俱虚，先里后表，这也是不可更易的治疗法则。如外既有表证，里又有蓄血，其治疗方法就是"当先解其外，外解已，但少腹急结者，乃可攻之"，就是表里俱实，先表后里的例证，与本条先里后表的治法，可以对勘。

总之，对于表里治疗的先后缓急，其主要关键，在于正气之强弱，正气旺盛，表里俱病，根据具体情况，或先表后里，或表里两解，正气衰弱，里气虚寒的，必须先顾其里，后解其表。

综上所述，同一协热下利，在病的性质上有虚实寒热之别。实证热证，审其表邪重的治当解表，肠胃热盛的当清解里热；虚证寒证中，如仅中焦阳虚者，犹可温里与解表同治，如中下焦阳气皆虚者，虽夹表证，亦每当温里为先。

下后正虚，邪气内入，而呈中虚阴寒下利者，当与理中汤温之。如属下焦不能固摄，而呈滑脱不禁的，应与赤石脂、禹余粮汤以固摄。假使用理中汤治疗，药证不符，必致下利更甚。因理中汤只能温理中焦，下焦滑脱，非固摄莫效。

如用固摄而仍下利不止，当属下焦泌别失职，水气全趋大肠所致，又当利其小便，使水谷分清，各走其道，则大便正常，所谓"利小便，即所以实大便"就是指这种病变。

"伤寒，服汤药，下利不止，心下痞鞭，服泻心汤已，复以他药下之，利不止，医以理中与之，利益甚，理中者，理中焦，此利在下焦，赤石脂禹余粮汤主之，复不止者，当利其小便。"

赤石脂禹余粮汤

赤石脂（碎）　　禹余粮（碎）

方解　柯韵伯：夫甘、姜、参、术可以补中宫元气之虚，而不足固大肠脂膏之脱，故利在下焦者，概不得以理中之剂收功也。夫大肠之不固，仍责在胃，关门之不闭，仍责在脾，土虚不能制水，仍当补土。

二石皆土之精气所结，实胃而涩肠，急以治下焦之标者，实以培中宫之本也。此证土虚而火不虚，故不宜于姜附。本条云，复利不止者，当利其小便，可知与桃花汤异局矣。凡下焦虚脱者，以二味为末，参汤调服最效。

【辨证要点】

根据本条内容，对于下利的治疗，可以得出这样的规律：①既痞且利，可用泻心汤；②中焦虚寒，宜用理中；③下焦滑脱，当用收涩；④清浊不分，又宜渗利小便。

本方应用范围

（1）治大肠咳嗽，咳则遗矢者。（《洁古家珍》）

（2）下利自大肠来者，则变化尽而成屎，但不结聚，而所下皆酸臭也，宜禹余粮汤，即本汤。（《幼科发挥》）

（3）胎前呕哕洞泄，及大呕痰涎，二便不通。

【六经医案】

※ 颜氏，阅病原，是劳损，自三阴及于奇经，第腹中气升胃痛，暨有形动触，冲任脉乏，守补则滞，凉润则滑，漏疡久泻寒热，最为吃紧，先固摄下焦为治。

人参　炒菟丝饼　芡实　湖莲　茯神　赤石脂

徐批：治泻之法，不过分清浊利水通气……凡泄泻无不有痰有湿有寒有风，故肠内不和而生此病。案中一味蛮补蛮涩，人参五味方居其半，无邪而纯虚者，或能有效，如正虽虚而尚有留邪者，则此证永无愈期矣。

《临证指南医案》

※ 某，肛坠尻痛，利多伤阴。

熟地炭　五味　茯神　炒山药　炒楂肉　炒菟丝子

煎送禹粮石脂丸。

邹按：观先生治脱肛之症，亦不越乎升举、固摄、益气三法。如气虚下陷而脱者，宗东垣补中益气汤，举陷为主。如肾虚不摄而脱者，宗仲景禹粮石脂丸，及熟地五味菟丝辈，固摄下焦阴气为主，如肝弱气陷，脾胃气虚下陷而脱者，用摄阴益气，兼以酸苦泄热为主，如老年阳气下陷，肾气不摄而脱者，又有鹿茸、阳起石等，提阳固气一法。

徐注：此治痢不治脱肛。

（《临证指南医案》）

5. 结胸

患者素有痰水内积，误下后，邪热内陷，与之相搏，则为结胸，所谓"病发于阳而反下之，热入因作结胸。"

"问曰：病有结胸，有脏结，其状何如？答曰：按之痛，寸脉浮，关脉沉，名曰结胸也。"

【辨证要点】

结胸，主要症状是心下（胃脘部）鞕痛，按之痛。热邪与痰水互结于胸中，所以按之有压痛感。

寸脉浮，关脉沉，是结胸的主脉。结胸证，是表邪误下而成，且病位在上，所以才脉浮。误下之后，邪热陷里，与有形之痰水搏于胸中，所以关脉沉，与下条脏结证关脉小细沉紧对勘，可知此证关脉沉，必沉而有力，与阴证沉而细小无力有别。

总之，结胸证，属阳，属实，属热；脏结证，属阴，属虚，属寒，性质完全相反。

根据症状的轻重缓急，有大结胸证、小结胸证的分别，因而在治疗上也有大陷胸汤、大陷胸丸、小陷胸汤的不同，这属于热实结胸的证治。

如属寒实结胸，而无热证现象者，当用三物白散治疗。但无论寒实或热实结胸，都须和脏结证区别。因结胸属实，当用攻伐，而脏结证属虚，其予后本恶，如果误用攻伐，必加速其死亡。

"何谓脏结？答曰：如结胸状，饮食如故，时时下利，寸脉浮，关脉小细沉紧，名曰脏结，舌上白胎滑者，难治。"

脏结无阳证，不往来寒热，其人反静，舌上苔滑者，不可攻也。

【辨证要点】

脏结是寒结于脏，属阴，结胸为热结于胸，属阳，这是两证的基本不同点。脏结与结胸，症状上有许多地方相似，如心下鞕满，或连及少腹疼痛，故曰："如结胸状。"但"饮食如故，时时下利"就是脏结证的独有症状，因为它是邪结在脏，胃腑无病，所以饮食如故。

但脏为寒结，中焦虚寒，阳气衰微，不能运化，是以水谷不泌而时时下利。结胸证为热实之邪，壅于胸中，必不能食，而且也没有时时下利的症状。

柯韵伯：结胸是阳邪下陷，尚有阳症见于外，故脉虽沉紧，有可下之理。脏结是积渐凝结而为阴，五脏之阳已竭也，外无烦躁潮热之阳，舌无黄黑芒刺之苔，虽有硬满之证，慎不可攻，理中四逆辈温之，尚有可生之义。

"病发于阳，而反下之，热入因作结胸，病发于阴，而反下之，因作痞也。所以成结胸者，以下之太早故也。结胸者，项亦强，如柔痉状，下之则和，宜大陷胸丸。"

大陷胸丸

大黄　葶苈子　芒硝　杏仁

上四味，捣筛二味，内杏仁、芒硝，合研如脂，和散，取如弹丸一枚，别捣甘遂末一钱匕，白蜜二合，水二升，煮取一升，温顿服之，一宿乃下，如不下，更服，取下为效，禁如药法。

方解　本方为大陷胸汤更加入葶苈子、杏仁、白蜜而成，力不减于大陷胸汤。因其邪结在胸，胸为肺位，故加杏仁，色白入肺，以利肺气，用葶苈子佐甘遂，破结饮而泻下，恐硝黄等药下行甚速，以白蜜之甘放缓，使药力缓行，留于胸中。

热结之水得芒硝而解，葶苈、甘遂逐水饮，随大黄以下行，又为丸煮服，使药力缓缓而行，驱邪而正不伤，乃峻药缓攻之法。盖热痰结盛非峻药不能逐饮破结，邪居高位，非缓剂不能祛在上之邪，所谓"在上者，治宜缓"。

【辨证要点】

"痞"，主要症状是心下痞塞，按之柔软不痛，亦有痞鞕者，但并无痛感；"柔痉"，痉一作痓，是项背强直、角弓反张的病症名称，有汗的叫柔痉，无汗的叫刚痉。

这里阳指有形，阴指无形，本条的阴阳，是从人的体强弱和有无痰水内结来区分的。因水饮有形，所以结胸证，心下鞕痛拒按；痞证仅是无形热邪内聚，而无水饮相结，所以但觉痞闷而不痛。

痞证，多是体不壮实而内无实邪，不问病期早晏，都不宜下，下之均可成痞，所以此处只谈成结胸的原因为下之太早，而不谈成痞的原因。结胸的主症本是鞕满而痛，此证项强如柔痉状态。这种项强，是受胸部水热结聚的影响，和筋脉失养的项强不同，水热一去，胸部胀满自消，项强亦可自愈，故曰下之则和。

本方应用范围

（1）结胸证，邪结高位，项强如柔痉状。

（2）治水肿肠澼初起，形气俱实者。（《医宗金鉴》）

（3）治痰饮疝证，心胸痞塞结痛，痛连项背膊者。

"结胸证，其脉浮大者，不可下，下之则死。"

"结胸证，烦躁者亦死。"

【辨证要点】

※ 寸脉浮，关脉沉，原是结胸的主要脉象，然浮象仅见于寸口部分，今之脉浮大，则不仅寸口脉浮，关尺也同时见浮。

浮大之脉不可下，其原因有二：第一，脉浮大有力，为表邪尚盛，前因误下而成结胸，今若再下，必致表邪尽陷，使病变加剧；第二，脉浮大无力，为邪实正虚，下之则正气不支，虚脱而死。

任何疾患均以脉证相符为宜，里证见表脉，实证见虚脉，或表证见里脉，虚证见实脉，均非所宜，本条就是脉证不相符的一例。结胸证兼表脉者并不多见，里证见表脉多是正气极虚，阳浮于外的表现，因此对本条脉浮大应以正气虚来理解为妥。又结胸见浮大之脉，犹之阳明承气证之脉反涩，厥阴下利之脉反实，不下已属难治，下之则更速其死了。

※ 所谓"结胸证悉具"，是指"心下痛，按之石鞕，从心下至少腹痛不可近，或项强如柔痉状及不大便，舌上燥而渴，日晡小有潮热"等症状而言。当此之时，邪气嚣张已甚，复见烦躁不宁，乃正不胜邪之证，下之正虚不支，不下则邪实不支，所以断为死候。

"太阳病，脉浮而动数，浮则为风，数则为热，动则为痛，数则为虚，头痛发热，微盗汗出，而反恶寒者，表未解也。医反下之，动数变迟，膈内拒痛，胃中空虚，客气动膈，短气躁烦，心中懊恼，阳气内陷，心下因鞕，则为结胸，大陷胸汤主之。若不结胸，但头汗出，余处无汗，剂颈而还，小便不利，身必发黄。"

大陷胸汤

大黄　芒硝　甘遂

上三味，以水六升，先煮大黄，取二升，去滓，内芒硝，煮一两沸，内甘遂末，温服一升，得快利，止后服。

方解　成无己：结胸为高邪，陷下以平之，故治结胸曰陷胸汤。甘遂味苦寒，苦性泄，寒胜热，虽曰泄热，而又能直达，陷胸破结，非直达者不能透，是以甘遂为君。

芒硝味咸寒，《黄帝内经》曰：咸味下泄为阴，又曰：咸以软之，气坚者以咸软之，热胜者以寒消之。是以芒硝为臣。

大黄味苦寒，将军也，荡涤邪寇，除去不平，将军之功也，陷胸涤热，是以大黄为使；利药之中，此为快剂，伤寒错恶，结胸为甚，非此汤则不能通利之。剂大而数少，取其迅疾，分解结邪，此奇方之制也。

【辨证要点】

尤在泾：按大陷胸与大承气，其用有心下胃中之分，以愚观之，仲景所云心下者，正胃之谓，所云胃中者，正大小肠之谓也。

胃为都会，水谷并居，清浊未分，邪气入之，夹痰杂食，相结不解，则成结胸。大小肠者，精华已去，糟粕独居，邪气入之，但与秽物结成燥粪而已。

大承气专主肠中燥粪，大陷胸并主心下水食，燥粪在肠，必借推逐之力，故须枳朴，水食在胃，必兼破饮之长，故用甘遂。

且大承气先煮枳朴而后纳大黄，大陷胸先煮大黄而后内诸药，夫治上者制宜缓，治下者制宜急，而大黄生则行速，熟则行迟，盖即一物而其用又不同如此。

吕搽村曰：本方虽用硝黄，而关键全在甘遂末一味，使下陷之阳邪，上格之水邪，俱从膈间分解，而硝黄始得成其下夺之功，若不用甘遂，便属承气法，不成陷胸汤矣。

动数变迟，为阳邪入里，因误下而正气虚，邪内陷，其浮脉仍在，是因为邪结胸中，胸属上焦，故脉不沉而浮，与"寸脉浮关脉沉"是同一意义。

膈内拒痛，是因邪欲入而正拒之，正邪相搏，故疼痛。"胃中空虚，客气动膈"，更进一步说明膈内拒痛的原因，是胃气因误下而虚，邪气乘隙内扰胸膈，所以发生拒痛。

短气烦躁，心中懊憹，因邪结胸中，气机受阻，故感呼吸迫促，邪热内扰，故烦躁不安，懊憹苦闷，此时如胃脘鞕满，是结胸之证已成，必须用攻坚逐水的陷胸汤治疗。

本条烦躁在邪实正虚之时，是正邪相拒所致；其证候只有膈内拒痛、心下因鞕，是邪结尚未太甚，故虽有烦躁，而不言死。

陈亮斯：结胸者，结于胸中，而连于心下也。身之有膈，所以遮上下也。膈能拒邪，则邪但留于胸中，膈不能拒邪，则邪留而及于胃，胸胃俱病，乃成结胸。如胸有邪，而胃未受邪，则为胸胁满之半表半里证，如胃受邪而胸不留邪，则为胃家实之阳明病，皆非结胸也。故必详辨分明，庶无差误。

"伤寒六七日，结胸热实，脉沉而紧，心下痛，按之石鞕者，大陷胸汤主之。"

此为未经误下的大结胸证。由于邪盛而内传于里，表邪已不存在，故脉不见浮，但见沉，由于邪气内实，故心下痛，按之石鞕，脉紧是邪实痛甚之征。虽不是太阳病误下，但传经之邪入里，热与痰水相结的机转是一样的。

"伤寒十余日，热结在里，复往来寒热者，与大柴胡汤；但结胸无大热者，此为水结在胸胁也，但头微汗出者，大陷胸汤主之。"

结胸一证，为水热互结之证，诚如柯韵伯所云："热入是结胸之因，水结是结胸之本。"水热缺一，便不得成为结胸。如误治后，仅是热留胸膈，则为栀子豉证（有心中窒、结痛的感觉），如仅系水结，而心下痞鞕满，胁下痛，则为悬饮的十枣汤证。至于本条所以说此为水结在胸胁，是与前条"结胸热实"相呼应，并不是说此为水结，彼为热结。

"太阳病，重发汗而复下之，不大便五六日，舌上燥而渴，日晡所小有潮热，从心下至少腹鞕满，而痛不可近者，大陷胸汤主之。"

此为汗下后，实邪内结的大陷胸汤证。

不大便五六日，舌上燥而渴，日晡所小有潮热，颇似阳明腑实证，但从心下至少腹鞕满而痛不可近，却与阳明腑实大异。因为阳明燥屎内结的腹痛，主要在脐部周围，而本证从心下至少腹鞕满，而痛不可近，它的重心是在心下。潮热亦是阳明腑证之一，但其热较甚，每兼谵语，本证虽有潮热，而不过甚，所以特揭出一"小"字，这在辨证上都有一定区分。

本条是太阳阳明俱结，阳明有燥结，太阳有水结，阳明之燥结在肠，太阳之水结在胸，因胸下水结，而连及少腹，遂致二者鞕满，而痛不可近。

【六经医案】

※ 沈家湾陈姓孩，年十四……一日忽得病，邀余出诊。脉洪大，大热，口渴，自汗，右足不得伸屈，病属阳明；然口虽渴，终日不欲饮水，胸部如塞，按之似痛，不胀不硬，又类悬饮内痛；大便五日未通，上湿下燥。于此可见，且太阳之湿内入胸膈，与阳明内热同病，不攻其湿痰，燥热焉除，于是遂书大陷胸汤与之。

制甘遂 4.5 克　　大黄 9 克　　芒硝 6 克

服后大便畅通，燥屎与痰涎先后俱下……乃复书一清热之方，以肃余邪。

※ 袁某，病延一月，不饥不食，小便多而黄，大便秘结，但转矢气，脉形似和，脏无他病，下之当愈，膈上有湿痰，宜大陷胸汤。

生大黄 15 克（后下）　　　制甘遂 6 克（先煎）　　　玄明粉 9 克（冲）

一剂之后，大功可期，勿虑也。

（以上《经方实验录》曹颖甫医案）

※ 此方为热实结胸之主药，其他胸痛剧者亦有特效。一士人，胸背彻痛，昼夜苦楚不可忍，百治无效，自欲死，服大陷胸汤三剂而霍然。

（《伤寒论今释》）

※ 松屋之子，年十一，腹满而痛，呕吐甚，不能纳药，医以为疝，疗之增剧，胸腹胀痛，烦躁不忍见，余作大陷胸汤，令淡煎冷服，须臾，吐利如倾，腹中烦躁减，后予建中汤，时时兼用大陷胸丸而平复。

又，一人尝患腹痛，一日大发，腹坚满，自心下至下腹，刺痛不可近，舌上黄苔，大小便不利，医以为寒疝，施药反增呕逆，昼夜苦闷难堪，余诊之，以为结胸，予大陷胸汤，因呕气而不能下利，乃以唧筒自谷道灌入蜜水，大便快利数十行，呕止，腹满痛顿减，后予建中汤而痊愈。

（《橘窗书影》）

※ 肩背强者，不能言语……忽然而死者，急以铍针放血，予大陷胸汤取峻泻，可以回九死于一生。

（《类聚方广义》）

※ 中西医结合治疗急性肠梗阻，用甘遂通结肠。

甘遂末0.6克（冲）　　　桃仁9克　　　赤芍15克　　　生牛膝9克
木香6克　　　　　　　厚朴15克　　　大黄15克

配合针刺足三里、内关、中脘、天枢、大横、气海，效佳，治愈率为85%。

（李培德，《中医药研究参考》，1974）

※ 王某，女，三十二岁。腹痛三日，大便不通，从心下至小腹硬满而痛，不能平卧，舌苔黄糙，平素体质尚实，投大陷胸汤一剂，大便畅通，数日腹痛消失。方用：

生大黄9克　　　玄明粉9克（烊入）　　　炒甘遂1.5克（研粉吞）
枳实4.5克

药后诸症消失。

（任侠民　温州中医院）

"小结胸病，正在心下，按之则痛，脉浮滑者，小陷胸汤主之。"

误下邪陷，热与水结，则为大结胸，从心下至少腹鞕满而痛不可近，脉寸浮关沉；此则正在心下，按之始痛，乃为热与痰结，症状较大结胸为轻，故名小结胸。

小陷胸汤

黄连　半夏　栝楼实

方解　钱天来：夫邪结虽小，同是热结，故以黄连之苦寒主之，寒以解其热，苦以开其结，非比大黄之苦寒荡涤也。邪结胸中则胃气不行，痰饮留聚，故以半夏之辛温滑利，化痰蠲饮，而散其滞结也。栝楼实，李时珍谓其甘寒不犯胃气，能降下焦之火，使痰气下降也。

按：本方用黄连苦寒清热，半夏辛燥而祛痰，栝楼实甘寒滑润，既可助黄连以清热，又可助半夏以化痰。

本方应用范围

（1）治心下结痛，气喘而闷。（《内台方议》）

（2）凡咳嗽面赤，胸腹胁常热，唯手足有凉时，其脉洪者，热痰在膈上也。（《张氏医通》）

（3）不论大人小孩，吃东西、吃奶就吐者，上焦有热，主小陷胸汤。

【六经医案】

※治一人，伤寒，头疼身热，舌上苔黄，胸膈饱闷，三四日热不解，奄奄气似不续者。呕以大黄30克，全栝楼2枚，黄连、枳实下之，主人惊疑，不得已，减大黄之半，二剂，便通，热立解，遂愈。

（《缪仲淳医案》）

※治一人。每下午发热，直至天明，夜热更甚，右胁胀痛，咳嗽吊痛，投以参术，痛益增。孙诊之：左弦大，右滑大搏指。乃曰：《黄帝内经》云："左右者，阴阳之道路也。"

据脉肝胆之火为痰所凝，必勉强作文，过思不决，木火之性，不能通达，郁而致疼。夜甚者，肝邪实也。

初治只当通调肝气，一剂可瘳。误以为疟，燥动其火，补以参术，闭塞其气，致汗不出，而苔如沉香色，热之极矣。

乃以小陷胸汤，用栝楼30克，黄连9克，半夏6克，加前胡、青皮各3克，煎服。夜以当归龙荟丸微下之，遂痛止热退，两帖全安。

※孙母，患胸中痞急，喘不得息，按之则痛，脉数且涩，此胸痹也。因与仲景三物小陷胸汤，一剂和，两剂愈。

（《名医类案》）

※营某，往年得胸痹痰饮证，客冬外感后，邪气不解，胸痛更甚，项背如负板，不便屈伸，倚息不得卧，纳减，脉微沉带数，乃邪气未解，故先解其邪，予柴陷汤（小柴胡合小陷胸）加竹茹，兼用大陷胸丸，服之邪气渐解，病随之缓和，连服两剂愈。

又：某妇外感后热不解，胸痛气短，咳嗽甚，脉数，苔白，纳呆，乃饮邪并结，然其人虚弱，未至结胸，予柴陷汤加竹茹，服四五日，胸痛大减，咳嗽亦安。

（《橘窗书影》）

※何新之患感旬日，胡某诊谓势欲内陷，孟英视之，呃忒苔腻，便秘痰多，心下拒按，持其脉，右手洪大滑数。予小陷胸加沙参、菖、贝、菀、蒌、茹、杏、旋、杷之类，数剂安，继之甘凉，二旬后愈。

又：陈妇，患感冒，面赤不眠，烦躁谵语，口甘渴腻，溲涩而疼，左弦洪而数，右滑而溢，胸次痞结，大解未行，肝阳上浮，肺气不降，痰热阻痹，邪乃逗留，与小陷胸汤合温胆雪羹加旋蒌投之，胸结渐开。乃去半夏，而送当归龙荟丸，谵语止且能眠，参以通幽汤，下其黑矢。三次后，始进养阴和胃而痊。

（《王孟英医案》）

※郑某，因患伤寒，胸腹满，面黄如金色，遂下小陷胸汤，其病遂良愈。

（《医学纲目》）

※徐文学三泉令郎，每下午发热直至天明，夜热更甚，右胁胀痛，咳嗽吊疼，坐卧俱疼。

医以疟治罔效。延及二十余日，热不有退。后医谓为虚热，投以参术为主，痛益增。予诊之，左弦大，右滑大搏指。予曰：《黄帝内经》云：左右者，阴阳之道路。据脉肝胆之火为痰所凝，必勉强作文，过思不决，木火之性不得通达，郁而为疼。夜甚者，肝邪实也。初治只当能调肝气，一剂可瘳。误以为疟，燥动其火，补以参术，闭塞其气。书云：体若燔炭，汗出而散。今汗不出，舌上之胎已沉香色，热之极矣。设不急治，立见凶危。乃以仲景小陷胸汤为主。大栝楼一两，黄连三钱，半夏曲二钱，前胡、青皮各一钱，水煎饮之。夜服当归龙荟丸微下之。诸公犹争之曰：病久而食不进，精神狼狈若此，宁可下乎？予曰：经云肝常有余，且脉亦为有余，故有余者泻之。前时误认为虚，投补左矣，岂容再误哉！服后，夜半痛止热退，两帖全安。

（《赤水玄珠》）

※ 孟某，女，二十三岁。一日突然筋脉抽搐，头眩欲仆，脘间泛恶而入院。血压正常，诊断为自主神经功能紊乱障碍。舌苔灰黄厚腻，脉象小弦带数，心下按之则痛，大便多日不通。辨证为肝郁化风，兼有小结胸征象，治拟小陷胸汤合甘麦大枣汤加味。

黄连3克	姜半夏9克	栝楼15克	淮小麦15克
生甘草4.5克	红枣15克	陈皮4.5克	枳壳9克
竹茹9克	莱菔子9克	炒僵蚕9克	血琥珀4.5克

始服两剂，脘次稍舒，大便得通，共四诊，原方进退，舌苔化薄，诸症次第消失。

（海宁县中医院　朱炼之）

※ 施某，男，初秋感冒，畏寒，头痛，发热，又因食梨二枚，致大便溏泄一次，寒热头痛解后，出现心下痞塞，胸脘部宛如压一瓦片，按之软，觉微痛，表邪已入里，寒热互结，此小结胸证，遂用小陷胸汤加谷芽、炒蔻仁、生姜，三剂而安。

（浙江中医药大学　朱古亭）

※ 胸膜炎：共治三例，用加味小陷胸汤治疗。

·115·

栝楼 15 克　　制半夏 9 克　　黄连 6 克　　黄柏 6 克

北柴胡 9 克　　葛根 18 克　　知母 9 克　　甘草 4.5 克

浓煎两汁混合，分三次服，每四小时一次。

两例服药三天后，体温开始下降，至第七日，体温降至正常，胸痛消失，尿量增加，食欲增进。

另一例则在第三日胸痛大减，寐安纳佳。三例初服本方均有呕吐，入晚烦躁不安，经上方加栀子、豆豉再服，呕吐即止，烦躁亦渐消失。

（陈衍英，《江西中医药》，1960）

【著者医话】

误下变逆诸证治，基本上都属疑难症、急重症，还有难治症，甚至死证；而诸证治的方剂，其理法方药，从历代医家的注解，到辨证要点的论述，几乎都在讲述辩证法。

首先，如"伤寒，医下之，续得下利，清谷不止"这一条文，论述"急当救里"或"急当救表"，其辨证要点，一口气就讲了十二个矛盾对立面变化的错综复杂关系：阴与阳、寒与热、虚与实、表与里、正与邪、本与标、盛与衰、缓与急、先与后、强与弱、上与下、固与脱。但不管有多少矛盾，犬牙交错，互相交织，它们的相互关系，都是有规律的。

"以标本来说，先病者为本，后病者为标，急则治其标，缓则治其本，这是治疗的规律"，而在这种规律性中，不论多少矛盾，在一定条件下，又总是有主要矛盾，或称主要关键，即"对于表里治疗的先后缓急，其主要关键，在于正气之强弱，正气旺盛，表里俱病，根据具体情况，或先表后里，或表里两解，正气衰弱，里气虚寒的，必须先顾其里，后解其表"。

又从病证的性质上来分析，矛盾对立"有虚实寒热之别，其中有实证、热证与虚证、寒证之别；有上焦、下焦，阳气皆虚，虽夹表证，亦当以温里为先；如下焦滑脱，又非固摄莫效等"。

可见，仅上述一段的论述，就将矛盾对立面的变化，量变质变或部分质变的变化，正邪相搏的变化，以及"知犯何逆，随证治之"，具体问题具体分析等辩证法的基本规律和中医辨证的基本原则与方法，几乎和盘托出，而无论怎样错综复杂的变化，只要抓住主要矛盾，抓住主要关键，掌握量变质变的大小、强弱和盛衰，从而准确掌握各种变证变化的规律。这是中医辨证的精华、中医学辩证法的精华、中医理论的精华，更是《伤寒论》临床六经辨证的精华，只有理解和掌握了这些精华，才能理解和实现伤寒方在临床中的奇效。

在误下变证诸证治中，由于大都是急重症或急重证中之疑难症，还涉及难治证和死证，因此临床辨证的准确性，就特别重要，一线之差，关系到生死存亡。就以蒲老一案为例：患儿十个月，病情严重而危急，体温高达40.3℃，且反复高热，迁延十余日，对此，辨清病情的阴阳、寒热、表里、虚实，正邪盛衰变化的程度，具有特别重要的意义。

对于某些医家来说，似乎患儿这么高的体温，又有烦躁、唇干、口渴等症状，非大剂寒凉，诸如知母、石膏、紫雪丹、犀角、羚羊之类莫属，殊不知，并非高热、烦躁、唇干及口渴等症，必定是大热证、大实证。蒲老全面审视，具体分析，深入本质，认定脉沉濡、舌淡、苔色灰黑、指纹隐伏、四肢浮肿、面浮色黄、眼白珠色青、手足冷等一系列症状，为典型的邪盛正衰、寒凉过剂，以致中阳失运，属正虚邪实之候，治宜温通太阴为主，兼开太阳，主以桂枝人参汤与二陈汤合剂。结果又一次证明，伤寒方在生死关头具有的奇效：一剂已，高体温降至正常，诸症皆减，服三剂而诸症皆平。在生死顷刻一线间，又挽救了一个幼小的生命。

"寒实结胸，无热证者，与三物小陷胸汤，白散亦可服。"

白 散 方

桔梗　巴豆（去皮心，熬黑，研如脂）　贝母

上三味为散，内巴豆，更于臼中杵之，以白饮和服，强人半钱匕，羸者减之，病在膈上必吐，在膈下必利，不利，进热粥一杯，利过不止，进冷粥一杯。

注：服热粥系助药力，如利不止，进冷粥以止之。因巴豆之性，得热

则行，得冷则解，中了巴豆毒的人，饮一些冷水，毒性很快就可以解除。

方解 《医宗金鉴》：是方也，治寒实水结胸证，极峻之药也，君以巴豆，极辛极烈，攻寒逐水，斩关夺门，可到之处，无不破也；佐以贝母，开胸之结，使以桔梗，为之舟楫，载巴豆搜逐胸邪，悉尽无余。

【辨证要点】

寒实结胸，是对热实结胸而言。本证为水寒互结，其证必有心下鞭痛拒按、大便不通等，治宜温通逐水。本条末尾两句，许多注家以为恐有错简，当为"三物白散，小陷胸汤不可服"，也有的注家认为三物小陷胸汤，即是三物白散（《医宗金鉴》）。无论如何，此证为水寒互结，若以治小陷胸的小陷胸汤来治疗，绝非所宜。

桔梗色白味辛，能开提肺气，《本经》谓其能主治胸痛，贝母色白入肺，能消郁结之痰，二味为治疗胸咽上焦之药，巴豆辛热有毒，主破坚结，开胸痹，且能催吐，有斩关夺门之力，为寒实结胸之主药。因为胸中水寒实结，非热药不足以开水寒，非峻药不足以破其结实，三药并用，水寒之邪，结于上可吐之，结于下可导之，但药性猛烈，如果身体羸弱者，或属热实证者，慎勿轻试。

本方应用范围

（1）肺痈浊唾吐脓者。

（2）治白喉喉头白腐、呼吸困难者。

（3）凡患冷痰肺喘，或痫证、狂乱，一服如神。

（4）若寒痰阻闭，喘急胸高，用三白吐之。

6. 痞证

如患者胃气较虚，误下后邪热内陷而无痰水相搏，则为痞证，所谓"病发于阴而反下之，因作痞"。

"脉浮而紧，而复下之，紧反入里，则作痞，按之自濡。"

【辨证要点】

痞是一种症状名称，不是一种独立的病名。凡是心下按之柔软，或者不软而鞭，但决不拒痛，仅是患者自觉烦闷不舒者，均可谓之痞。因此，它可以出现于许多病患中，如水蓄不行的五苓散证，中焦虚寒外兼表邪的桂枝人参汤证，均可产生心下痞的症状，但这里所说的痞证是指热陷于胃的诸泻心汤证而言。

诸泻心汤证的成因，除了误下以外，亦有不经误下而成者，并且亦不一定由太阳证误下才能引起此证，如少阳证误下，亦可能有此病变。总之，诸泻心汤证的原因，是热陷于胃，这是可以肯定的。

根据上条来看，痞证的成因，是由于太阳误下而成，下后正气受伤，外邪陷入，胃脘部痞塞满闷而为痞。

痞证的症状：痞证是无形的邪结，其症状仅是痞塞不舒，文中指出"按之自濡，但气痞耳"，可知在痞结的部位上，按上去是并不疼痛的，这是痞证的特征。正因为如此，不但按之柔软，而且也不会疼痛，与结胸证心下满而痛，按之石鞭，手不可近，有显著的不同。

"心下痞，按之濡，其脉关上浮者，大黄黄连泻心汤主之。"

大黄黄连泻心汤

大黄　黄连

《千金翼方》注：此方必有黄芩。

《伤寒总病论》：本此有黄芩。上二味，以麻沸汤二升渍之，须臾绞去滓，分温再服。

（注：麻沸汤，即沸水。汪苓友曰：麻沸汤者，熟汤也，汤将热时，其面沸泡如麻，以故云麻。）

方解　徐灵胎曰：此又法之最奇者，不取煎而取泡，欲其轻扬清淡，以涤上焦之邪。凡治下焦之补剂，当多煎以熟为主，治上焦之泻剂，当不煎以生为主，此亦治至高之热邪，故亦用生药。

王晋三曰：痞有不因下而成者，君火亢盛，不得下交于阴而为痞，按之虚者，非有形之痞，独用苦寒，便可泄却。如大黄泻营分之热，黄连泄气分之热，且大黄有攻坚破结之能，其泄痞之功即寓于泻热之内，故以大黄名其汤。以麻沸汤渍其须臾，去滓，取其气，不取其味，治虚痞不伤正气也。

【辨证要点】

※ 邪热内陷，因为胃中并没有痰水与它相结为患，所以仅觉心下痞满不畅，按之也濡软而不结硬，这是痞证的正证。它和结胸证、十枣汤证的鉴别，主要就在这一点上。关脉浮的原因，是心下——约当于胃的上口，并相当于关脉部位，有邪热壅聚，故关脉相应而浮。

本方应用范围

(1) 心气不足，吐血衄血，泻心汤主之。于本方加黄芩一两，以水三升，煮取一升，顿服之。(《金匮要略》)

(2)《集验方》：主黄疸，身体面目皆黄。大黄散，三味齐等分，捣筛为散，先食服方寸匕，日三服。(《外台秘要》)

(3) 治热蒸在内，不得宣散，先心腹胀满气急，然后身面悉黄，名为内黄。(《太平圣惠方》)

(4) 三黄丸，治丈夫妇人三焦积热，上焦有热，攻冲眼目赤肿，头项肿痛，口舌生疮；中焦有热，心膈烦躁，不美饮食；下焦有热，小便赤涩，大便秘结；五脏俱热，即生疽疖疮痍及治五脏痔疾，粪门肿痛，或下鲜血。三味齐等分，为细末炼蜜为丸如梧桐子大，每服三十丸，热水吞下。小儿积热，亦宜服。(《太平惠民和剂局方》)

(5) 噤口痢，有积秽太多，恶气熏蒸者，大黄黄连泻心汤加木香。(《张氏医通》)

(6) 泻心三黄汤，妇人伤寒六七日，胃中有燥疾，大便难，烦躁谵语，目赤，毒气闭塞不得通。(《活人书》)

(7) 治赤丁方：黄连、大黄各一两，为末，以生蜜和丸，如梧子大，每服三十丸，温水下，以利为度。(《华氏中藏经》)

【六经医案】

※ 凡吐血成盘碗者，服大黄黄连泻心汤最效。

(《临证指南医案》)

※ 治一人，五十岁，酒客，大吐狂血成盆，六脉洪数，面赤，三阳实

火为病……泻心汤一帖而止，二帖脉平。后七日又发，脉如故，又二帖。

　　大黄 18 克　　　黄连 15 克　　　黄芩 15 克

（《吴鞠通医案》）

　　※ 夏令酷热，患生湿温，经医久治不愈，渐至谵语神糊。余诊其热度颇高，自汗不已，胸闷心烦，舌苔腻而灰黄，小便黄赤，大便转燥。疹瘔隐于皮下，而不能外达。余以大黄黄连泻心汤合三仁汤与之。一剂而便通热减，疹瘔外透。再剂则瘔密如珠，疹则疏少。终以竹叶石膏汤合黄连解毒汤法加减，以竟全功。

（《翼经经验录》）

　　※ 凡痫家，虽有百千数证，治之莫如三黄泻心汤。其眼胞惰而数瞬，呼吸促迫如唏之类，用之效最彰。

　　江州某，患失精数岁。与人并坐，不自知漏泄，予三黄泻心汤乃全治。

（《芳翁医谈》）

　　※《方舆輗》曰：泻心汤治子痫，坠打损伤，昏眩不省人事及出血不已者。

　　一妇，患逆经，初则吐衄，后眼、耳、十指头皆出血，至于形体麻木，手足强直，余投以泻心汤，不出十日而血止。

（《伤寒论今释》）

　　※ 中风卒倒，人事不省，身热，牙关紧闭，脉洪大或鼾睡大息，频频欠伸者。及后偏枯，瘫痪不遂，缄默不语。或口眼㖞斜，言语謇涩，流涎泣笑。或神志恍惚，如木偶人者。

　　又云：解宿醒甚妙，凡痫疗内攻，胸膈冤热，发狂，眼光荧荧，据傲妄语，昼夜不眠者，若有心下痞，心中烦悸之证，用泻心汤，其效如响。

（《类聚方广义》）

　　※ 一少女，日日卒厥如死状，日约数十次，不能食五谷，诊其脉沉迟，腹如张幕，心下不痞，脐左右无症结，此乃气疾也，隔在胸中，病减时，则病形将现于腹。以鹧鸪菜下虫十余头毕，作大黄黄连泻心汤予之，

· 121 ·

数日，并灸之终愈。

又卒厥而死者，卒然四肢厥逆，陷于人事不省也。气者，神经性疾患也，以是可知本方能治发作性神经证矣。

(《皇汉医学》)

※ 有一妇人，每年一产，悉不育，或死于母腹，或产毕而死。乞治于余。按其腹，有巨块，而中院筑筑，乃与泻心之方宽其中。每月二次，灸七、八俞及十、八、九俞五十壮，使坚制房事，日佐薪炊。如此十月，临产腹胀一日，无他故，唯新产儿面色青黄而不啼。于是急取大黄、甘草、黄连三味服之，下黑便，一日夜面色变赤，啼声彻于四壁，遂为佳儿。

(《漫游杂记》)

※ 陈某，己丑七月吐血，口干舌燥，面色萎黄，胸中滞痛，六脉涩而有力，余断为瘀热，用釜下抽薪之法、用大黄黄连泻心汤愈。

(《广州近代老中医医案医话选编》第一版，1979)

※ 武某，男，二十六岁。诊断：慢性纤维空洞型肺结核扩散期，咳嗽、咯血、高热、胸痛、心跳快、气短。咯血量一周中约2500毫升，用输血及止血药疗效不著而入院。检：体温39.2℃，精神紧张，呼吸促，脉洪数，予大黄黄连泻心汤加味，三日大咯血止。

处方

大黄炭9克　　黄连9克　　黄芩12克　　山栀炭12克

小蓟炭30克　　甘草6克

水煎成300毫升，每四小时服100毫升获效。

(王洪儒，《辽宁医学杂志》，1958)

※ 刘某，男，十九岁。咳嗽、咯血、潮热数月。症见发热、颧红、形瘦、便硬、小便短赤、舌绛、苔黄而干、脉弦数，以大黄黄连泻心汤加味，处方：

醋大黄12克　　黄连6克　　黄芩6克　　牡丹皮6克

当归6克　　栀子9克　　天冬9克　　麦冬9克

服后稀便两次，咯血止，潮热、咳嗽均减，但有稠痰，用百合固金汤

· 122 ·

加减三剂，诸症俱失。

（王醒民，《江西医药》，1965）

※ 李某，男，二十二岁。幼曾鼻衄，但不重，此次因衄血二日不止入院。病先伴口干、口苦、大便秘结、头晕。

检查：体壮气实，脉弦数有力，舌暗红，苔薄，口气臭秽。

予三黄泻心汤加味：原方加生地黄、牡丹皮、黑山栀、侧柏叶、白茅根、牛膝，以清心泻火，凉血止血，衄暂止，脉稍缓。

再三剂，大便得下，衄乃止，脉转和缓，病去七八。再投养阴柔肝两剂而愈。

（李皓严等，《广东医学》，1965）

※ 单某，男，四十一岁。因情志抑郁，心热衄血，第三日大衄盈盂，脉浮数有力，苔厚微黄，便燥屎赤。

其证系肺热火郁，气逆而衄，治以降逆安神，舒郁泻逆。

处方

醋大黄25克　　黄连10克　　黄芩15克　　清半夏15克

竹茹15克　　炒栝楼仁15克　白芍20克　　甘草10克

三七粉1.5克（冲）

一剂热解，衄止。

（万泽东，《辽宁中医杂志》，1978）

※ 某，五日来衄血不止，入院前一天大量吐血，全身紫癜，病况危重。检查：目赤，尿赤而少，大便黑，脉细数软，血小板 60×10^9/L。诊断：血小板减少性紫癜。中医印象：脑衄。用大黄黄连泻心汤去大黄加栝楼仁、代赭石、三七。翌晨血止，头痛、目眩消失，四剂后紫癜消失，血小板恢复正常。

（刘馥亭等，《山东医药》，1959）

※ 疮疽：谭儿，六岁，心窝下生一大疮，痛楚异常，余以三黄泻心汤为散，以苦瓜汁调敷，遂穿溃，出稠脓而愈。

（《广州近代老中医医案医话选编》 第一版）

注：大黄黄连泻心汤，不但是痞证的主方，而且也是治实热血证的有效方剂，如能运用得当，其疗效是很可靠的。

"伤寒大下后，复发汗，心下痞，恶寒者，表未解也，不可攻痞，当先解表，表解乃可攻痞，解表宜桂枝汤，攻痞宜大黄黄连泻心汤。"

表里同病治疗原则。

里不虚——先治表，后治里（解表用桂枝汤，攻痞用大黄黄连泻心汤）。

里大虚且急——先温中救里，后治表（救里宜四逆汤，救表宜桂枝汤）。

里虚而不太急——表里兼治（如桂枝人参汤证）。

"心下痞，而复恶寒汗出者，附子泻心汤主之。"

附子泻心汤

大黄　黄连　黄芩　附子（炮，去皮，破，别煮取汁）

上四味，切三味以麻沸汤二升渍之，须臾绞去滓，内附子汁，分温再服。

方解　尤在泾：此邪热有余，而正阳不足，设治邪而遗正，则恶寒益甚，或补阳而遗热，则痞满愈增。此方寒热补泻，并投互治，诚不得已之苦心，然使无法以制之，鲜不混而无功矣。方以麻沸汤渍寒药，别煮附子取汁，合和与服，则寒热异其气，生熟异其性，药虽同行，而功则各奏，乃先圣之妙用也。

舒驰远：此汤治上热下寒之证……上用凉而下用温，上行泻而下行补，泻其轻而补其重，制度之妙，全在神明运用之中，是必阳热结于上，阴寒结于下用之，乃为的对，若阴气上逆之痞证，不可用也。

【辨证要点】

本条与上条颇相似，都有心下痞、恶寒的症状，但其机转与治疗都有区别，本条的恶寒与汗出并见，是表阳不足，不能卫外为固所致，故用附子以温经固表。

本条症状寒热错杂，故治以寒热并用，如单用苦寒治痞，必使阳气更伤而加重恶寒，如单用辛温治恶寒，就必使痞满之势更甚，故须双方兼顾，以苦寒与辛温同时并投，使苦寒药发挥清热理痞之功，辛温扶阳药，发挥温经护阳之用。

上条恶寒下有"表未解"三字，除恶寒外，尚有头痛、脉浮等表证存在，故治疗上分两步，先解表后治里。

本方应用范围

（1）其人病身热而烦躁不宁，大小便自利，其脉浮洪而无力，按之全无者，附子泻心汤主之。（《此事难知》）

（2）治寒热不和，胁下痞结。（《张氏医通》）

（3）老人停食瞀闷，晕倒不省人事，心下满，四肢厥冷，面无血色，额上冷汗，脉伏如绝，其状仿佛中风者，谓之食郁食厥，宜附子泻心汤。

【六经医案】

※ 宁乡学生某，得外感数月，屡治不愈。延诊时，自云：胸满、上身热而汗出，腰以下恶风，时夏历六月，以被围绕。取视前所服方，皆时俗清利、搔不着痒之品。舌苔淡黄，脉弦。与附子泻心汤，阅二日复诊，云药完二剂，疾如失矣。为疏善后方而归。

（萧琢如医案）

※ 郑某，男，三十六岁。过劳，忽然吐鲜血，畏寒，胸中痞闷，足胫厥冷，面赤，脉浮芤。此非宿瘀，显系心火上炎，热炽于上，上热下寒互结，且伴阳虚，急拟釜底抽薪，泻火止血，固阳。用附子泻心汤。

又，肾亏于下，相火浮于上，齿痛，脉浮细数，用清凉、散风、养阴不效者，可用本方。

※ 食物中毒，兼有心脏衰弱，具脘腹绞痛，泄利不畅，干呕心烦，汗多，肢冷脉弱等症，每能一剂而愈。

（顾贞祥，《中医杂志》，1957）

"伤寒汗出解之后，胃中不和，心下痞鞕，干噫食臭，胁下有水气，腹中雷鸣下利者，生姜泻心汤主之。"

生姜泻心汤

生姜　炙甘草　人参　干姜　黄芩　半夏　黄连　大枣（擘）

方解　本方生姜、半夏辛温散寒，除胁下水气以和胃，人参、大枣甘平以补中，干姜甘草温里，黄芩、黄连以除痞结，因本方证以胃不和有水气为主，故重用生姜以和胃散水，因以方名。

【辨证要点】

本证的成因，是由病后胃气虚，不能健运，水谷不消所致。《医宗金鉴》：名生姜泻心汤者，其义重在散水气之痞也。生姜、半夏散胁下之水气，人参、大枣补中州之土虚，干姜、甘草以温里寒，黄芩、黄连以泻痞热，备乎虚水寒热之治，胃中不和，下利之痞，焉有不愈者乎。

本方应用范围

治大病新瘥，脾胃尚弱，谷气未复，强食过多，停积不化，心下痞鞕，干噫食臭，胁下有水，腹中雷鸣，下利发热，名曰食复。（《施氏续易简方》）

【六经医案】

※ 治潘某：初患头痛，往来寒热，余以小柴胡汤愈之，已逾旬矣。后复得疾，诸医杂治益剧。延诊时云：胸中痞满，欲呕不呕，大便溏泄，腹中水奔作响。脉之紧而数，疏生姜泻心汤。一剂知，二剂愈。

生姜9克　　法半夏9克　　黄连3克　　黄芩6克
党参12克　　干姜6克　　　甘草3克　　大枣3克

（萧琢如医案）

※ 胡某，男，慢性胃炎，心下膨闷感，餐后嗳生食气，腹中常雷鸣，消瘦，面色少泽，胃中痞鞕，停水不去，予生姜泻心汤，一周后症状消失。

（《岳美中医案》）

※某，年约四十余，宿嗜酒，初则晨起吐清水，嗳气显之，继则胃中有振水声，肠鸣下利，偶食不消化物，或荤腻，则下利频繁，致消瘦无力，诸治无效。某医院诊断为胃扩张，肠弛缓。脉滑数，苔反腻，心下痞硬，胃肠蓄水证，乃用生姜泻心汤，连服十剂而愈。

（《古方之临床运用》）

※老妇，素弱，停食，时复嗳气，愠愠欲呕，胃脘水响而微利，以生姜泻心汤加木香，三剂愈。

（吴伯平，浙江中医药研究所）

"伤寒中风，医反下之，其人下利日数十行，谷不化，腹中雷鸣，心下痞鞭而满，干呕，心烦不得安，医见心下痞，谓病不尽，复下之，其痞益甚，此非结热，但以胃中虚，客气上逆，故使鞭也，甘草泻心汤主之。"

甘草泻心汤

炙甘草　黄芩　干姜　半夏　大枣　黄连

方解　徐灵胎：两次误下，故用甘草以补胃，而痞自除，俗医以甘草满中，为痞呕禁用之药，盖不知虚实之义也。

本方为治下后里虚胃弱、心下痞鞭的方剂，方用甘草、大枣，甘以补中；干姜、半夏，辛以通达；芩连苦寒，泻痞清热。甘草用至四两，为本方君药，故名甘草泻心汤。

【辨证要点】

本条初起症状与桂枝人参汤证有相同之点，因为表证未解，误下所致之下利，均有心下痞鞭的症状，其机转也不外误下后里气空虚，表邪内陷。所不同的是桂枝人参汤证表证仍在，而本证是表邪已罢，又经再次误下，并且还有谷不化、腹中雷鸣、干呕心烦不得安等症。

本条的痞鞭是因为胃中虚、客气上逆（即胃中虚气上逆），纯属虚候，和其他实证的痞鞭绝不相同。

十枣汤证和本证相同点，是心下痞鞭，不同点是十枣汤有短气漐漐汗

· 127 ·

出，发作有时。

瓜蒂散证和本证相同点，是胸中痞鞕，不同点是气上冲咽喉，不得息。

※"太阳病，桂枝汤证，医反下之，利遂不止……葛根黄芩黄连汤主之"，又"太阳病，外证未解，而数下之，遂协热而利……桂枝人参汤主之。"以上两证，一为表证已解，一为外证未除，葛根芩连证则偏于热，故不用参姜而用芩连；桂枝人参汤证则偏于寒，故用参姜而不用芩连。

本证医数下之，胃中虚则生寒，客气上逆则生热，故参姜芩连并用之，唯邪已尽陷于里，故既不用葛根，亦不用桂枝，重用甘草者，既可益胃之虚，又可缓痞鞕之急，是则甘草泻心汤证之下利，实介于葛根与桂枝之间。不过葛根芩连汤证、桂枝人参汤证，都是以利为主，而本证以心下痞鞕为主，又是辨证所当知者。

本方应用范围

（1）动气在上，下之则腹满、心痞、头眩，宜甘草泻心汤。（《伤寒六书》）

（2）治痢不纳食，俗名噤口，热毒冲心，头疼心烦，呕而不食，手足温暖者，甘草泻心汤去大枣易生姜。（《张氏医通》）

（3）狐惑之为病，状如伤寒，默默欲眠，目不得闭，卧起不安，蚀于喉为惑，蚀于阴为狐，不欲饮食，恶闻食臭，其面乍黑乍白，蚀于上部则声嘎，甘草泻心汤主之。（《金匮要略》）

【六经医案】

※病男，初感风寒，发为痰喘，或以痰喘为急，用十枣汤下之，瞑眩而吐下，故四肢微冷，食饵不进，用茯苓四逆汤，微冷不得复，心下有痞满，但因吐而逆上故也，乃用甘草泻心汤五剂，微冷渐复，逆降而愈。

（《青州治谭》）

※某男，八岁，自春间面色青白，神气不振，无苦恼，因未医治，至仲夏，触时气，微热下利，且以时下血而惊，予胃苓汤，下利及下血止。及大暑，全身水肿，腹满甚，二便不通，大渴烦热，继发下利，予四苓汤

加车前子，虽不难治，但下利不止，腹满雷鸣，右肋下见癖块，渐渐膨大，且面色青白、神气不振等证依然，予甘草泻心汤加陈皮、茯苓，癖块缩小，色泽亦复。

（《温知堂杂著》）

※ 用于产后口糜泻，有奇效，此等芩连，可谓反有健胃之效。

（《忽误药室方函口诀》）

※ 一女，妊娠有水气，至产后不去，心下痞鞕，雷鸣下利，口中糜烂，不能食盐味，仅啜稀粥，噫气，吐酸水，医多以为不治。余以口糜烂为胃中不和之证，与甘草泻心汤，数日而痞硬去。

一妇人，年三十余，产后数月下利不止，心下痞鞕。饮食不进，口糜烂，两眼赤肿，脉虚数，羸瘦甚。乃与甘草泻心汤，服数十日下利止。

（《橘窗书影》）

※ 一女，年十六，有奇疾，待家人熟睡后，窃起跳舞，每夜异曲，从曲之变，而奇也不可名状，日中动止，无异于常，此所谓狐惑病也，予甘草泻心汤，不数日，夜舞自止。

（《生生堂治验》）

※ 一女，夜间产昏冒，其状如癫病而吐沫，诸治无效。一年余。投甘草泻心汤一次，即愈。

一酒店主，嗜酒无度，屡不食，数登厕，先类下利，气郁懒惰，心气失常，时健忘而骂詈，又有发大声者，用归脾汤等无效，嘱严禁其酒，投以甘草泻心汤加茯苓，日渐爽快，得大效。

（山田业广氏）

※ 白塞氏病，某，女，二十七岁。一月前起发现会阴部有黄豆大小两处红色硬结，继则溃烂，流黄水，伴有疼痛。八天前突然咽部不适，吞咽时疼痛，全身冷热，食欲不振，易疲劳。四天来咽痛加剧，高热，面及下肢出现多数红色硬结，有压痛，尿黄。口腔内舌左侧及颊，黏膜有溃疡，右大阴唇上黄色分泌物，脉细弦数，舌苔黄腻。

诊为狐惑，方用甘草泻心汤加减，日一剂。同时用苦参30克煎汤，日洗三次，连服九剂热退，共服十九剂后，口腔及会阴部溃疡皮肤结节全消。

（李兴华，《中医杂志》，1979）

※ 本方加减，治疗慢性腹泻22案例，20例临床痊愈，其中2例半年后复发，2例无效。

刘某，男，36岁。四年前因伤食引起腹泻，治后获愈，但遇进食稍多或略进油腻而复发，发时脘腹胀闷，肠鸣辘辘，大便稀溏，夹有不消化物或黏液，日二三次，并有心悸、失眠、眩晕，脉沉细，舌苔白而微腻，腹平软，脐周轻度压痛。

经治无效，予甘草泻心汤加白术、川朴、茯苓、秫米、焦三仙，服三剂，纳增，睡眠较佳，尚有肠鸣心悸，原方去川朴加桂枝，续服6剂，大便正常，以参苓白术丸、归脾丸善后，随访两年余未再发作。

（张常春，《浙江中医》，1979）

"伤寒五六日，呕而发热者，柴胡汤证具，而以他药下之，柴胡证仍在者，复与柴胡汤，此虽已下之，不为逆，必蒸蒸而振，却发热汗出而解。若心下满而鞕痛者，此为结胸也，大陷胸汤主之。但满而不痛者，此为痞，柴胡不中与之，宜半夏泻心汤。"

半夏泻心汤

半夏　黄芩　干姜　人参　炙甘草　黄连　大枣

方解　柯韵伯：即小柴胡去柴胡加黄连干姜汤也。不往来寒热，是无半表证，故不用柴胡。痞因寒热之气互结而成，用黄连、干姜之大寒大热者，为之两解，且取其苦先人心，辛以散邪耳。此痞本于呕，故君以半夏。

尤在泾：痞者，满而不实之谓。夫客邪内陷，既不可从汗泄，又满而不实，又不可从下夺，唯半夏、干姜之辛能散其结，黄连、黄芩之苦能泄其满。而其所以泄与散者，虽药之能，而实胃气之使也。用参、草、枣者，以下后中虚，故以之益气，而助其药之能也。

【辨证要点】

如患者体质尚强，攻之药并不太峻，下后邪未内陷，柴胡证仍在，这样仍可用柴胡汤治疗。不过误下之后，正气稍受影响，所以在行将得汗之际，会有蒸蒸而振，然后汗出而解的情况。

"蒸蒸"是形容热势向外透发，振是振战的意思，蒸蒸而振，是正与外邪交争的现象，争而能胜，则发热汗出而解，一般称为战汗，也即方药对证，药后瞑眩的一种类型。这种现象，一般见于正气受损后的作汗，假如病程很短，不为药误，除了体质原来很差以外，很少有此情况。

如柴胡证罢，其人又素有痰水，误下后，邪热内陷，于是水热互结，便为结胸证，用大陷胸汤治疗；如下后，邪陷心下，而热邪并没有和水饮互结，但觉痞满而不疼痛，那是痞证，柴胡汤不适用，应用半夏泻心汤。

结胸不言"柴胡不中与"，痞证乃言"柴胡不中与"，是因为结胸证和柴胡证差别大，显而易见，痞证和柴胡证差异小，容易误认，故仲景特别指出，使医者注意。其实两者不难鉴别，柴胡证胸胁苦满，痞证则心下痞满，柴胡证往来寒热，痞证则无往来寒热。

误下后，内陷之热，与痰水互结，则成结胸；内陷之热，痞结心下，而无痰水互结，则为痞证，两者成因当以此为辨。

【六经医案】

※ 治顾九玉。大暑中患胸痞颅胀，脉浮虚大而濡，气口独显滑象，此湿热泛滥于上膈也。与清暑益气汤二剂，颅胀止而胸痞不除，与半夏泻心汤减炮干姜，去大枣，加枳实，一服而愈。

半夏 9 克　　黄芩 6 克　　黄连 3 克　　人参 9 克

炙甘草 9 克　　炮干姜 3 克　　炒枳实 3 克

（张石顽医案）

熊寥笙注：本案为暑邪伤气、湿热痞结之证。病有缓急，治有先后，因受暑致病，故先用清暑益气汤以治暑，后用半夏泻心汤以除痞。清暑益气汤原案未出方，特录出以资参考。

人参 3 克　　炙黄芪 9 克　　炒黄柏 3 克　　炒苍术 3 克

麦冬去心 9 克	炒白术 4.5 克	五味子 1.5 克	当归 6 克
甘草 1.5 克	升麻 1 克	葛根 4.5 克	炒青皮 4.5 克
炒神曲 3 克	泽泻 4.5 克	广皮 4.5 克	生姜 3 克
大枣 3 克			

※ 用于饮邪并结，致呕吐，或哕逆，或下利者，皆用半夏泻心汤，有特效。

（《伤寒论今释》）

※ 一男子，呕吐下利，四肢厥逆，心中烦躁，气息将绝。一医云霍乱，用附子理中汤，吐而不受，烦躁益甚，余即用此方，三服痊愈。

（《古方便览》）

※ 一人，中鼠毒，微肿微热，未几，瘥之后，诸症杂出，心气不定，手足肿，终年不愈，汗之，心中痞鞕，腹中雷鸣，予半夏泻心汤，兼用木鳖子、大黄、甘草三味煎汤而愈。

（《成绩录》）

※ 腹泻：余某，女，二十六岁，热病五天，发热，口苦，渴而引饮，自取"狗干菜"煎服，热渴，口苦虽减，唯不饮食。翌日晚，食干饭盅余，胃脘不舒，夜半忽腹泻，完谷不化，延医服药两剂，无效，而后下利频数，日十余行，肠鸣辘辘，脉小数。诊断：脏热肠寒，宜半夏泻心汤，一剂而愈。

患儿，腹泻，完谷不化，面色黯而不泽，唇略红，指纹紫，恶心，呕吐，按腹有抵抗，体温 38.2℃。诊断：脏热肠寒，予半夏泻心汤一剂而热退，吐泻止。唯腹部胀满未消，再予厚朴、生姜、甘草、半夏、人参两剂而愈。依法先后治愈 173 例。

（赵裕才，《广东中医》，1959）

※ 病呃逆年余，用半夏泻心汤加藿香 9 克，白芷 6 克，服三剂而愈。

（辽宁医学杂志编辑部，《辽宁医学杂志》，1959）

※ 徐某，四十二岁。患"慢性肝炎"，病程较久，先后七年均未彻底治愈，每当发作均有明显肠胃症状，谷丙转氨酶略高，其他项目正常，服

药少效。本次发作，食欲不振，口苦，食已胃脘满闷胀，干噫食臭，午后更甚，肝区痛，烦闷懒言，失眠，大便溏，日2～4次，舌苔润微黄，右关略虚，为寒热夹杂，升降失调，慢性胃肠功能紊乱，用半夏泻心汤而愈。

（岳美中，《新中医》，1978）

※ 妊娠恶阻：某妇，孕二月余，恶心，食入即呕吐，起床头晕，心中烦，口淡，便不畅，逐日消瘦，精神疲软，脉细稍滑，苔腻微黄，投以本方两剂证减，再服三剂而愈。

（吴国栋，温州市中医院）

【著者医话】

从大小陷胸汤证到诸泻心汤证，由于诸误治，证候变化错综复杂，但从矛盾的分析，量变的分析，就能找出其中的基本规律。

诸泻心汤，方剂只差一味，或味数相同而只是君药不同，其理法方药和君臣佐使的配伍变化亦各有异。君药，就是主药；它对应着主要病证；而主要病证，就是主要矛盾。纵观《伤寒论》全书的理法方药，其特别重视主要矛盾，即主要关键的作用，不管具体证候怎样变化，只要辨明主要关键，主要矛盾，就能提纲挈领，纲举目张。

结胸要区别寒实和热实，区别邪之上下部位，以及病家体质之强弱；痞证亦有多种矛盾的转归，它可以出现在多种症状之中，有水蓄不行的五苓散证，有中焦虚寒兼表邪的桂枝人参汤证，还有热陷于胃的诸泻心汤证；痞的成因有经误下，亦有不经误下，还有经太阳证或少阳证误下等。

在诸多区别和变化中，必须认真辨明其主证或正证："邪热内陷，因为胃中并没有痰水与它相结为患，可以仅觉心下痞满不畅，按之也濡软而不结硬，这是痞证的正证，它和结胸证、十枣汤证的鉴别，主要就在这一点上。"抓住这个主要矛盾，辨证就抓住了要点。

大小陷胸汤证和诸泻心汤证，涵盖了许多疑难证和急重证，而这些汤证原文所拟定的治疗范围，在大量临床实践中，实际上已大大突破，不仅涉及的病证种类繁多，复杂多变，还有不少奇症异症，上述医案只录取了一部分。但不管怎样复杂多变，认清伤寒方剂的理法方药所确定的辨证要点，关键是从诸病证的本质入手，主要矛盾突破，诸证皆可迎刃而解，并迅捷取效。

"伤寒发汗，若吐若下，解后，心下痞鞭，噫气不除者，旋覆代赭汤主之。"

旋覆代赭汤

旋覆花　人参　生姜　代赭　炙甘草　半夏　大枣

方解　罗谦甫：方中以人参、甘草养正补虚，姜枣和脾养胃，所以安定中州者至矣。更以代赭石之重，使之敛浮镇逆，旋覆花之辛，用以宣气涤饮，佐以人参以归气于下，佐半夏以蠲饮于上，浊降则痞可消，清升则噫气可除矣。

周禹载：旋覆花能消痰结，软痞，治噫气，代赭石治反胃，除五脏血脉中热，健脾，乃痞而噫气者用之……佐以生姜之辛，可以开结也，半夏逐饮也，人参补正也，桂枝散邪也，甘草、大枣益胃也。余每借之以治反胃、噎食，气逆不降者，靡不神效。

【辨证要点】

此为伤寒之邪解后，虚气作痞的治法。由于胃气虚弱，浊气不降，所以心下痞鞭，噫气不除，用旋覆代赭汤治疗，正是取其补虚降逆的功能。

旋覆代赭汤方（表7），于生姜泻心汤中，去干姜、芩、连三味，加旋覆、代赭二味，如以方测证，则旋覆代赭汤证，无腹中雷鸣下利，而其逆上之气，则较泻心为甚。

表7　生姜泻心、旋覆代赭二方比较

	症状异同				病理机转	治疗方法
生姜泻心	心下痞鞭	干噫食臭	胁下有水气	腹鸣下利	胃虚食滞水气不化	补中和胃宣散水气
旋覆代赭	同上	有干噫无食臭	无	无	胃虚夹饮浊气上逆	补中培土降逆涤饮

唯于扶掖中气，宣化胃阳，如人参、半夏、草、枣、生姜，二方皆同，是知生姜泻心汤证之心下痞鞕、干噫食臭，由于寒热之互结，旋覆代赭汤证之心下痞鞕、噫气不除，由于虚气上逆，无寒热，故不用干姜、芩、连，有虚气，故用旋覆、代赭以降逆，而参、夏、草、枣可以益中虚也（表8）。

表8 旋覆代赭汤功效示意图

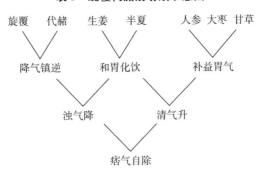

本方应用范围

（1）治呕吐之证，大便秘结者。（《医学纲目》）

（2）治反胃、噎食，气逆不降，神效。（周禹载）

（3）治呕吐出粪之证。

【六经医案】

※ 治一人。膈气，粒米不进，始吐清水，次吐绿水，次吐黑水，次吐臭水，呼吸将绝。一昼夜，先服理中汤六剂，不令其绝，来早转方，一剂而安。

《金匮要略》云：噫气不除者，旋覆代赭汤主之。

吾于此病，分别用之者，有二道：一者以黑水为胃底之水，此水且出，则胃中之津液，久已不存，不敢与半夏以燥其胃也；一者以将绝之气，止存一丝，以代赭石坠之，恐其立断，必先以理中分理阴阳，使气易于下降，然后以代赭石得以健奇奏绩。

乃用旋覆花一味煎汤，调代赭石末二匙与之，才入口即觉其气转入丹田矣。但困倦之极，服补药二十剂，将息二月而愈。

（喻嘉言医案）

※ 朱某，患呕吐，诸药不效，甚至大小便秘，粪从口出，臭不可当，自问不起矣，孟英用旋代汤加蛔螂虫，服之而愈。

（王氏医案）

※ 一叟，年六十余得膈证，向愚求方。自言犹能细嚼焦脆之物，用汤水徐徐送下，然一口咽之不顺，即呕吐不能再食，且呕吐之时，带出痰涎若干。

诊其脉关后微弱，关前又似滑实，知其上焦痰涎壅滞也。用此汤去大枣、生姜、甘草，加天门冬、淡苁蓉、知母、当归身、柿霜饼。连服四剂而愈。

（《医学衷中参西录》）

※ 杨某，女，六十二岁。呃逆频作已四天，曾用多种西药，丁香、柿蒂之类中药及针刺治疗，均无效。患者有十余年慢性支气管炎史，常有胸闷，气急，多痰，咳吐不利。今视其呃逆频而弱，气不接续，形瘦面苍，懒言困倦，善饥食少，鼻衄口干，舌红苔薄，脉浮数。

乃用本方去人参、大枣、生姜，加北沙参、浮海石、竹茹、枇杷叶、陈皮、天花粉、麦冬，口服后，当夜呃止，次日，用上方去浮海石、麦冬，加谷麦芽、淮山药三剂善后。

陈某，男，四十六岁。患慢性气管炎已七年余，经常发作。十天前，因雨淋后头痛，咳嗽剧烈，平卧或稍活动后，气喘加重，痰多黏稠，咳出不畅，胸闷呕恶，便溏，面色倦怠，舌淡，苔薄白腻，脉寸浮尺数，予本方加杏仁、麻黄、橘红、茯苓、苏子，三剂痰咳大减，精神转佳。

梁某，男，二十六岁。平素性急，郁怒胸闷，两胁引痛，咳逆上气，痰中带血，嗳气纳减，面赤烦热，舌红苔腻，脉弦，连服滋阴降火、凉血止血等药不效。X线透视，心肺膈无异常。乃予本方去人参、生姜、大枣，加白芍、丝瓜络、白蒺藜、麦芽、生地黄、郁金、枇杷叶、茜草，两剂后血止，继服数剂，诸症消矣。

（以上牟重临，《新医药学杂志》，1977）

※ 王某，女，五十八岁。近日突感头晕、眼花、呕吐、视物旋转，脉

弦，苔白滑腻，诊为耳源性眩晕，本方去人参、生姜、大枣，加藿香、茯苓、白术、龙齿、珍珠母，五剂后，视物已不旋转，唯寐差，再予上方加枣仁，三剂后愈。

（张雨农，《新中医》，1978）

※ 霍某，女，四十二岁。半月多来，觉天旋地转，头晕，左侧耳鸣，恶心呕吐，胃中痞满，诊为梅尼埃病，曾用乘晕宁、654-2及输液治疗，不效。面色萎黄，身体消瘦，舌质淡，苔灰，脉弦。予本方加吴茱萸、枳壳，服两剂，头晕减轻，能少进食，但颠顶紧痛，苔薄白，中心腻，脉弦，上方加大吴茱萸剂量，再服四剂，诸症消除。

（鲍国章，《新医药学杂志》，1979）

※ 梅核气，常用本方去人参，合半夏厚朴汤，每获捷效。

（张雨农，《新中医》，1978）

※ 周某，男，五十一岁。常觉心痛掣背，嗳气泛酸，大便屡有干结，经X线、钡餐检查，证实为胃及十二指肠球部溃疡，脉弦滑，苔黄腻，予本方去人参、大枣，加左金丸、栝楼实、酒薤白、浙贝母、海螵蛸六剂，诸症若消，后予香砂六君子汤调理，追踪观察一年余，未复发。

（罗伟根，《浙江中医》，1978）

7. 胸膈郁热

如邪热扰于胸膈，而未陷及心下，为心中懊恼，不能安眠，甚或胸中闷塞结痛。

"发汗后，水药不得入口为逆，若更发汗，必吐下不止。发汗吐下后，虚烦不得眠，若剧者，必反复颠倒，心中懊恼，栀子豉汤主之。若少气者，栀子甘草豉汤主之；若呕者，栀子生姜豉汤主之。"

栀子豉汤

栀子（擘）　　香豉（绵裹）

方解　陈元犀：栀子色赤象心，味苦属火，性寒导火热之下行，豆形象肾，色黑入肾，制造为豉，轻浮引水液之上升，阴阳和，水火济，而烦热、懊侬、结痛等证俱解矣。原本列于太阳，主解烦，非吐剂，而有时亦能涌吐也。

本方之功用，为泄热除烦，栀子苦能泄热，寒能胜热，热邪得泄，不致留扰胸膈。香豉为大豆制成，轻浮上行，化浊为清，功能宣透解郁，且能敷布胃气，对余热留扰胸膈所致的虚烦懊侬，确有良效。

【辨证要点】

此证仅是无形邪热，而非有形实滞，所以只宜栀子豉汤清宣泄热。本证在表热内传而尚未入里的过渡阶段，每常见之，但又不同于少阳病。少阳病为邪在半表半里，故有胸胁苦满、往来寒热等见症。本证只是热留胸膈，心神被扰，所以症见心中懊侬、不能安眠等情况。

本证的虚烦不得眠，不能理解为虚实之虚，如果是阴阳两虚的烦躁，就要用茯苓四逆汤，苦寒的栀豉岂能使用。

再从厥阴篇"下利后更烦，按之心下濡者，为虚烦也，宜栀子豉汤"可知本证虚烦的涵义，是按之心下濡，并不是有形的实邪，而是无形的余热。

从而理解所谓虚烦，就是但烦而并无实邪可据的意思。此外，栀子豉汤证的虚烦，与承气汤证的胃实硬满而烦、白虎汤证的大热而烦，也是不同的。

本方应用范围

（1）阴虚劳复，兼感外邪者，本方加葱白、薄荷、鲜生地、淡竹叶、麦冬、地骨皮等。

（2）出痘烦躁者。

（3）汗下后正虚，痰涎滞气，凝结上焦者。

（4）暑热霍乱，兼解暑证，又为宣解秽毒、恶气之圣药。

【六经医案】

※ 治蕲相庄。患伤寒，十余日，身热无汗，怫郁不得卧，非躁非烦，非寒非痛，时发一声，如叹息之状。医者不知何证，应宿（江应宿）诊之

曰：懊憹怫郁证也。投以栀子豉汤一剂，十减二三，再以大柴胡汤，下燥屎，怫郁除而安卧，调理数日而起。

（《名医类案》江应宿医案）

※ 治张五。切脉小弦，纳谷脘中哽噎，自述因乎悒郁强饮。则知木火犯土，胃气不得下行所致。议苦辛泄降法。

栀子　淡豆豉　姜汁炒黄连　郁金　竹茹　半夏　丹皮

（叶天士医案）

熊廖笙注：本案用栀豉汤加味化裁，为推广伤寒方通治杂病之范例，故栀豉汤用治噎膈亦甚效。

※ 栀子饮子，治小儿蓄热在中，身热狂躁，昏迷不食，大栀子仁七枚，捶破，豆豉五钱，煎至七成服下，或吐或不吐，均有效。

（《小儿药证直诀》）

※ 卒然发呃者，周凤歧曰：卒然发呃不止，用栀子豉汤一啜即安，如呃而兼呕者，加生姜立效。

（《伤寒论类方汇参》）

※ 陈某，不寐者月余，延予诊其脉，心肾不交，与栀子豉汤，一服即能寐。

（黎庇留医案）

※ 某女，二十五岁。下血数日，身倦，心烦微热，服药不见效，予本方二帖，下血减半，再予前方数剂而愈。

某君，踬而损腰，尔来下血，小腹微痛服药无效，余以为此病由颠仆、惊惕而致者也，乃进本方数剂而愈。

某妪，年七十余，鼻衄过多，止衄诸方无效，予问其状，颇有虚烦之象，因作本方予之，四五日后，衄止。

柳妪，年八十许，一日，鼻衄过多，郁冒恍惚，乃予本方而愈。

（《伤寒论今释》）

※ 吴某，形禀水火之质，膏粱原味，素亦不节。

患肋痛冲脘之痛，缠绵二载。痛时由左直上撞心，烦惋莫耐，痛久必

· 139 ·

呕稀涎数口，方渐安适。始则一日一发，继则一日数发，遂至神疲气怯，焦躁嘈杂，难以名状。

此肝气横逆，食火内燔，仿仲景治胸中懊㑚例，用栀子豉汤以泄食火，参入叶天士宣络降气之法，以制肝逆。酌投数剂，诸症渐愈。处方：

栀子　　淡豆豉　　郁金　　当归须　　降香　　新绛

葱管　　柏子仁

（《珍本医书集成》）

※ 郑某：胃脘痛。医治之，痛不减，反增大便秘结；胸中满闷不舒，懊㑚欲吐，辗转难卧，食少神疲，历七八日，脉沉弦而滑，苔黄腻而浊，投以栀子生姜豉汤：

生栀子9克　　生姜9克　　豆豉15克

分温作两服，服药后，诸症均瘥。

（《伤寒论选读》）

※ 一妇人，言语颠倒，不眠好笑，神志紊乱，甘麦大枣汤无效，本方加夜交藤五剂愈。

（《论伤寒论》）

※ 孙某，女，三十九岁。1964年11月4日入院。西医诊为流行性脑脊髓膜炎，用西药治疗后，体温已逐渐下降，神志已转清楚，唯呕吐七日未停，不能进食。

11月10日中医会诊：冬温一候而热势不扬，呕吐苦水，胸痞懊㑚，辗转不得入寐，神疲，病起至今，谷不沾唇。脉微数，苔略黄，邪热内扰胸中，必得外达为妥，用栀子豉汤合温胆汤出入。处方：

生栀子9克　　豆豉9克　　藿梗9克　　郁金6克

桔皮6克　　连翘12克　　茯苓12克　　生甘草2.1克

制半夏1.5克　　姜竹茹1.5克

一剂呕止，未再服药，于同月14日痊愈出院。

（王少华，《浙江中医杂志》，1965）

栀子甘草豉汤

栀子　炙甘草　香豉

方解　本方即栀子豉汤加甘草，由于在栀子豉汤证的基础上，增加了少气的兼证，故加甘草以补益中气。

栀子生姜豉汤

栀子　生姜　香豉

方解　本方即栀子豉汤加生姜一味，由于中气上逆，而有呕的兼证，所以加生姜以降逆止呕。

本方应用范围

治膈噎食不下者，甚效。

"伤寒五六日，大下之后，身热不去，心中结痛者，未欲解也，栀子豉汤主之。"

【辨证要点】

身热不去，心中结痛，源于大下之后，这与结胸证的成因与症状，颇有相似之处，但病理不同。结胸证是误下之后，热与水结，为有形之结，按之心下鞕，痛不可近，故用大陷胸汤逐水荡实。栀子豉汤证是误下之后，余热留扰，为无形之结，按之心下濡，支结而痛。纵然按之痛，亦很轻微，故用栀子豉汤宣郁除烦。

栀子豉汤证有轻、中、重等不同证型，在条文的首句，都有"发汗吐下后"和"发汗若下之"，以及"伤寒五六日大下之"的治疗经过，这说明栀子豉汤证之成因是误治后邪热留扰胸膈，但也有未经吐下误治，而是太阳表热初传入里，也会出现虚烦不眠、心中懊憹，以及胸中窒塞、心中结痛等症状，同样可以用栀子豉汤治疗，而且疗效很好。

"伤寒下后，心烦腹满，卧起不安者，栀子厚朴汤主之。"

栀子厚朴汤

栀子　厚朴（炙，去皮）　枳实（水浸，炙令黄）

方解　张隐庵：栀子之苦寒，能泄心下之热烦，厚朴之苦温，能消脾家之腹满，枳实之苦寒，能解胃中之热结。

【辨证要点】

《伤寒论》中用下法后，腹满心烦的有二：一是肠胃燥热之实满，必承气汤下之；二是脾虚气滞之虚满，以厚朴生姜半夏甘草人参汤温之。

下后烦而不满者也有二：一是余热未清，津液亏耗的心烦，用竹叶石膏汤清养肺胃；二是余热未尽，留扰胸膈的心烦，用栀子豉汤泄热除烦。

现在下后既见到心烦，又见到腹满，根据病情分析，心烦卧起不安等症，与栀子豉汤证毫无二致，所不同的，是多了一个腹满，这标志邪热搏结，已深入一层，因此除用栀子豉汤清热除烦外，又用厚朴、枳实以利气泄满。

栀子厚朴汤，可以说是栀子豉汤与小承气汤两方加减的合方，因为较栀子豉汤仅少豆豉一味，较小承气汤仅少大黄一味，如没有烦而单纯腹满，即为小承气汤证；但心烦而无腹满，则为栀子豉汤证。本证虽然腹满，但尚未至阳明腑实的阶段，故不用大黄泻下，然邪热毕竟已经入里及腹，故不用豆豉的宣透，而取厚朴、枳实之利气除满。

"伤寒，医以丸药大下之，身热不去，微烦者，栀子干姜汤主之。"

栀子干姜汤

栀子　干姜

方解　陈蔚：栀子性寒，干姜性热，二者相反，何以同用之？而不知心病而烦，非栀子不能清之，脾病生寒，非干姜不能温之，有是病则用是药，有何不可。且豆豉合栀子，坎离交媾之义也；干姜合栀子，火土相生之义也。

【辨证要点】

医以丸药大下之，为本条辨证眼目，不可草草读过。如柯韵伯所谓"攻里不远寒，凡下药多苦寒，大下之后，形成上热下寒之局面"。本条还可能有腹满或腹痛等症状。

本方应用范围

（1）《杨氏家藏方》：二气散，即本方栀子炒用，治阴阳痞结，咽膈噎塞，状若梅核，妨碍饮食，久而不愈，即成反胃。

（2）心疝寒痛，寒热气结，用干姜，炒黑山栀，姜汁拌，以酒煎服，可以止痛。

"凡用栀子汤，病人旧微溏者，不可与服之。"

《黄帝内经》："先泄而后生他病者，治其本，必且调之，乃治其他病。"其道理即在此。

三、火逆证治

"太阳病中风，以火劫发汗，邪风被火热，血气流溢，失其常度，两阳相熏灼，其身发黄，阳盛则欲衄，阴虚则小便难，阴阳俱虚竭，身体则枯燥。但头汗出，剂颈而还，腹满微喘，口干咽烂，或不大便，久则谵语，甚者至哕，手足躁扰，捻衣摸床，小便利者，其人可治。"

火法包括烧针、熏熨、艾灸、烧瓦熨背、烧地卧炭等，目的大多用于温阳发汗，所以较适用于阴寒见证。如三阳证及一切有里热、津伤的患者，都不宜使用。

凡太阳病误用火法治疗，因而形成的变证，均属火逆。最多见者，有两种类型：一种是汗不出而火邪内攻，有热伤血络而吐血、便血者，有热伤津脉而腰以下重滞麻痹者，有热伤胃津躁烦谵语者，有阴虚阳亢而小便难、口干咽烂、手足躁扰、捻衣摸床者，总之均是热炽津伤的病变，其预后概以阴液来复为欲愈机转。另一种是汗出多而心气受损的病变。关于这一方面，仲景立了三个救治方剂，有桂枝甘草龙骨牡蛎汤，桂枝去芍药加蜀漆牡蛎龙骨救逆汤，以及桂枝加桂汤三方。

成无己:《内经》曰:"诸腹胀大,皆属于热。"腹满微喘者,热气内郁也。火气内发,上为口干,咽烂者,火热上熏也。热气上而不下者则大便不硬,若热气下,入胃消耗津液,则大便硬,故云或不大便,久则胃中燥热,必发谵语。《内经》曰:"病深者其声哕火气太甚,正气逆乱则哕。"又曰:"四肢者,诸阳之本也。"阳实则四肢实,火热太甚,故手足躁扰,捻衣摸床扰乱也,小便利者,为火未剧,津液未竭而犹可治也。

邪盛正虚之候,以小便的有无,来决定预后良否,这不但是最可靠的经验总结,而且有很好的科学价值,必须深思熟记,不可草草读过。

"伤寒脉浮,医以火迫劫之,亡阳必惊狂,卧起不安者,桂枝去芍药加蜀漆牡蛎龙骨救逆汤主之。"

桂枝去芍药加蜀漆牡蛎龙骨救逆汤

桂枝　炙甘草　生姜　大枣　牡蛎（熬）　蜀漆（洗去腥）　龙骨

方解 张令韶:桂枝色赤入心,取之以保心气,佐以龙牡者,取水族之物,以制火邪,取重镇之品以治浮越也。芍药苦平,非亡阳所宜,故去之。蜀漆取通泄阳热,故先煮之。神气生于中焦水谷之精,故用甘草、大枣、生姜,以资助中焦之气也。

【辨证要点】

此为误火致心神浮越的变证与治法。所谓救逆是病险势急,有急救抢险的意义。因芍药性味酸收阴柔,非阳虚所宜,故用桂枝去芍药加蜀牡龙汤以复心阳,并镇浮越之心神。

本条的亡阳(表9),与服麻黄汤、大青龙汤过汗之亡阳不同,前者是从外至内,表邪虽从汗而解,但火热之邪,已经内迫,扰乱神明,心阳不得安位,所以有惊狂卧起不安的乱象,其重点在于心阳。后者是从内至外,汗出后表解,阳亦随亡,可以出现振寒脉微等现象,其重点在于卫阳。两证的机转不同,故治疗各异。

表9 各种亡阳证治比较

病机	原因	症状	治法	方剂
亡心阳	心神被火劫	躁狂，卧起不安	复阳镇静安神	桂枝去芍加蜀牡龙汤
亡肾阳	发汗动肾气	厥逆下利，脉微细，筋惕肉瞤	温肾回阳	真武汤 四逆汤
亡卫阳	汗出表虚	汗多恶寒	固卫阳实表	桂枝加附子汤 芍药甘草附子汤

本方应用范围

（1）肝虚欲脱之疟疾，可用本方，以桂枝、蜀漆祛邪，龙骨、牡蛎固脱。

（2）治伤寒误用灸法及汤泼火伤证。

"烧针令其汗，针处被寒，核起而赤者，必发奔豚，气从少腹上冲心者，灸其核上各一壮，与桂枝加桂汤，更加桂二两也。"

注："灸其核上各一壮"，在针刺部位的肿块上，各用艾火灼烧一次（一壮就是灸一个艾丸至烬）。

方解 方有执：与桂枝汤者，解其欲自解之肌也，加桂者，桂走阴而能伐肾邪，故用之以泄奔豚之气也，然所加者，桂（指肉桂），非枝也。

徐灵胎：所加桂枝，不特御寒，且制肾气，又药味重则能达下，凡奔豚之证，此方可增减用之。

【辨证要点】

本方与苓桂甘枣汤主治区别：

苓桂甘枣汤治发汗后脐下悸，是水邪乘阳虚而犯心，奔豚将作未作，无表证，故重用茯苓以制水。

桂枝加桂汤治气从少腹上冲心，是阴寒之气上凌，奔豚已作，表证未解，故加桂以散寒。

【六经医案】

※湖北张某，为书店帮伙，一日延诊，云近日得异疾，时有气痛，自脐下少腹起，暂冲痛到心，顷之止，已而复作，夜间尤甚，请医不能治，已一月有奇。审视舌苔白滑，脉沉迟，即与桂枝加桂汤，一剂知，二剂愈。

（《遯园医案》）

※周右，住浦东，初诊，气从少腹上冲心，一日四五度发，发则白津出，此作奔豚论。

肉桂心3克　　川桂枝6克　　大白芍6克　　炙甘草6克

生姜3片　　大红枣8枚

复诊：投桂枝加桂汤后，气上冲胸减为日二三度发，白津之出亦渐稀，下泻矢气，此为邪之去路，佳。

肉桂心3克　　川桂枝9克　　大白芍9克　　炙甘草9克

生姜3片　　红枣10枚　　厚朴15克　　半夏9克

（《经方实验录》姜佐景医案）

按：《金匮》亦有奔豚桂枝加桂汤证，症状大体相同，不过彼之病从惊恐而来，此之病因为针后受寒，但是其机转总不外心阳不足，下焦寒气上逆，与《金匮》奔豚汤证之气从少腹上冲心，应有鉴别。白津出，即发作时口中有清水流出。

"火逆，下之，因烧针烦躁者，桂枝甘草龙骨牡蛎汤主之。"

桂枝甘草龙骨牡蛎汤

桂枝　　炙甘草　　牡蛎（熬）　　龙骨

方解　成无己：辛甘发散，桂枝、甘草之辛甘也，以发散经中之火邪，涩可去脱，龙骨、牡蛎之涩，以收敛浮越之正气。

柯韵伯：火逆又下之，因烧针而烦躁，即惊狂之渐也，急用桂枝、甘草以安神，加龙骨、牡蛎以救逆。

桂枝入心助阳，甘草补养心气，龙骨、牡蛎安神镇惊。

【辨证要点】

此证烦躁须与表寒未解、阳郁于内的大青龙汤证，以及阳虚阴盛的干姜附子汤证、茯苓四逆汤证做出鉴别。表寒未解，阳郁于内的烦躁，必然无汗高热，且必有内热口渴现象。

阳虚阴盛的烦躁，必有肢冷脉微等阴寒见症。本证烦躁是心阳虚而心神受扰，故无上述情况，而以心神不宁为其主症。只要临床上见到胸中阳虚，心神浮越之烦躁，就可使用桂甘龙牡汤对证治疗。

本方应用范围

本方适用于因误治而致阴阳离决的阳浮于上，阴陷于下的烦躁证，不限定于因烧针之误。近代使用烧针治病者甚少，但临床上每有因误用辛热刚烈的药品，致火热亢盛，而又用苦寒泻下，使阴气受伤于下，造成阴阳离隔的烦躁现象，便可用此方治之。

第八节 风湿证治

"伤寒八九日，风湿相搏，身体疼烦，不能自转侧，不呕不渴，脉浮虚而涩者，桂枝附子汤主之。若其人大便鞕，小便自利者，去桂加白术汤主之。"

桂枝附子汤

桂枝 附子（炮，去皮，破） 生姜 大枣 炙甘草

去桂加白术汤

附子（炮，去皮，破） 白术 生姜 炙甘草 大枣

方解 桂枝附子汤中桂枝辛温，驱在表之风邪，附子辛热，逐在经之湿邪，甘草、生姜、大枣辛甘化阳，配合以和营卫，五味成方，具有祛风温经、助阳散湿的作用，为风湿盛于肌表的主方。

本方与桂枝去芍药加附子汤，药味完全相同，仅桂枝附子的分量略有差异，但两方的主治却完全不同。一治阳虚的脉促、胸满、恶寒，一治风湿相搏的身体痛烦。桂枝附子汤，附子用至三枚，而桂枝去芍药加附子汤，只用一枚。

【辨证要点】

六淫之邪，由外侵入，必先袭于肌表，由于受邪的不同，因而症状表现与治疗法则也就随之而异，所以风湿在表的证治与风寒在表的证治应有所区别。太阳篇风湿三方证，实际上都夹寒邪，《黄帝内经》谓"风寒湿三气杂至，合而为痹，风胜则为行痹，寒胜则为痛痹，湿胜则为著痹"，两者成因、症状颇相符合，所以本证治疗原则亦不出祛风、胜湿、温经、逐寒，使风寒湿三气之邪，仍从肌表而解。

风湿病原是属于杂病的范畴，与伤寒病在性质上是有区别的，伤寒病容易传变，风湿病不会传变，但风湿病的症状与太阳病的症状，很相类似，而且风湿之邪，也在六淫范围之内，所以把它归纳在太阳篇中，以资鉴别。

所谓风湿病，就是风邪与湿邪合并为病，风为阳邪，风淫所胜，则周身疼烦；湿为阴邪，湿淫所胜，则肢体重，难于转侧，风湿相搏，所以出现身体疼烦、不能自转侧的症状，这是风湿病的特征。太阳病麻黄证与桂枝证，虽有身体疼痛，但没有身重难以转侧，大青龙证，有身重，但乍有轻时，并且在脉搏上也有不同。

伤寒是脉浮紧，中风是脉浮缓，而风湿病的脉象，却是浮虚而涩。浮虚是风邪在表，涩是有郁寒而不流利，是湿邪阻滞经络的表现（与血虚证涩而细的脉搏不同）。

脉证合参，可以看出本证的机转，是风湿留着肌表，阳气不得运行所致。更指出不呕不渴，不呕是无少阳经证，不渴是无阳明经证，以证明没有里证，所以用桂枝附子汤温经助阳，散风驱湿。

"若其人大便鞭，小便自利"，是在上述症状的基础上的两个情况，风湿病本来偏重于表，所以重用桂枝，现在小便自利，是湿邪能有下泄的去路，因小便自利，所以大便变鞕，湿邪既欲下泄，即当因势利导，所以去走表的桂枝，加燥湿之白术，湿去津液自还，而大便之鞕者亦自调。

本方应用范围

（1）治风虚头目眩重，甚者不知食味。（《太平惠民和剂局方》）

（2）治寒厥，暴心痛，脉微气弱。（《症因脉治》）

（3）治六七月中湿头痛，发热恶寒，自汗，遍身疼痛。（《扁鹊新书》）

【六经医案】

※某，年三十七岁。素体阳虚，肥胖多湿，春夏之交，淫雨缠绵，适感冷风，而病风湿。

症见：头痛恶风，寒热身重，肌肉烦疼，肢冷溺清。脉弦而迟，舌苔白腻兼黑，此风湿相搏之候，其湿胜于风者，盖阳虚则湿胜矣。

疗法：汗则兼行以和解之，用桂枝附子汤，辛甘发散为君；五苓散辛淡渗剂为佐，仿仲景徐徐微汗，则风湿俱去，骤则风去而湿不去也。

处方：

桂枝 3 克　　茯苓 18 克　　苍术 3 克　　炙甘草 2 克

大枣 3 克　　淡附片 3 克　　泽泻 4.5 克　　秦艽 3 克

生姜 3 克

效果：一剂微微汗出而痛除，再剂肢温不恶风，寒热亦止。继用平胃散加木瓜、砂仁，温调中气而痊。

（《全国名医验案类编》）

"风湿相搏，骨节疼烦，掣痛不得屈伸，近之则痛剧，汗出短气，小便不利，恶风不欲去衣，或身微肿者，甘草附子汤主之。"

甘草附子汤

炙甘草　附子　白术　桂枝

方解　王晋三：甘草附子汤，两表两里之偶方，风淫于表，湿流关节，阳衰阴胜，治宜两顾，白术、附子顾里胜湿，桂枝、甘草顾表胜风，独以甘草冠其名者，病深关节，义在缓而行之，若驱之太急，风去而湿乃留，反遗后患矣。

【辨证要点】

此为风湿留注关节的症状与治法。

上条是风湿盛于肌表，故身体疼烦，不能自转侧；本条是风湿留注关节，故关节特别疼痛，牵掣不能伸缩，甚至痛不可近，近之则痛更甚。

前条指出不呕不渴，是表病而里不病，去桂枝加白术汤证，亦仅是大便鞕而已。本条既有汗出恶风、不欲去衣的卫气不固现象，又有短气、小便不利的湿邪内阻现象。由于湿邪内阻，气化失宣，所以上则呼吸短促，下则小便不利，凡是湿邪为患，不但可留着于体内，而且可外传于肤表，所以其邪外传，又可能有身微肿的症状出现。成无己："风胜则卫气不固……湿胜则水气不行。"

本方附子辛热，用以温经助阳，白术苦温，培脾化湿，桂枝辛温，合附子、白术同用，能温表阳而固卫气，独以甘草留于各方，是取其性味甘温，甘能缓和诸药，使猛烈的药物，缓缓发挥它的作用，因为风湿之邪，注留在关节之内，若徒恃猛力驱散，风邪易去，而湿邪不易尽除，所以方中的甘草，作用是很重要的。

上述三方均能治疗风湿，其运用区别：桂枝附子汤偏重于祛风胜湿，使邪从表解；去桂加术汤，偏重于崇土胜湿，去桂是不欲其汗，以避免再伤津液；甘草附子汤，偏重于温经除湿，尤妙在缓攻以祛邪气。

【本书著者医话（太阳篇评注）】

太阳篇脉证与治疗，有以下鲜明特点。

第一，太阳证是诸邪的入口处，也是出口处。因为它处于疾病的初始阶段，所以只要及时诊治，正确治疗，一般都会很快恢复正常。有桂枝汤、麻黄汤等把住这个大门，不让疾病延误，这是《伤寒论》六经辨证初始的关键。可惜的是，历代以来，直至当代，不少医家不懂《伤寒论》，不信伤寒方，以致错过了许多不应延误的机会，这是一个重要的教训。

第二，太阳证最易于传变，又容易误治，误汗、误下、误火、误攻，形成诸多变逆之证，甚至坏证、死证，这些病证，大多或绝大多数皆属疑难症、急重症，或急重症中之疑难症、奇症、异症，因此给治疗造成许多困难和障碍，准确辨证就显得十分重要，而辨证的难点，往往就在这些纷纭变化的证候中。本书在各个证治的理法方药，在仲景论述的每段条文中，都特别列出辨证要点，以资借鉴。这些辨证要点大多采集或转引历代到当代许多伤寒名家及其医著的论述，认真研究、熟悉和掌握这些要点，就成为读懂和应用伤寒六经辨证的关键。

第三，太阳篇中充满疑难症和急重症，纵观全篇，仲景对这些病证，概括起来，大致有 3 种方法。

一曰：短小精悍，单刀直入。

如芍药甘草汤、甘草干姜汤、干姜附子汤、桂枝甘草汤等，后世以至当代许多医家，不识这些仅两味药的方剂，更不知其短小精悍、单刀直入、立竿见影的功效，不仅弃之不用，甚至有人视为乡下郎中开的偏方、验方，实属可笑可叹！本书在有关部分录取的一些典型医案中，可以清楚显示这些单刀利刃在破除危重疾病的关隘，救治垂死病家于旦夕之间，所发挥的惊人功效。

二曰：四两拨千斤。

阿基米德曾经豪言：给我一个支点，就可以用杠杆撬动地球！伤寒诸方，经常出现在疑难病、急重病的危急关头，四两拨千斤，拨开重重迷雾，使垂死患者重见天日。问题的关键，同样是要找到一个"支点"，这个"支点"，实际上就是仲景在每个条文所论述的理法方药中的辨证要点，是在这些要点中呈现的诸多矛盾的主要矛盾和矛盾的主要方面。认清和掌握这种要点，特别是要点中的重点，就是找到了拨千斤的"支点"，可以令伤寒医家在复杂纷纭、瞬息多变的重证中，举重若轻，驾驭有方，进退自若，举手而效。

三曰：攻坚夺隘要用重器。

这些重器，在太阳篇中屡屡使用，就是后世医家在注释和诠解中所称的峻剂、猛剂，甚至有明显毒性的方剂。如大陷胸汤、十枣汤、三物白散等。这些方剂，被后世医家称之为"剂大而数少，取其迅疾，分解结邪，此奇方之制也。""非峻药不足以破其结实。""诚为至当不易之方，毋惧乎药之险也。""仲景设峻剂，充分考虑不给病家带来不良后果或后遗症，既考虑治危病，又尽美尽善也。"对于使用这些峻剂、猛药、有毒之剂，关键在于掌握四个要点：一是辨证准确，二是配伍得当，利用方剂中君臣佐使来控制以至消除药性的峻猛，三是利用药性之间相生相克的关系，控制和尽量减少峻药的猛性或毒性，还有解毒性的简易可靠方法，如中了巴豆毒的人，速饮一些冷水，毒性很快就可以解除。四是精确掌握药味用量，并且药中即止，如"得快利，止后服"等。

第四，太阳病的许多方剂，根据不同的证候，形成不同方剂以主症和君药为标志的不同证候群，在这些证候群中，有相当部分的方剂，相互间的药味只差一味，甚至药味都完全相同，只是君药不同，用药量显著不同，因而其主症和治疗范围却显著不同。这个特点在后世许多医家的方药中，是很少见的。它充分说明伤寒方配伍的精当、用药的精细、辨证的精准，只有在众多方剂所表现的多种证候群中，深入分析和掌握其本质和基本规律，才能在看似一点一线之差中，分辨出内在的联系和区别，这正是伤寒方应对形形色色、复杂多变疾病的重要方法。

第五，太阳篇的许多方剂，从桂枝汤、麻黄汤到最后的风湿三方，从历代到当代的大量临床实践中，已充分证明，它们的实际应用，多数已经超出或大大超出原方条文所论述的范围，这充分说明，伤寒方具有突出的广谱性，因而具有十分显著的应用推广价值，这一点在临床实践上具有重大意义。

第六，太阳篇的众多方剂，每一个方剂所包含的内容，无一不深刻地体现着唯物辩证法的基本规律、基本原则和方法，因而其内容是《伤寒论》全书中十分丰富的部分，也是中医学辩证法中非常丰富的部分。本书在有关段落，都专门列出"著者医话"，这就是本书编著者专门论述几乎每个方剂的理法方药中，所充分展现的、精彩的辩证法思想，几乎都触及唯物辩证法的三大规律，矛盾对立统一规律，质量互变规律和否定之否定规律。这清楚地表明，在中医学博大精深完整的系统中，中医学辩证法、中医理论和临床这三个层次的相互关系，它们在《伤寒论》全书、在太阳篇的几乎每一段论述中，都有精彩的体现。

第七，关于《伤寒论》原方的加减问题，历代到当代医家，皆有不同的看法。一种比较流行的观点是：不应拘泥于古方，根据临床实际，进行加减。经验证明，这种说法是有道理的，临床实践也是必要的。但是一个重要问题往往被忽略，怎样加减或加减多少？

实际上历代医家至今，存在着两派：一派是以许多古代伤寒名家包括当代范老为代表，基本上应用原方，很少加减，必要时仅加减一二味、三四味；另一派主要是当代许多医家，用伤寒方往往加减许多，常常拆开伤寒原方的严谨组合，君臣佐使的精密配伍，加进多味甚至十余味时方的药剂。还有个别医家，把处方中仅有一味桂枝，加上大量其他药味，却称之为桂枝汤加减！

从临床上疗效观察，可以发现一种有趣的现象：凡是古代至当代《伤寒论》名家的许多医案中，他们开的处方，绝大多数皆是仲景原方，甚至像范老这样的一味不加、一味不减的原方，其医案结语，几乎清一色的都是同样一句话：一剂知，二剂已；两剂痊愈，甚至一服即止，不必再进。

就如蒲老治疗十个月幼儿的重症病毒性肺炎，从 5 月 8 日入院到 13日，体温 40.3℃，诸症危急，到 13 日已至生死一线间。蒲老用《伤寒论》太阳篇中的桂枝人参汤原方，一味不减，只另加三味，结果一夜之间，高位体温即降至正常，诸症皆减，立即将患儿从生死边缘救了回来。这一案例，其实是大量伤寒原方神奇功效之著名代表而已；反观有些医家，在伤寒原方上加众多其他药味，其疗效却是下降趋势，而用药剂数又是上升趋势，大多皆多剂或十余剂才见分晓。当然，这种现象，尚有待临床进一步大量的观察和验证。

第八，伤寒经方与时方的关系或分歧，历来已久，有些医家常争论不休。具有代表性的说法是：伤寒经方与时方，各有利弊，各有所长和所短，应各取所长，灵活运用。这里，我们不想对这些不同意见或争论评个究竟，只想用实践是检验真理的唯一标准，用客观事实实事求是地来说话。现在，我们姑且不论上述说法，其实际上忽视或掩盖了一个真相：即长期以来，所谓当代无桂枝证，古方已经过时，不能今用这种观点，已经影响很广很深，以致众多（或绝大多数）医家在临床上运用伤寒经方者，已"寥若晨星"。

（注：甚至在全国各大大小小的中医医院里，已很难见到伤寒方的踪影，更不用说《伤寒论》的原方了。）

（注：潘澄濂：《伤寒论方古今临床》序，1982年。）

现在，我们只讨论一个问题。自《伤寒论》问世以来，历代医家名家，几乎一致公认：伤寒方乃群方之祖，后世许多方剂，皆从伤寒方化裁而来。在理论上，《伤寒论》奠定了中医理论的基石，在临床上奠定了辨证施治体系的基础，这有疑问，有争论吗？因为这是近两千年来的医疗实践所证实的客观事实。同时，历代医家名家还提出一个重要观点，即：伤寒六经辨证，不仅适用于伤寒六经各证，而且通治杂病，同样是近两千年来的医疗实践所证实了的。当然，明清以来出现的温病学，如叶天士提出的卫气营血辨证，是温病学的重要创造，但它亦同叶氏自己所称，这是在《伤寒论》的基础上的发展和创新。六经辨证与卫气营血辨证，既有重要区别，又有密切联系。这有疑问，有争论吗？

问题的真相其实并不复杂，而且比较简单：《伤寒论》经方既是群方之祖，实际上后世的中医各家学说的精华，它们的许多方剂，都是在《伤寒论》基础上衍生、化裁、补充和发展而来的，仲景强调说："勤求古训，博采众方。"可见，伤寒方也是在仲景以前的古代，从大量的众方中，博采精练而来的；反过来看，伤寒方必然要涵盖或渗透后世众多诸方。历代伤寒名家有句名言："万病归六经，六经分阴阳。"意即伤寒六经辨证可以涵盖万病，其中当然包括诸多杂病。因此，伤寒六经辨证通治杂病的观点，确是有充分的客观事实依据和理论依据。

《伤寒论》太阳篇最后一节为"风湿证治"。风湿病原属杂病范畴，与伤寒病在性质上是有区别的。但风湿病的症状与太阳病的症状又很类似，而且风湿之邪也在六淫范围之内，所以把它归纳在太阳篇中，一是以资鉴别，二是可以互参。太阳病风湿三方证，实际上都是夹"寒"邪所致，《黄帝内经》："风寒湿三气杂至，合而为痹。"同此，伤寒与杂病，既互相区别，又紧密联系，《伤寒论》太阳篇最后专列"风湿证治"，实际上是开启了伤寒六经辨证通治杂病这个重要原理与方法之先河。

第二章　阳　明　病

　　阳明病是外感病过程中阳气旺盛、邪热最盛的极期阶段，按证候的性质来说，属于里热实证。古人对阳明的解释是"两阳合明"，也就是指太阳病、少阳病进一步发展而阳热亢极之义。

　　阳明病的病理机制，主要是"胃家实"，"胃家"是泛指肠胃而言，"实"即邪盛之意，并不是专指有形的实滞。凡外感病邪，传入手足阳明肠胃二经，此时必阳气亢盛，因此容易化热化燥，成为邪热亢旺的热证、实证。由于病不在表，而在肠胃，所以阳明病为里热实证。假如胃气虚惫，阳气衰弱，病邪传里，必乘虚化寒，而为虚寒性的三阴病变，古人说："阳明为三阴之外蔽。"确是经验之谈。

　　依据病理机制的不同，阳明病分为经证和腑证两大类型，邪传入里，仅是无形邪热，肠中并没有燥屎阻结的，称为经证；邪热内结，与肠中糟粕搏结而成燥屎的，是为腑证。一般来说，阳明腑证较之经证为严重，从病的发展来说，腑证往往由经证的邪热进一步亢盛，灼烁津液，导致肠中干燥而成。因此，有些病变很可能经证未罢，而腑证已成，当然也有始终呈现散漫无形的经证，而不转腑实的，也有病初入里即成腑证的。由此可知，经证和腑证，乃是阳明病发展过程中的两种类型，其主要区别，仅在燥屎之有无而已。

　　阳明病的形成原因，主要有三个方面：①由于所感受的病邪比较严重，虽然曾经过发汗解表，但未能逐邪外出，依然传里化热；②病者阳气素旺，感受外邪之后，最易入里化热；③由于误治伤津，过用辛温发汗，汗出太多，或早用攻下，耗伤阴气，促使阳邪转盛。

　　论中说："阳明居中土，万物所归。"这说明了阳明病的来路是多方面的，不仅三阳经之病邪向里发展可以成为阳明病，即三阴经病，当正气恢复，阳胜阴退，也有转为阳明病的可能。从阳经来说，太阳病失汗，或汗出不透，表邪不从外解，势必郁而化热，论中有"本太阳，初得病时，发其汗，汗先出不彻，因转属阳明也"，就是属于失表留邪而传里化热的一个例子。少阳半表半里之邪，失于和解，不能透邪外达，也能传里化热而成本病。

此外，亦有太阳病，发汗太过或早用攻下，或误利小便，治疗不当，耗伤津液，以致表邪易于传里化热而转成本病的。例如，"服桂枝汤，大汗出后，大烦渴不解，脉洪大者，白虎加人参汤主之"，即是汗多伤津转属阳明的病例。少阳病邪介于表里之间，误伤津液更易化热传里，所以说："少阳不可发汗，发汗则谵语，此属胃。"又说："少阳阳明者，发汗利小便已，胃中燥烦实，大便难是也。"都说明了误伤津是促使太少之邪传里化热的一个主要因素。

当然，也有并未误治伤津，也没有失汗留邪，而是自然地转变为阳明病的，这是由于本有宿食，或素体阳盛，蕴有伏热，当感受外邪之变，内外相合，引邪入里，里热转盛，论中所述"病有得之一日，恶寒将自罢，即自汗出而恶热也"。这就是素有蕴热，使风寒外邪迅即化热的例子。

以三阳为来路的病变，或从太阳，或从少阳，或阳明本身有邪热，所以《伤寒论》中将阳明病分为太阳阳明、少阳阳明和正阳阳明三种类型。

三阴经证转成阳明病的，以太阴病为最多见，因为太阴属脾，而生湿土，阳明属胃，而主燥土，脾胃阳虚，则湿盛而成太阴病；脾胃阳亢，则化燥而成阳明病，所谓实则阳明，虚则太阴，即是说明阳明与太阴，随人体的虚实而相互转化。因此太阴病的下利腹满、小便不利等症，如得脾阳恢复，湿邪化燥，以致大便转鞕，邪热转盛，就有转成阳明病的可能。如论中所说："伤寒脉浮而缓，手足自温者，是为系在太阴。太阴者身当发黄，若小便自利者，不能发黄，至七八日大便鞕者，为阳明病也。"就是由太阴病脾阳转盛，成为阳明腑实证的病例。

推而论之，少阴病、厥阴病，如能阳气回复，病邪还腑，也有转为阳明病的可能。总的来说，阴证转阳，借阳明为出路，是外感病演变中的佳兆。

第一节 阳明病的脉证

一、主要脉证

身热汗自出，不恶寒，反恶热，脉大。

外感热病发展到阳明阶段，无论经证、腑证，一般发热均较高，按之灼手如蒸，热盛于里，蒸迫于外，因而濈濈然自汗出。由于在表的风寒已解，传里的邪热独盛，所以不再恶寒，反见恶热。由于阳气亢旺，邪热壅盛，故脉形多见盛大洪滑，鼓指有力。如果脉形虽大，按之虚弱无力，是正气虚微，不能作为实热看待。

"问曰：阳明病外证云何？答曰：身热，汗自出，不恶寒，反恶热也。"

《黄帝内经》："阳明之上，燥气治之。"是谓病邪传入阳明，大都从燥而化，所以太阳证有恶寒，阳明证则不恶寒，而反恶热；胃为津液之腑，阳明热盛，液为热迫，则腠理开而汗出，这与太阳中风证的发热汗出不同。从以下几方面加以辨别：

（1）太阳中风证的发热是翕翕发热，阳明证的发热是蒸蒸发热；翕翕发热是热在体表，蒸蒸发热是热从内蒸。

（2）太阳中风证是汗出恶风，阳明病是汗出恶热（如果汗出太多，也间有背恶寒或时时恶风，但其势不甚）。

（3）太阳中风汗出数量不多，而阳明病的汗往往出得很多。

（4）太阳中风脉浮缓，阳明病脉洪大或浮滑。

此外，太阳中风证是脏无他病，即无口渴、腹满、便闭等症状，而阳明病则不然。

二、阳明经证

阳明经证，是邪热亢盛，而肠中糟粕尚未结成燥屎的证候。以身大热、汗大出、口大渴、脉洪大（或浮滑）四大症为主要特点。其他方面可有舌苔薄黄干燥，气粗如喘，面赤或面垢，甚者，会见到心烦躁扰，谵语遗尿，或昏睡等症。如果阳明之热盛极，而郁伏于内，不能外达四肢，反可出现四肢厥冷的假寒现象，这就是厥阴篇里所说的热厥证。

三、阳明腑证

阳明腑证是邪热传里，与肠中糟粕相搏而成燥屎内结的证候，病情较经证为重，往往是经证进一步发展的结果。如阳明经证，大热汗多，或误用发汗使津液外泄，于是肠中干燥，里热更甚，而致燥屎搏结。

阳明腑证的一般脉证：日晡时发潮热，手足濈濈然汗出，脐腹部胀满疼痛，大便秘结，或热结旁流，腹中频转矢气，脉象多沉迟而实，或滑数，舌苔多黄燥厚腻，边尖起刺，甚者焦黑燥裂。热邪上盛，还可能出现神昏谵语，如见鬼状，烦躁不寐，甚至惊痫瘈疭，循衣摸床，两目直视，或视物昏糊不明，喘冒不得安卧等危象。

第二节　阳明病的辨证

一、不恶寒

太阳病，恶寒发热，少阳病，寒热往来，都有恶寒现象，独阳明病不恶寒但恶热，这是因为在表之邪已经传里化热，证候成为表里俱热之证。所以，如有一分恶寒未尽，即表示一分表邪未罢。但是在阳明热盛、汗出过多、腠理开疏的情况下，也会出现背微恶寒或时时恶风的现象，这就不能误认为是表邪未尽，而妄用发汗，如再用发汗，必致阳亢阴竭而死。

辨证关键，在于认清太阳、阳明二病的基本特征，如太阳病以恶寒为主症，同时也必伴见脉浮无汗，或恶风自汗，口和舌淡等症。阳明病的恶寒是间有症，其恶寒的程度轻，而且时间短暂，同时必伴见脉大汗多，口燥舌干。

二、发热

阳明病的发热，是里热向外蒸腾，其热如蒸笼的热气一样，即论中所谓"蒸蒸发热"，与太阳病热在肌表的"翕翕发热"完全不同。然而阳明病也有热不甚高，这是热聚于内的缘故，不能以表热不高，误为邪热轻浅。相反，严重的会出现手足厥冷，或肤表如冰的假象，但是尽管出现这种症状，肢体虽然厥冷，若按其胸腹，则热灼手，并有唇焦舌燥、渴饮冷水、不欲盖衣、小溲色赤等症，脉虽沉，重按必滑数有力。

三、自汗出

阳明病的汗自出和太阳中风的自汗出不同，太阳中风，必汗出不爽，而阳明自汗，却是缠绵不断，且如蒸炊，但在某些情况下，也间有"无汗"或"但头汗出剂颈而还"等情况。如"阳明病，法多汗，反无汗，其身如虫行皮中状者，此以久虚故也"，所谓"久虚"，乃指病者阴津素虚，不能蒸腾为汗，透热外达，郁于肌表之间，因此周身作痒，如虫行皮中的状态。

又，阳明发黄证，由于湿热郁蒸于内，周身无汗，小便不利，因而头汗出的，这些又不应为阳明病的常局所拘泥。

四、口渴

仲景说："病人不恶寒而渴者，此转属阳明也。"不恶寒是邪不在表，口渴是里热已盛，津液被灼。若口中和而不渴，不属表证，即是里寒，这就不是阳明病了。阳明病口渴的特点是口干舌燥，渴饮不止，而且渴喜冷饮，与太阳蓄水证的口渴欲饮水、得水则呕不同。

五、腹满疼痛

阳明腑证的主要表现是腹部胀满疼痛，可以从部位的不同和程度的轻重，来探测腑邪燥结的深浅。大凡燥屎内结的胀满疼痛，都在脐腹部，论中说："病人不大便五六日，绕脐痛，烦躁，发作有时者，此有燥屎也。"这种疼痛，必然拒按，且必觉手下累累如块状。如果仅是心下硬满，是实邪在上，没有传入肠中，化燥成实。如果少腹硬满，则为病在下焦的蓄血之类，不可误认为阳明腑实。

腑实证的腹满，也有它的特点，论中说："腹满不减，减不足言，当下之。"这时腑实腹满的形态，可以说形容如绘，和脾阳不振、里寒气虚的腹满有明显区别。腑实腹满是有形的实邪内踞，所以满而不减，即或稍觉缓和也是微不足道。至于脾虚腹满，因中寒气滞之故，得阳则开，得阴则聚，故呈现出"时减复如故"的变化。

六、大便

不大便，大便难，大便硬，都是腑实的征象，但亦不能作为绝对依据。有的患者虽然不大便十余日，但无所苦，或虽然便秘，但在里并无邪热，这些均不能作为腑实看待。论中说："伤寒，不大便六七日，头痛有热者，与承气汤。其小便清者，知不在里，仍在表也，当须发汗……"就是从小便不黄而清的情况，看出没有里热。因此，如果见到不大便，应该结合腹部疼痛及里热情况（如潮热、舌苔、脉象等）才能下腑实证的正确诊断。

然而，阳明腑实也有下利症状，虽然下利清水，但肠中却是有燥屎结滞，后世医家名之为"热结旁流"，所以必须泻下其燥结，下利始能停止。在辨证方面，它的脉象，大多滑数有力，或脉迟而滑，潮热谵语，或心腹硬痛，所下多臭秽异常，和太阴虚寒证的下利比较容易区别。

七、小便

里有邪热，小便多黄，甚则黄赤；里无邪热，小便多清。《伤寒论》以小便的利与不利，探测腑实的程度，小便自利，则津液偏渗膀胱，肠中干燥，大便必致硬结。如果脾不能输送津液，通润水道，则小便不利，或次数减少，水湿留滞肠中，糟粕也就不能化燥成实。

论中说："若不大便六七日，小便少者，虽不受食，但初头鞕，后必溏，未定成鞕，攻之必溏。须小便利，屎定鞕，乃可攻之。"还说："当问其小便日几行：若本小便日三四行，今日再行，故知其大便不久出。"这是从小便利与不利，以探测肠中是否燥实的诊断方法。但是临床上也有由于燥热亢极、津液亏耗而小便短少的情况，不能误为水湿留滞，里未燥实，而坐失急下救阴的机会。如"病人小便不利，大便乍难乍易，时有微热，喘冒不能卧者，有燥屎也"，就是这方面的原因。

八、谵语与郑声

阳明热实，邪热上乘，多见神昏谵语，此症应与神气不足的郑声相鉴别，所谓"实则谵语，虚则郑声"。

谵语是神志昏乱，语无伦次，如见鬼状，声重有力，这是实证，多见于高热神昏之候。郑声，则声音低微无力，言语重复，神志似清非清，似昧非昧，即《黄帝内经》所说的"言而微，终日乃复言者"，多见于心肾不足、元神散乱的虚证。

【阳明篇评注】

阳明病是外感病邪热最盛的极期，其矛盾与变化的性质与太少两经均有显著不同。其特征可归纳为四点：

其一，变化大，即身大热，汗大出，口大渴，脉洪大，所谓四大主症。

其二，变化多，从形成原因看，有病邪严重，虽经发汗解表，仍传里化热；有阳气素旺，易入里化热；或误用辛温发汗，或早用攻下，耗伤阴气，使阳邪转盛；太阳阳经之病邪向里发展可成阳明病；三阴经病亦有转为阳明病的可能。因此，内因外因；多种内外因皆可形成。

其三，变化快，阳明病由于发展到极期，极则生变，且变化往往很迅速，从临床上观察，由于阳明病不管从何渠道或何方向而来，其共同特点都是极期，即处于急重证的严重阶段，甚至紧急危险关头，往往一天之内、一二小时内，甚至瞬间都会发生变证。

其四，变化复杂，上述大、多、快的变化，在临床上常见到诸方面、诸因素都可能交织在一起，形成错综复杂的局面。

上述特征对临床上的辨证治疗必然带来许多困难，对中医治疗这类急重证或急重证中的疑难证，形成巨大的挑战。多年来，西医逐渐在这方面显示优势，而中医却逐渐退出这个领域，这是当前我们亟须着重研究和解决的重大课题。

应当看到，《伤寒论》阳明病辨证的理法方药，是详细、具体、深入的论述，以及历代伤寒医家、名家的大量注解诠释和临床医案，给我们的巨大启示，关键是在于准确、精确地辨证，再复杂多变的阳明病变，都是有规律可循、有要点可抓的。

首先，掌握辩证法规律，具有重要的指导意义。要弄清辨证要点，就必须先在复杂多变的矛盾中，找出主要矛盾和矛盾主要方面，辨明诸矛盾在演化过程中，对立面诸方面的变化与转归。阳明病发展到极期，物极必反，这是一般规律，必须紧紧抓住物极和必反这两个基本特征，在临床上既要改变通常治疗常见病的那种慢条斯理的凭脉辨证的习惯，要快，但又要细心、稳妥，这种心态和作风，是要靠长期的认真积累才能做到的。对医家来说，《伤寒论》提供了定海神针，只要掌握"神针"，就能临危不乱，遇险不惊。

其次，所谓大、多、快、复杂，都是量变引起质变的规律性表现。在阳明病中，不论何种发展阶段，何种复杂变化的成因，都与病邪在量上的变化或积累，有非常重要的关系，因此在临床上要仔细辨明病邪，主要是热邪，同时还有风寒湿诸邪的渗入与兼并，即诸邪在量变中的度，如盛衰、强弱、大小、多少等，都是辨证的重要依据，甚至是决定性的依据。

所谓四大，是比较容易辨认的，但四大在阳明病的演变过程中，一定会与多、快、复杂等因素交织在一起，有时在短时间，甚至瞬间即形成矛盾对立面的转化，病情证候的转归，这对于临证判定和处方至关重要。

在阳明病的极期阶段，分析矛盾对立、质量互变规律，分析阴阳、寒热、表里、虚实这些基本矛盾，固然都很重要，很明显，矛盾对立面中，矛盾的主要方面，是阳、热、里、实；同时，在分析诸矛盾中，应特别注意正邪这对矛盾的变化。所谓发展极期，极则必反，极则生变，而这种"反"和"变"，最核心的问题是邪与正的反与变，到了极期，病情往往发展到十分严重的紧急关头，生死一线，正与邪矛盾哪怕是一丝一毫的变化与转归，都关系到邪胜还是正胜；正胜则邪退，邪胜则正亡，所以这关系到生死存亡。

像太阳证一样，阳明证全篇都充满辩证法。充满辩证法的学术理论和医疗实践，是最富有生命力的。

第三节　阳明病的治疗

阳明病的治疗，如经证的无形邪热，以清解里热为主，《黄帝内经》所谓"热者寒之"，是热证的治疗法则；腑证的有形实热，以泻下实邪为主，《黄帝内经》所谓"留者攻之"，是实邪的治疗法则。因此，清热、泻实是治疗阳明病的两大法则。但必须明确，阳明病是燥热之证，最易耗伤津液，津液受损，则邪热更炽，所以保存津液又是治疗阳明病的第一要义。清热泻实固是保存津液的积极措施，但另一方面也应注意，凡是与津液有损的治疗方法，如发汗、利小便等，在原则上都是禁用或慎用。

一、清法

阳明经证是里热蒸腾所致，表里俱热，所以治疗宜用白虎汤清解里热。如果热极阳郁，四肢厥冷，脉沉而滑，这是真热假寒之证，也应以白虎汤主治。

"伤寒若吐若下后，七八日不解，热结在里，表里俱热，时时恶风，大渴，舌上干燥而烦，欲饮水数升者，白虎加人参汤主之。"

白虎加人参汤

知母　石膏　炙甘草　人参　粳米

方解

尤在泾：方用石膏，辛甘大寒，直清胃热为君，而以知母之咸寒佐之，人参、甘草、粳米之甘，则以救津液之虚，抑以制石膏之悍也。曰白虎者，盖取金气彻热之义云耳。

【辨证要点】

如果里热蒸腾，表里俱热，或热极阳郁，真热假寒之证，皆宜白虎汤，此为清阳明燥热之主方，因为汗大出以后，津液大伤，所以又加人参，以补益气阴。

本方应用范围

（1）基本上是与白虎汤一致的，但因多一味人参，故对气阴已虚或原来体质衰弱者尤为适宜。

（2）凡热病经过再三汗下，而热仍不退者，其邪既不在太阳之经，又不在阳明之腑，而羁留于阳明之经者，用本方加苍术一钱，若不兼湿邪者，可不加苍术。

（3）治因暑火炽盛而致的热霍乱证，上吐下泻，身热烦渴，舌绛目赤，又见脉虚芤等气虚症状者。

（4）阳明合并证，太阳阳明证，热多寒少，口燥舌干，脉洪大者，虽不得汗，用之反汗出而解。

（5）治消渴证，由于胃热津伤而渴饮者有卓效。

【六经医案】

※ 治吴光禄。患伤寒，头痛腹胀，身重不能转侧，口内不和，语言谵妄。有云表里俱有邪，宜大柴胡汤下之。李曰：此三阳合病也，误下之，

决不可救。乃以白虎汤，连进两服，诸症渐减，更加麦冬、花粉，两剂而安。

炒知母 18 克　　生石膏 60 克　　甘草 6 克　　粳米 12 克

（李士材医案）

※ 章衡阳，患热病，头痛壮热，渴甚且呕；鼻干燥，不得眠，其脉洪大而实。一医曰，阳明症也，当用葛根汤。仲淳曰：阳明之药，表剂有二，一为葛根汤，一为白虎汤。不呕吐而解表，用葛根汤。今吐甚，是阳明之气逆升也，葛根升散，用之非宜。乃与大剂白虎汤加麦冬、竹叶。医骇药太重。仲淳曰：房荆非六十万人不可，李信二十万则奔还矣。别后进药，天明遂瘥。

（缪仲淳医案）

※ 治一壮男子，形色苍黑，暑月客游舟回，患呕哕，颠倒不得眠，粒米不入，六日矣，脉沉细虚豁，诸医杂投藿香、柴、苓等药不效，危殆。汪曰：此中暑也，进人参白虎汤，人参五钱，服下呕哕即止，鼾睡五鼓方醒，索粥，连进二三服，乃减参稍轻，调理数剂而愈。

（汪希说医案）

※ 治一人，年三十余，形瘦弱，忽病上吐下泻，水浆不入口者七日，自分死矣。汪诊脉八至而数，曰：交夏而得是脉，暑邪深入也，吐泻不纳水谷，邪气自甚也，宜以暑治，遂以人参白虎汤进半杯，良久，复进一杯，觉稍安，三服后，减去石膏知母，以人参渐次加至四五钱，黄柏、陈皮、麦冬等，随所兼病而佐使，一月后平复。

（汪石山医案）

※ 治一人。病伤寒，初呕吐，俄为医下之，已八、九日，而内外发热。许诊之曰：当用白虎加人参汤。或曰：既吐复下，宜重虚矣，白虎可用乎？许曰：仲景云："若吐下后，七八日不解，热结在里，表里俱热者，白虎加人参汤主之。"盖始吐者，热在胃脘。今脉洪滑，口大渴，欲饮水，舌干燥而烦，非白虎加人参不可也。

（许叔微医案）

※ 翁具茨。感冒壮热，舌生黑苔，烦渴，势甚剧，诸昆仲环视挥泪，群医束手。缪以大剂白虎汤加人参三钱，一剂立苏。或问缪：治伤寒有秘方乎！缪曰：熟读仲景书，即秘方也。

炒知母18克　　　生石膏45克　　　炙甘草6克　　　人参9克

粳米18克

（缪仲淳医案）

※ 李君思澄之侄女懿娟，女，年甫十二岁，夏历正月初间，得春温症，先是进服表散温燥等方，大热，大渴，大汗。延诊时，见其热甚异常，脉浮大而芤，身无汗，舌无苔，鲜红多芒刺，心烦不寐，米饮不入，症殊险恶。此症因误表而大热、大渴、大汗。现身无汗，则是阳明津液被灼告竭，不能濡润皮肤；脉芤心烦，舌无苔，而鲜红多芒刺，则病邪已由卫而累及营矣。即书白虎汤去粳米加西洋参、玉竹、沙参、花粉、生地、麦冬六剂，一日夜尽三剂，又守原方服二日，各症始愈七八，嗣后减轻分量，再进甘寒养阴药饵，不犯一毫温燥，计三十余剂，恙始悉捐。如云之鬟发，手一抹而盈握，浅者亦纷纷堕。皮肤飞削如蛇蜕然，驯至手足爪甲，亦次第脱尽，久而复生，可见温病误表，真杀人不用刀也。

（萧琢如医案）

※ 江应宿治其岳母，年六十余。六月中旬，劳倦中暑，身热如火，口渴饮冷，头痛如破，脉虚豁，二三至一止，投人参白虎汤，日进三服，渴止热退。头痛用萝卜汁吹入鼻中，良愈。

（江应宿医案）

※ 顾大来，年逾八旬，初秋患瘅疟，昏热谵语，喘乏遗尿……此三阳合病，遂以白虎加人参汤……三啜而安。

（《古今医案》）

※ 梁大患疹，身热谵语，口渴遗尿……两脉沉伏，舌燥裂生刺。且面垢，唇焦，为伏暑实热之症，急投白虎汤二剂，病解而脉始洪矣，故临证者，脉既难凭，尤当察其舌也。

（《续名医类案》）

· 167 ·

※ 田某，男，1 岁，高热 40.3℃，喘急，口渴，烦躁不安，儿科诊为支气管肺炎，予以麻黄剂，两剂后体温一度下降，但次日体温又升高至 40℃，神昏，脉象洪大而有力，舌无苔，舌质干燥而不甚红，此证为气分热极之象，治用白虎加人参汤。处方：

生石膏 60 克　　知母 12 克　　甘草 6 克　　人参 4.5 克

淮山药 30 克　　滑石 9 克　　瓜蒌皮 9 克

上方服两剂，因见痰涎壅盛，兼予猴枣散，三剂体温降至正常，症脉见缓和。

（李程之，《山东医刊》，1959）

※ 李某，男，三十一岁。近一周来，四肢关节酸痛，红肿，不能转侧及下床活动，伴有恶寒发热，汗出口渴，不思食，尿黄，大便秘结。

检查：体温 39℃，脉滑数，舌质红绛，苔黄燥，腕踝关节红肿，心悸，血沉 70mm/h。诊为热痹，治用白虎汤加桂枝、黄柏、薏苡仁、防己、蚕沙。

服一剂后，体温正常，关节红肿消失，疼痛大减。再进三剂，诸症消除，血沉降至 12mm/h 而出院。

（龚琼模，《江西医药》，1965）

※ 某女，六十二岁，久患间日疟，历经西医抗疟，三个月不愈，疟发在申酉时，短时间轻微恶寒一过，即高热 40℃ 以上，神识昏蒙，大汗淋漓，烦渴饮水，脉洪数弦滑，舌红苔腻，休止时脉象细濡。处方以白虎加人参汤合景岳何人饮化裁：

石膏 30 克　　知母 15 克　　甘草 3 克　　薏苡仁 12 克

党参 15 克　　何首乌 12 克　当归 9 克　　陈皮 3 克

常山 9 克　　范志曲 1 块

一剂煎水 400mL，疟发前 6 小时服 200mL，隔 3 小时再服 200mL，一剂疟症不来，连进两剂，观察半年未发。

（汤万春，《中医杂志》，1963）

※ 郭某，二十一岁。因突发头痛，发冷发热，汗多，便秘，抽搐，昏

迷入院。入院前四月，因挖耳受伤，左耳流脓一月余，渐消失。入院诊断：慢性中耳炎，乳突炎合并化脓性脑膜炎。予白虎汤三剂，体温下降至38℃；七剂后言语清楚，能下床自由活动。

（王书鸿，《天津医药》，1963）

"伤寒无大热，口燥渴，心烦，背微恶寒者，白虎加人参汤主之。"

所谓无大热，是指表无大热，这是因为热极汗多，以致肌表之热反不太甚，其背部微有恶寒，亦由汗出过多、肌表空疏所致，它和上条时时恶风的意义是一样的。表热虽不甚，但见口燥渴、心烦等，说明里热却非常炽盛。

"伤寒脉浮，发热无汗，其表不解，不可与白虎汤。渴欲饮水，无表证者，白虎加人参汤主之。"

此证脉浮而不大，发热无汗，是表证未解，里无实热，自应解表散寒，即使有渴欲饮水症状，也是五苓散或大青龙汤所主，同时说明白虎人参汤必须在没有表证时才能使用。

"伤寒脉浮滑，此以表有热，里有寒，白虎汤主之。"

本条是《伤寒论》中悬而未决的疑案之一。各家注解极多，如《医宗金鉴》引王三阳之说，谓寒字应作邪字解，亦热也。方有执认为里有寒，是指热的原因，程郊倩以为表里二字互相错简……

白虎汤

知母　石膏　炙甘草　粳米

方解　柯韵伯：石膏性辛寒，辛能解肌热，寒能胜胃火，寒能沉内，辛能走外，此味两擅内外之能，故以为君；知母苦润，苦以泻火，润以滋燥，故以为臣；用甘草、粳米调和于中宫，且能补土泻火，作甘稼穑，寒剂得之缓其寒，苦药得之平其苦……二味为佐，庶大苦大寒之品，无损脾胃之虑也。

【辨证要点】

臣亿等谨按前篇云，热结在里，表里俱热者，白虎汤主之。又云，其

·169·

表不解,不可与白虎汤。此云脉浮滑,表有热,里有寒者,必表里字差矣。

又阳明一证,云脉浮迟,表热里寒,四逆汤主之。又少阴一证云,里寒外热,通脉四逆汤主之,以此表里自差明矣,《千金翼》云:白通汤。非也。

"三阳合病,腹满身重,难以转侧,口不仁(注1),面垢(注2),谵语遗尿。发汗则谵语,下之则额上生汗,手足逆冷。若自汗出者,白虎汤主之。"

(1)(注1)口不仁:言语不利,不知食味。

(2)(注2)面垢:面部油垢污浊。

《医宗金鉴》:三阳合病者,太阳、阳明、少阳合而为病也,必太阳之头痛发热,阳明之恶热不眠,少阳之耳聋寒热等证皆具也。太阳主背,阳明主腹,少阳主侧,今一身尽为三阳热邪所困,故身重难以转侧也。胃之窍出于口,热邪上攻,故口不仁也,阳明主面,热邪蒸越,故面垢也。热结于里则腹满,热盛于胃故谵语也,热迫膀胱则遗尿,热蒸肌腠故自汗也。证虽属于三阳,而热皆聚于胃中,故当从阳明热证主治。

柯韵伯:阳明则颜黑,少阳病,面微有尘,阳气不荣于面,故垢。膀胱不约为遗尿,遗溺者,太阳本病也。虽三阳合病,而阳明证多,则当独取阳明。

"伤寒脉滑而厥者,里有热,白虎汤主之。"

此为热厥的脉象与治法。

【辨证要点】

厥有寒厥和热厥的分别,症状亦有先厥后热,与先热后厥的不同,如"伤寒先厥后发热而利者,必自止,见厥复利"即为寒厥,其具体症状除文中所述外,必兼有脉微细、小便清长、苔白、口和等现象,故当以温药治疗。厥冷而见脉滑,则不是虚寒,而是里热,因为热邪深伏于里,阳气反而不达于四肢,故手足厥冷,与"前热者后必厥,厥深者热亦深,厥微者热亦微"的机转是一致的。

本条只提出脉象，主要是说明热厥的辨证，除了滑脉以外，当然还有其他见症，四肢虽冷，胸腹必然灼热，口舌必然干燥，以及烦渴引饮、小便黄赤等症，故用白虎汤清解里热。本证与前条厥应下之，虽同属于热深厥亦深，但性质不同，本证仅是无形邪热郁伏，故宜清而禁下。

【寒厥热厥辨证】

原因：寒厥阴寒独胜，阳气衰微，不能通达四肢。热厥阳气独亢，邪热深入，反致阳气郁结，不得通达于四肢。

传变经过：寒厥初得病时，便四肢厥冷，也有热病转虚，成为阴证而厥，或大汗大下误治所致。

热厥初期必见身热、头痛等阳热症状，因热势加甚，反致内攻，才发厥冷，里热减轻，即厥回转热。

症状：寒厥四肢厥冷，身无热，恶寒，神情大多安静（也有阳越烦躁的），引衣自复，小便清白，下利，口不渴饮。

热厥四肢虽厥，胸腹依然灼热，恶热口渴，烦躁不得眠，甚至神昏谵语，揭去衣被，小便赤涩，或便闭，腹满鞕痛。

舌苔：寒厥舌润嫩，苔白滑。

热厥舌干，苔黄燥，或焦黑起刺。

脉象：寒厥脉微细欲绝，或沉迟。

热厥脉沉，按之而滑，有实邪者，多实大或沉迟有力。

治疗与禁忌：寒厥宜温、补，禁汗、下。

热厥宜清、下，禁汗。

朱肱：热厥者，初中病，必身热头痛外，别有阳证，至二三日，乃至四五日，方发厥，兼热厥者，厥至半日，却身热，盖热气深则方能发厥，须在二三日后也。

若微厥即发热者，热微故也，其脉虽沉伏，按之而滑，为里有热，其人畏热或饮水，或扬手掷足，或烦躁不得眠，大便秘，小便赤，外证多昏愦者，知其热厥，白虎汤。

又有下证，悉具而见四逆者，是先下后血气不通，四肢便厥，医者不识，却疑似阴厥，复进热药，祸如反掌。大抵热厥，须脉沉伏而滑，头上有汗，其手虽冷，时复爪温，须用承气汤下之，不可拘也。

【六经医案】

※ 一丈夫患疫，经二十余日，谵语不识人，舌上有黑苔，遗尿，不大便，午后烦热，闷乱，绝食数日，两脚痿弱，足生微肿，先生诊之，予白虎汤，兼用黄连解毒散，不日痊愈。

※ 一妇，怀妊患嗽，嗽则鼻衄如喷，憎寒乍热，口渴头痛，右脉洪数，授白虎汤合葱豉，投匕而瘳。

（《王氏医案三编》）

※ 一妇产后 5 ~ 6 日，患口渴引饮，大汗出，小便少。恶露已净，腹不痛，身不热，脉滑，舌干而白，质不红，胃纳不香。系肺胃燥热，处方：

生石膏 30 克　　知母 15 克　　甘草 6 克　　粳米一杯（煎汤代水）

五味子 9 克　　麦冬 15 克　　天花粉 60 克

翌日即汗止渴停，嘱照方续服两剂而愈。

（《临床心得选集》）

※ 风温患者，某，表里壮热，渴喜凉饮，烦躁汗出，咳吐黄痰，喘促气粗，体温 40.2℃，脉洪滑，舌苔黄腻。白虎汤加减：

生石膏　　知母　　连翘　　葛根　　桑白皮

瓜蒌仁　　甘草

翌日体温降至 38.5℃，喘咳大减，烦躁已除，去葛根加麦冬再服一剂，诸症全愈。

（陈瑞春，《浙江中医》，1978）

※ 吴桥过章祁，有人遮道告曰，汪一洋，年五十余，溲血后发热，毕召诸医，或以为伤寒，剂以发散，或以为痢后虚损，剂以补中，久之谵语昏迷，四肢厥冷，盖不食者旬日矣，其家绝望以待尽，愿一诊之。吴曰：此热厥也，吾能治之。予以石膏黄连汤，一服而苏，五服而愈。

（《续名医类案》）

※张某，女，二十四岁，患病已二十日，发高热，大汗，口干心烧，经中西医治疗十余日无效，反成下肢瘫痪，不能行走。

诊：脉洪大，舌鲜红。此阳明经证，治以白虎人参汤加味：

石膏 120 克　　知母 60 克　　甘草 15 克　　泡参 60 克

竹茹 30 克　　酒米 60 克　　灯心草为引

服药两剂痊愈。

※覃某，男。患哮喘多年，治疗无效。经常发热，大喘，咳嗽，口渴，不能眠，坐立不安，痛苦已极。

诊：脉洪大有力，此阳明病，予白虎人参汤：

石膏 12 克　　知母 12 克　　泡参 12 克　　甘草 3 克

酒米 9 克　　杏仁 12 克　　川贝母 6 克　　灯心一束

服后热退，口不渴，病势减轻。

复诊：头痛，汗出，咳嗽，喘气，背痛，恶寒发热，予麻杏石甘汤：

麻黄 9 克　　杏仁 15 克　　石膏 15 克　　葶苈子 9 克

甘草 9 克

三诊：服药后，热象与诸症悉去，脉微细，手足厥冷，但欲寐，呈少阴症状，宜四逆汤：

附片 240 克　　干姜 60 克　　甘草 120 克

四诊：诸症消失，唯精神倦怠，正气衰弱，主治十全大补汤加减：

西洋参 30 克　　茯苓 30 克　　白术 30 克　　熟地黄 60 克

当归 30 克　　黄芪 60 克　　附片 120 克　　干姜 60 克

鹿茸 15 克　　龟胶珠 60 克　　炙甘草 30 克

制成丸剂，缓服。随访数年病未复发。

（以上范中林医案）

【著者医话】

范老治覃某这个案例，颇有典型意义。初看，治病四诊过程很特别，忽上忽下，忽阳忽阴，从白虎加人参汤证变成四逆汤证，似乎令人费解。在临床上虽属少见，但非罕见；从辩证法的观点看，这是合乎规律的现象。

阳明证到极期阶段，如前所述，本来就有变化之四大特征，错综复杂。矛盾到极期，由于阴阳、寒热、表里、虚实、邪正诸矛盾对立，诸方面相搏成尖锐状态，所以变态以致突变，飞跃状态时有发生，是毫不足怪的。

从质量互变规律来看，量变到一定临界点，到某种极期，引起质的突变和飞跃，则是完全合乎规律的常态现象。这种现象在革命的转折时期，社会变革的关键时期，尤其在战争中，是屡见不鲜的。其实在医疗实践中，特别是在《伤寒论》的许多篇章中，在太阳证诸误治变证中，在阳明证中，同样是常见的。

从覃某案例来看，初起是阳明经里热实证，证情很清楚，治以白虎加人参汤；二诊病情就发生变化，阳明证热减，转入太阳证范畴之麻杏石甘汤证，这是第一次否定；三诊即急转直下，传入少阴，有典型的里寒厥冷、但欲寐，这是第二次否定；四诊服药后，诸症皆失，唯正气虚弱，这又是再次否定，阴阳两补缓服以善后，逐渐恢复正常。

所以从否定之否定规律来看，病情呈"之"字形曲折发展，确是合乎规律的现象。在太阳篇中，同是范老有一案例，已做过类似的介绍。可见，这种案例，从伤寒六经辨证的规律来看，并非罕见。仲景："知犯何逆，随证治之。"这是六经辨证治疗的基本法则，上述案例是对这一法则的最好注解。

《伤寒论》全篇皆充满辩证法，客观事实就是如此。

范老在上述案例中，附片用至八两，其他几味药量皆大，这也不足为怪。前述"生生堂治验"一案中，治某患儿阳明热证，前医投白虎汤，两旬余，犹未效，后医指出：然不愈者，剂轻故也，遂倍前药予之，须臾即效。仲景伤寒方，不仅要求药方对证，还要求剂量对证。关于这个问题，当代《伤寒论》专家李可老中医，对伤寒方的剂量问题，有专门论述，其使用的大剂量常取奇效，请参阅。

二、下法

下法的使用范围是比较广泛的，如蓄血、结胸等证，都用下法治疗。阳明病的下法，是泻下肠胃燥实，因为邪热已经与糟粕搏结而成实热之证，如果燥实不去，非但邪热无从肃清，且更耗津灼液，要想泄其实热而救其津液，就必须运用下法。然而运用下法的首要关键，是掌握时机，如用之过早，则阳邪内陷，引起变证；如失于攻下，必致阴津内竭，造成危候；如确有实邪内阻，就应即时使用攻下，但也应根据病情的轻重、病势的缓急而随证投方。

1. 调胃承气汤证

"阳明病，不吐不下，心烦者，可与调胃承气汤。"

调胃承气汤

炙甘草　芒硝　大黄（清酒洗）

方解　调胃承气汤善治胃中邪热燥结，为下法中的缓剂，故方名调胃。

王晋三：调胃承气者，以甘草缓大黄芒硝留中泄热，故调胃非恶硝黄伤胃而用甘草也。泄尽胃中无形结热，而阴气亦得上承，故亦曰承气。其义亦用制胜，甘草制芒硝，甘胜咸也；芒硝制大黄，咸胜苦也；去枳实、厚朴者，热邪结胃劫津，恐辛燥重劫胃津也。

徐灵胎：芒硝善解结热之邪，大承气用之，解已结之热邪，此汤用之，解将结之热邪，其能调胃则全赖甘草也。

【辨证要点】

邪热初传阳明，肠中燥热，胃气不和，腑实未甚，或误用汗下，津液亏耗，以致肠中干燥，腹部胀满，不大便，或热结旁流，蒸蒸发热，心烦，甚则谵语，所以用调胃承气汤微和胃气。

身热汗自出，不恶寒，反恶热，是阳明病的外候，如果没有经过催吐或泻下，而见到心烦不安的现象，这是属于胃家燥热壅结。《黄帝内经》

说："胃络上通于心。"胃热炽盛，心神被扰，所以心烦。然而本条叙证不详，仅凭心烦一症，最易与栀子豉汤证相混。栀子豉汤证的心烦，大多在汗吐下后，余热扰于胸膈而内无燥结，所以称为虚烦，用栀子豉汤清热宣泄，烦即可除。本证未经吐下，内有燥结，因此除心烦之外，当尚有腹满、便秘、舌苔黄燥等燥实证症状存在，所以用调胃承气汤泻其燥结，心烦始可解除。

本方应用范围

（1）治实而不满，腹中转矢气，有燥屎，不大便而谵语，燥、实、坚三症见者可用。（《此事难知》）

（2）治伤寒发狂，烦躁、面赤、脉实。

（3）治中热，大便不通，咽喉肿痛，或口舌生疮。（《口齿类要》）

（4）治齿痛血出不止，以本方为末，蜜丸服。（《玉机微义》）

（5）治消中，渴而饮多。（《试效方》）

"太阳病三日，发汗不解，蒸蒸发热者，属胃也，调胃承气汤主之。"

此为表邪化热传里，转为阳明腑实的证治，此证除蒸蒸发热以外，一定还有腹满、便秘，或心下鞕、郁郁微烦等腑实见症，才能使用调胃承气汤。

"伤寒吐后，腹胀满者，与调胃承气汤。"

因为吐后，中气必然受伤，虽有实邪内聚，又不宜用峻下，调胃承气汤是为最适当者。此种腹满，必按之作痛，且有坚硬之感，脉象实大，才是调胃承气汤证；如果腹满不按亦痛，而且痛势急剧，则属大承气证；如果脉浮而弱，腹满喜暖，按之柔软，又属于里虚证。

【六经医案】

※ 治一人。盛年恃健不善养，过饮冷酒食肉，兼感冒，初病即身凉自利，手足厥逆，额上冷汗不止，遍身痛，呻吟不已，僵卧不能转侧，却不昏愦，亦不恍惚。

郭曰：病人甚静，并不昏妄，其自汗自利，四肢逆冷，身重不能起，身痛如被杖，皆为阴证无疑。令服四逆汤，灸关元穴及三阴交，未应，加服丸炼金液丹，利、厥、汗皆少。若药艾稍缓，则诸症复出。如此进退者凡三日夜，阳气虽复，症复如太阳病，未敢服药，静以待汗。二三日复大烦躁，次则谵语斑出，热甚，无可奈何，乃与调胃承气汤，得利，大汗而解。阴阳反复有如此者。

处方：

酒洗大黄9克　　芒硝9克　　炙甘草6克

（郭雍医案）

※李子，十九岁，伤寒九日，医作阴证治之，予附子理中丸数服，其证增剧，脉沉数得六七至，夜叫呼不绝，全不得睡，又喜饮冰水，且三日不见大便，宜急下之，乃以酒煨大黄六钱，炙甘草二钱，芒硝五钱。煎服，至夕下数行，去燥粪二十余块，是夜汗大出，次日身凉脉静矣。

（罗谦甫医案）

※某男，腹胀，脚以下肿，小便不利，不大便十余日，舌上黑苔，唇口干燥，心烦呕吐，饮食如故，以调胃承气汤，大下秽物，小便快利，诸证悉去。

（《伤寒论今释》）

※齐某，男，三十二岁。体质素壮，饮食不节，久留滞不运，嗳气吞酸时作，腹胀便难，渐至头痛难忍。诊为食滞而发也，予调胃承气汤加味：

甘草9克　　酒大黄12克　　玄明粉9克　　麦芽12克

山楂15克　　莱菔子9克　　薄荷6克

水煎服。

服药一剂，腹泻二次，腹胀顿消，三剂头痛止。

※李某，女，十九岁。饭后睡眠，食滞于胃，继发头痛难忍，服上方一剂告愈。

（白清佐，《中医研究通讯》，1963）

2. 小承气汤证

"阳明病，其人多汗，以津液外出，胃中燥，大便必鞕，鞕则谵语，

177

小承气汤主之；若一服谵语止者，更莫复服。"

【辨证要点】

阳明腑证，不大便或大便鞕，谵语潮热，心烦，腹部胀满而坚硬，疼痛较轻，脉实或滑疾，舌苔黄垢，邪滞内阻，气机不运，燥实征象稍轻者，宜小承气汤。

阳明病汗出和太阳中风自汗出的机转不同，中风汗出，是因营卫不和，腠理疏松，其汗出之势缓而量少；阳明病汗出，是因里热太盛，津液被迫外泄，其汗出之势疾而量多。

阳明病，里热本已炽盛，如果汗出过多，津液外泄亦多，肠内津液必然相对地减少，故大便遂至干硬。由于大便鞕结，腑气不通，则秽浊之气上攻，心神被扰，所以发生谵语。柯韵伯所说"多汗是胃燥之因，便难是谵语之根"，即指本证而言。

徐灵胎：谵语由便鞕，便鞕由胃燥，胃燥由于津液少，层层相因，病情显著。

"阳明病，谵语发潮热，脉滑而疾者，小承气汤主之。因与承气汤一升，腹中转气者，更服一升；若不转气者，勿更与之。明日又不大便，脉反微涩者，里虚也，为难治，不可更与承气汤也。"

【辨证要点】

谵语潮热而脉滑疾，是里热虽盛，大便虽鞕而尚未至燥坚，此为小承气汤证主症。

服后有两种情况，其一，服后腹中有矢气作响，证明已有鞕便内结，小承气恰为对证；但仅进一服，药力尚微，不足以使鞕便排出，则宜进第二服，以增强通便力量，鞕便解出，则谵语潮热自愈。

其二，服汤后无矢气转动，则大便尚未硬结，即当停服承气汤。脉微为气虚，涩为血少，气血两虚，邪实正虚，攻邪则伤正，扶正则碍邪，故为难治。但后贤所立黄龙汤、增液承气汤，可随证使用。

"太阳病，若吐若下若发汗后，微烦，小便数，大便因鞕者，与小承气汤，和之愈。"

此为太阳病误治后，邪传胃腑成实的证治。

"阳明病，脉迟，虽汗出不恶寒者，其身必重，短气腹满而喘，有潮热者，此外欲解，可攻里也。手足濈然汗出者，此大便已鞭也，大承气汤主之；若汗多微发热恶寒者，外未解也，其热不潮，未可与承气汤；若腹大满不通者，可与小承气汤，微和胃气，勿令至大泄下。"

【辨证要点】

脉迟为寒，这是一般情况，本证因肠中燥屎阻结，气血阻滞，致脉来滞缓，然必迟而有力，此时表证已无，所以虽汗出，却不恶寒。由于腑气壅滞，外则影响经脉，所以身重，内则阻室气机，所以腹满，短气作喘。午后申酉时间，为阳明经气当旺，所以阳明腑证多于此时发作潮热。

如果患者再见到潮热症状，就可确诊是里实已成，可用攻下。但是内实的程度不同，攻下当有所区别：①四肢禀气于脾胃，肠胃燥实则四肢应之，津液为热迫而外泄，故手足濈然汗出，因此，可以说手足濈然汗出，即肠中燥屎已成的外候，此时应以大承气汤峻泻里实，燥屎一去，则腹满、短气、喘息、潮热诸症自除；②如果没有潮热，仍见轻微的发热恶寒，这是表邪还未尽除，虽有里实见证，还须先行解表，所以说其热不潮，未可与承气汤；③如果外证已解，腹部大满，大便不通，但没有潮热，这是肠内糟粕初结，尚不太甚，虽应攻下，但也只可和下，不可峻攻，这是大小承气运用的主要区别。

小承气汤

大黄（酒洗） 厚朴（炙去皮） 枳实（炙）

初服汤当更衣，不尔者尽饮之，若更衣者，勿服之。

方解 柯韵伯：诸病皆因于气，秽物之不去，由于气之不顺，故攻积之剂，必用行气之药以主之，亢则害，承乃制，此承气之所由名。

又病去而元气不伤，此承气之义也。夫方有大小，有二义焉，厚朴倍大黄，是气药为君，名大承气；大黄倍厚朴，是气药为臣，名小承气。

味多迅猛，制大其服，欲令泄下也，故名曰大；味少性缓，制小其服，欲微和胃气也，故名曰小。

二方煎法不同，更有妙义，大承气用水一斗，先煮枳、朴，煮取五升，内大黄，煮取三升，内硝者，以药之为性，生者锐而先行，熟者气钝而和缓，欲使其芒硝先化燥屎，大黄继通地道，而后枳朴除其痞满，缓于制剂者，正急于攻下也。

若小承气则三物同煎，不分次第，而服只四合，此求地道之通，故不用芒硝之峻，且远于大黄之锐矣，故称为微和之剂。

※ 关于三承气汤的应用，主要根据腑实的程度，证情的缓急，来选择决定。王好古认为，大热大实者用大承气汤，小热小实者用小承气汤，实热尚在胃中，用调胃承气汤缓其下行，加以甘草而祛胃热也。如"若病大用小，则邪气不除，病小用大，则过伤正气，病在上而用急下之剂，则上热不除"。

本方应用范围

（1）痞、实、满可服，腹中无转矢气。（《此事难知》）

（2）治痢初发，精气甚盛，腹痛难忍，或作腹闷，里急后重，数至圊而不能通，窘迫甚者。（《入门良方》）

（3）三化汤治中风邪气作实，二便不通，即本方加羌活。（《素问病机气宜保命集》）

【六经医案】

※ 治一人。伤寒至五日，下利不止，懊憹目张，诸药不效，有以山药、茯苓与之，虑其泻脱也。李诊之曰：六脉沉数，按其脐则痛，此协热自利，中有结粪，小承气倍大黄服之，果下粪数枚，利止，懊憹亦愈。

酒洗大黄 12 克　　　厚朴 9 克　　　炒枳实 6 克

（李士材医案）

※ 治一人。病伤寒，大便不利，日晡潮热，两手撮空，直视喘急，更数医矣，皆却走。

许曰：此诚恶候，见之者九死一生，仲景虽有证而无治法。况已经吐下，难于用药，勉强救之，若得大便通而脉弦则可生。乃与小承气汤一剂，大便利，诸疾渐退，脉且微弦，半月愈。

或问曰：下之而脉弦者生，此何谓也？许曰：仲景云："寻衣妄撮，怵惕不安，微喘直视，脉弦者生，涩者死。微者但发热谵语者，大承气汤主之。"

予观钱氏直诀说："手循衣领及捻物者，肝热也。"此症仲景列于阳明部，盖阳明者，胃也。肝有热邪，淫于胃经，故以承气汤泻之，且得弦脉，则肝平而胃不受克，所以有生之理也。

（许叔微医案）

※ 治董友之母，年将七旬，病已八日，脉之，软缓而迟滞，发热日晡益甚，舌苔黄厚，大便不行，畏寒呃逆。阅诸方，咸以老年正气虚，用丁香柿蒂散与补阴之剂。

夫脉来迟滞畏寒，阳邪入里也，舌苔黄厚，日晡热甚，阳明实也，此乃表证未解，而陷里之热急，致气机逆寒，窒而发呃，法当下之，毋以高年为虑也。

与小承气汤，服后大便转矢气，兼有心烦不宁之象，与一剂，临晚下黑屎数枚，二更战栗壮热，四更大汗，天明又便黑屎，然后呃止，神清而睡，此实呃之证也，宜审之。

（张意田医案）

※ 治一人。四肢厥逆，怦怦恶寒，肌冷如冰。黄视面虽惨淡，而内实烦满，脉虽沉伏，而肝脉有力，此热厥也。

黄芩 3 克　　黄连 1.5 克　　柴胡 3 克　　枳壳 3 克

厚朴 3 克　　大黄 6 克　　　乌梅 1 个　　青皮 1.5 克

槟榔 3 克　　细辛 1 克

服后厥回，通身大热，改用平药而愈。

（黄锦芳医案）

※ 吴氏妇患疫，家人谓因怒而致，医遂用沉香、乌药、代赭等药，兼用表剂二十余日，胸膈胀闷，壮热不休，脉洪数，此痰邪入腑，表散徒伤卫气，病亦不解。乃连服瓜蒂散两剂，吐去痰涎，察其邪尚未衰，又予小

· 181 ·

承气两剂，下宿垢数行，而热渐退，调理十余日，脉始平复。

（《续名医类案》）

※ 梁某，男，二十八岁，住某医院。诊断为流行性乙型脑炎。病已六日，曾连服中药清热解毒养阴之剂，病势有增无减。

会诊时体温高40.3℃，脉象沉数有力，腹满微硬，哕声连续，目赤不闭，无汗，手足妄动，躁烦不宁，有欲狂之势，神昏谵语，四肢微厥。

昨日下利纯青黑水。此病邪踞阳明热结旁流之象，但未至大实满，而且舌苔秽腻，色不老黄，未可与大承气汤，乃予小承气汤微和之。服药后，哕止便通，神清热退，诸症豁然，再以养阴和胃之剂调理而愈。

（蒲辅周医案）

※ 沈某，男，五十五岁。阑尾手术已九天，近四天来大便秘结，腹部胀满拒按，纳钝，呕吐腐酸，苔黄腻，脉弦细有力，西医诊为不完全性肠梗阻。证属胃失和降，肠失传导，浊气上逆，急宜通腑导滞：

生大黄9克（后下）　　炒枳实9克　　　厚朴9克　　姜半夏6克
青、陈皮各6克　　　旋覆花6克（包）　　代赭石15克

服一剂，腑气通，大便畅，知饥能食，改用和胃化滞两剂而愈。

（朱炼之，海宁县中医院）

※ 张某，男，四十七岁。外观壮实，大便如羊屎，数日一行已四五个月，腹部胀满以小腹为甚，常因腹胀而不敢进食，肢倦乏力，苔白而厚腻，脉弦滑有力，经钡餐透视，小肠传送正常，而入结肠后（尤其为降结肠），传送特别缓慢。西医诊断为肠功能紊乱，中医辨证属肠间气滞，当以行气通腑：

厚朴24克　　枳实9克　　生大黄9克（另泡服）
炒莱菔子15克

三剂后大便通畅，继以上方加减，服三剂而愈。

（张海峰，《新医学资料》，1976）

3. 大承气汤证

"阳明病，脉迟，虽汗出不恶寒者，其身必重，短气腹满而喘，有潮

热者，此外欲解，可攻里也。手足濈然汗出者，此大便已鞕也，大承气汤主之。"

大承气汤

大黄（酒洗）　厚朴（炙，去皮）　枳实（炙）　芒硝

上四味，先煮二物，以水一斗，取五升，去滓，内大黄，更煮取二升，去滓，内芒硝，更上微火一二沸，分温再服，得下，余勿服。

【辨证要点】

阳明腑证，日晡潮热，谵语，烦躁，腹部胀满坚硬，疼痛拒按，甚至喘冒不得卧，腹中矢气频转，大便秘结，或热结旁流，舌苔老黄，甚则焦燥起刺，脉沉实或迟滑，燥屎内结，痞满燥实四症俱备，若不急下，则阳邪亢极，阴津立渴，宜用大承气汤峻下之。

若热灼神明，谵语如见鬼状，不识人事，循衣摸床，惕而不安，直视微喘，或目中不了了，睛不和，里邪壅实，正气阴液俱伤，危在顷刻，用大承气汤急下实邪，以存阴液，或有生机。

若四肢厥逆，而面赤溲赤，脉沉有力，腹满坚痛，这是腑实重证，火极似水，热极而厥，亦宜大承气攻下。

本方应用范围

（1）治大实大满，大满则胸腹胀满，状若合瓦；大实则不大便。痞满燥实皆备则用之，杂病则进退用之。（《此事难知》）

（2）治癫狂热壅，大便秘结。（《古今医统大全》）

（3）治热上冲眼，大便秘结。（《眼科锦囊》）

【六经医案】

※ 治一人。伤寒八九日以来，口不能言，目不能视，体不能动，四肢俱冷，咸谓阴证。诊之六脉皆无，以手按腹，两手护之，眉皱作痛，按之跌阳，大而有力，乃腹有燥屎也，欲与大承气汤，病家惶惧不敢进。

李曰：此即能辨是症者，唯施笠泽耳，延诊之，若合符节，遂下之，得燥屎六七枚，口能言，体能动矣。故按手不及足者，何以救垂危之

症耶?

　　酒洗大黄12克　　　厚朴12克　　　枳实9克　　　芒硝9克

（李士材医案）

　　※ 治舒时宗，三月病热，予与仲远同往视之，身壮热而谵语，苔刺满口，秽气逼人，少腹硬满，大便闭，小便短，脉实大而迟。仲远谓热结在里，其人发狂，小腹硬满，胃实而兼蓄血也，法以救胃为急，但此人年已六旬，症兼蓄血，下药中宜重加生地，一以保护元阴，一以破瘀行血。余然其言，主大承气汤，硝、黄各用八钱，加生地一两捣如泥，先炊数十沸，乃纳诸药同煎。送进五剂，得大下数次，人事贴然。少进米饭一二口，辄不食，呼之不应，欲言不言，但见舌苔干燥异常，口内喷热如火，则知里燥尚未衰减，复用犀角地黄汤加大黄三剂，又下胶滞二次，色如败腐，臭恶无状，于是口臭乃愈。

　　生大黄24克　　　芒硝24克　　　厚朴9克　　　枳实9克
　　生地黄30克（捣为泥另煎）

（舒驰远医案）

　　※ 一妇人，因痔疾，一月不大便，燥结不通，肛门如火，痛甚，用大承气加黄芩、乳香使服，另以猪胆汁和醋灌肛门，且涂肿处，一昼夜，下燥屎七八枚，痔痛亦安。

　　※ 某商，年廿五，因饮食起居不节五六日，忽腹满如鼓，大小便不利，气急促迫，两脚满肿，脉洪数。因恣食而停滞，致有胃实证，当先治痞滞，乃急令大承气汤两剂，小便稍利，腹满稍减，连服五六剂，大便渐通，诸症皆安。

　　※ 一人患伤寒，妄言，时欲起走，家人按卧床上，其症腹满大渴，舌上干燥，齿龈黑色，二便不利，脉沉微，予大承气汤三剂，下臭秽粪便甚多，至第三日，精神颇爽，但夜寐惊恐，不得安眠，予柴胡加龙骨牡蛎汤，三十余日而瘳。

（以上《伤寒论今释》）

　　※ 一老人，偏头痛，痛如刀剁，四十余日，腹硬满，大便不通，十余

日，舌红苔黄，面目黧黑。乃予大承气汤五剂，下利五六行，诸症顿退。六七日全愈。

※ 一妇人患伤寒，谵语狂笑，下利清水，日数十行，腹硬满，按之痛甚，乃作大承气汤，连进三剂，利即止，诸症并治。

※ 一男子，年四十余，热病十八九日，口不能食，目不能视，身体不动，手足清冷……两脉如蛛丝欲绝……脐下有物磊砢。乃与大承气汤，下燥屎五六枚，诸症顿退。

（以上《古方便览》）

※ 一妇人患伤寒九日，发狂面白，谵语不识人，循衣摸床，口目瞤动，肌肉抽搐，遍身手足尽冷，六脉皆脱，聆听其声重而长。此阳明壅实，热郁于内，故令脉迟不通，非脱脉。即作大承气汤，挖开牙关，灌之。黑昏即解黑便半床，次晨脉出身热，人事亦知。

（《伤寒论直解》）

※ 梁某，男，四十四岁。阵发性腹痛，呕吐一天入院。诉恶心，不思饮食，口干渴，两天来未大便，尿短赤。曾做过阑尾切除及胃次全切除术。体温 37.8℃，脉弦数实，舌淡红而干，苔白粗，腹胀满，左下腹拒按，无肠型及反跳痛，肠鸣亢进，有气过水声。

X 线腹透：肠腔扩张，有多个液平面。诊断为粘连性肠梗阻。中医辨证：里实气滞。入院当天，禁食，胃肠减压，输液，并从胃管注入大承气汤加木香、桃仁、芍药，半小时后，因作呕，吐出中药大半，乃取上方中药一剂灌肠。三小时后，排出糊状便 3000mL，腹满减轻。

第三天，再以中药灌肠一次，排出大便及气体，腹痛更见减轻，但 X 线显示肠管明显扩大，上腹部有较大液平面，降结肠未见积气，故仍用大承气汤加味一剂灌肠，一小时后，排出多量蛋花汤样大便后，再泻大量粪便，腹胀痛消失，梗阻解除。

（郑国柱，《新医学》，1975）

※ 吴某，男，二十九岁。脐周围阵发性痛已六七日，进食后上腹部胀痛加剧，曾吐蛔虫两条，大便三日未通。痛苦，急病容，神志清，苔厚

浊，脉沉弦有力，轻度脱水，脐区及左上腹部有压痛，体温37.5℃。诊断：蛔虫性肠梗阻。中医辨证：阳明热结，里实气滞，治以攻实：

大黄、芒硝、厚朴各15克　　枳壳、槟榔各12克

第二天，仍大便不通，腹满更坚，拒按，伴有剧痛，脉同前。剂轻证重，乃用原方大承气加量：

大黄、玄明粉各30克　　厚朴24克　　枳实12克

第三天排出宿粪半桶许，蛔虫几十条，梗阻症状随之解除。调理一周，痊愈出院。

（张琴松，《福建中医》，1962）

※王某，女，初生才一周，两日来啼哭不止，偶可听到肠鸣声，不大便，时吐乳，疑为单纯性肠梗阻，中医称为"盘肠气"，故拟调气通便为治：

大黄、玄明粉各0.9克　　厚朴、枳实各0.6克

一剂复诊，大便已行，啼哭已减，吐乳亦除，肠中积气已调，腹不痛，故不再有啼哭，原方再服一剂愈。

（谷振声，温州医科大学）

※罗某，男，四十四岁。右下腹痛三天，起病为突然全腹痛，阵发性加剧。伴恶心畏寒，继而转右下腹持续疼痛，便干，量少，尿短赤，脉弦实，舌红，苔白干，腹胀满，肠鸣存在，未扪及包块，白细胞12.8×10^9/L，中性粒细胞82%。诊断：急性阑尾炎。辨证为里实肠痈未成脓。予大承气汤加黄芩一剂。服药当天，解大便一次，症状缓解，次日服大承气汤去川朴，加黄芩、牡丹皮、金银花，两剂而大便畅通，诸症消失。

（郑国柱，《新医学》，1975）

※任某，女，二十七岁，农民。左上腹持续痛阵发性加剧，伴寒战发热两天入院，痛剧时向左肩背及腰腿部放射。白细胞16.8×10^9/L，中性粒细胞93%，尿淀粉酶1024U/L，用氯、链霉素及阿托品等，症不减轻，拟诊急性胰腺炎。痛苦急病容，颜面潮红，神萎，气促可平卧，腹部略见肌卫，肝肋下一指，剑下三指，脾肋下二指，轻压痛（曾患血吸虫病），

·186·

左上腹有反跳痛，移动性浊音可疑，左侧胃有叩痛，脉弦紧，舌苔中黄。

辨证：气滞食阻，阳明腑实。拟清热疏导，处方：

制厚朴、炒枳壳、柴胡、玄明粉（冲）各15克　　光桃仁、广木香、白芍、生大黄（后下）、酒延胡索各9克、虎杖、黄芩、金银花各30克

药进三剂后，腹泻十余次，腹软痛减，左上腹轻压痛，已无反跳痛。入院第五天，体温36.6℃，体舒神朗，仅剑下轻痛，尿淀粉酶32U/L，其他化验亦正常。住院十四日，痊愈出院。

※陈某，男，三十五岁。急性阑尾炎坏疽切除术后三天，腹胀满，阵发性腹痛，饮食不下，大便秘结，肠鸣亢进，下腹部胀痛，以左下为甚，脉弦数，苔黄干厚，出现肠梗阻症。辨证属里实，气血郁滞，宜攻里通下，投以大承气汤灌肠。注入后不久，排出大便多量，加黄芩一剂，服后半小时呕吐，乃改用大承气汤，症状减轻，次日再灌肠一剂，大便通畅，诸症消除。

（同上）

※1965年报告，采用大承气汤低压灌肠，非手术治疗100例急性阑尾炎，全获成功，其中男54例，女46例；年龄范围从3岁到75岁；穿孔合并腹膜炎9例，阑尾包块形成9例，余均为急性阑尾炎，18例曾加用抗生素。平均治愈时间为6.5天。

[广州中医学院（现广州中医药大学）等，《广东医学》，1965]

※湖北报道一组治疗98例腹部手术后胀气，年龄自出生3天至91岁。术后3天即胀气88例，3天以上出现者10例。胀气程度：重度33例，中度52例。手术种类为阑尾炎切除加引流17例，胃肠穿孔修补8例，小肠切除13例，肠粘连26例。主方：

大黄、芒硝各9～15克　　厚朴、枳壳、桃仁、赤芍各9克
莱菔子15～30克

依法煎汤。

用法：成人每天一剂，儿童酌减。一次给药50～100mL，口服或经胃肠减压管注入，并随即停止减压2～3小时。

效果：94 例有效，有效率 95.92%。

（湖北省广济县第一人民医院外科，《新医药学杂志》，1977）

※ 李某，男，三十二岁。赤白痢两日，脐腹绞痛，后垂窘迫，日夜十余次，量少。按其腹，则痛更甚，舌红赤，苔黄厚而浊，纳呆，烦躁不安，脉滑实。用大承气汤加味：

制厚朴 6 克　　炒枳壳 6 克　　生大黄 9 克　　芒硝 9 克

山楂炭 24 克　　六神曲 9 克

服后泻下未化之物甚多，腹痛下痢大减，饮食渐进，改用平胃散加山楂、神曲，调理数日而安。

（谢天心，《江西医药》，1962）

※ 王某，男，三十六岁。体壮，于暑热之季，劳力过极，骤然胃痛，辗转难安，面赤身热，尿赤便难，心烦谵语，神情不安，脉沉重，急用大承气一剂：

大黄 9 克　　厚朴 12 克　　枳实 12 克　　玄明粉 6 克

依法煎服，便通身安，两剂烦热去，胃痛止。

（白清佐，《中医研究通讯》，1963）

※ 毕某，男，二十岁。平素体热火旺，经常大便艰秘，近因误服补药，以致热遏气壅，肠胃积热上冲，以致呃逆连声不绝。有潮热，大便秘结，脉滑，舌红。诊断：实证误补，热体呃逆。急投大承气汤加味：

生大黄、厚朴、枳实、玄明粉、莱菔子、竹茹各 9 克

桔皮、乌梅、黄连各 3 克

服药后，大便通畅，热退呃止。

（魏长春，浙江省中医院）

※ 徐某，男，二十二岁。病起微寒微热，神昏乱语，妄行妄笑，渴饮冷水。一周后，病情加剧，渐至饮食全废，骂詈不避疏亲，逾墙越窗，狂越莫制。六脉滑大有力，苔厚黄腻，便结溺赤，痰涎黏稠。此积热蕴结于阳明，化燥化火，循经上犯神明，皆实火为患。宜直折阳明之火，亟以大承气汤加味施治，荡热泻实，豁痰开窍，以为釜底抽薪之计：

生大黄15克　　玄明粉9克　　　厚朴6克　　枳实6克

胆南星6克　　九节菖蒲4.5克　鲜竹沥30克（兑入姜汁二三滴）

依法煎汁，食后服药，至夜间大便连通两次，黎明神识慧朗，能啜稀饭数碗，诸症遂告消失。

（李阆候，乐清县城关卫生院）

"伤寒若吐若下后不解，不大便五六日，上至十余日，日晡所发潮热，不恶寒，独语如见鬼状；若剧者，发则不识人，循衣摸床，惕而不安，微喘直视，脉弦者生，涩者死；微者，但发热，谵语者，大承气汤主之；若一服利，止后服。"

本条里胃家实的危候，内容可分三节：

第一，伤寒表证，应当汗之，使邪从外解，医者反以吐下，以致津液化燥，邪陷成实，不恶寒，发潮热，不大便五六日，甚至十余日，都是胃腑燥实的征象；至于独语如见鬼状，亦肠中糟粕结聚，浊气上行所致，这些证候是比较严重的。

第二，若剧者，发则不识人，是神识已呈昏糊状态，比独语如见鬼状更为严重，患者惊惕不安，以手无意地向四处乱摸，气粗似喘，目睛上视，此不仅阳明腑实自病，且已波及厥、少二阴，证情危急已达于顶峰；当此生死关头，阴液之竭绝与否，为本证预后诊断的关键，而阴液之是否竭绝，又以脉为主要依据；脉弦为正气尚存，阴液未竭，犹有治疗余地，所以说"脉弦者生"，涩脉是营血衰竭，阳亢阴绝，无法挽回，故云脉涩则死。

第三，病势较轻的，只见发热、谵语之腑实证象，而未见阴液竭绝的其他证候，正虽虚而未甚，可用大承气汤荡涤其燥结，以峻攻实邪，邪去则阴液自复，此即急下存阴之理。

《医宗金鉴》：循衣摸床，危恶之候也。一以阴气未竭为可治，如太阳中风，火劫变逆，捻衣摸床，小便利者生，不利者死是也；一以阳热之极为可攻，如阳明里热成实，循衣摸床，脉滑者生，涩者死是也。

经曰：四肢者，诸阳之本也。阳虚故四肢扰乱失所倚也，以独参汤救之；汗多者，以参芪汤；厥冷者，以参附汤治之，愈者不少，不可概谓阳极阴竭也。

"阳明病，谵语有潮热，反不能食者，胃中必有燥屎五六枚也；若能食者，但鞕耳，宜大承气汤下之。"

【辨证要点】

此以能食与否，来辨别腑实内结的微甚。

谵语潮热，是阳明腑实的主要见证，但腑实程度有轻有重，重则燥屎阻结，轻则仅仅便鞕，其鉴别要点，可参考患者饮食情况。腑实不甚，则不致影响进食，而食欲尚能如常，如小承气汤证；腑实太甚，则胃气窒塞而不能食，如大承气汤证。

如果潮热、谵语、不能食，是燥屎已成之确证，非用大承气汤进攻，不足以下其燥结实滞；如果谵语潮热而进食如常，则知仅是大便鞕结而未至燥坚的程度，只用小承气微和胃气即可。

"汗出谵语者，以有燥屎在胃中，此为风也，须下者，过经乃可下之。下之若早，语言必乱，以表虚里实故也。下之愈，宜大承气汤。"

此为阳明腑证兼太阳表邪，必须表邪尽解，方可攻下。

"阳明病，下之，心中懊侬而烦，胃中有燥屎者，可攻。腹微满，初头鞕，后必溏，不可攻之。若有燥屎者，宜大承气汤。"

此为阳明病下后未净和大便初鞕后溏的辨治。本证之腹微满而心烦懊侬，既不是燥屎内结的实烦，也不是余热留扰胸膈的虚烦，可以斟酌使用栀子厚朴汤。

喻嘉言：一云胃中有燥屎者，一云胃中若有燥屎者，俱指试其转矢气，及绕脐痛，小便不利，烦躁，时有微热，喘冒，不能卧，七证。

"大下后，六七日不大便，烦不解，腹满痛者，此有燥屎也，所以然者，本有宿食故也，宜大承气汤。"

陈修园：此证着眼在六七日，以六七日不大便，则六七日所食之物，又为宿食，故用大承气。

太阳误下，由于表证未解，所以成为结胸、痞证，此条虽经大下，即使下不合法，亦不致成结胸、痞证，其关键在于没有表邪，所以下后邪复成实，仍可使用下法。

"病人小便不利，大便乍难乍易，时有微热，喘冒不能卧者，有燥屎也，宜大承气汤。"

【辨证要点】

一般小便不利，不是气化不行，即为津液干涸，本证小便不利，既不是气化不行，也不是津液干涸，而是本证的审证要点。大便乍难，毫无疑问是燥屎内结，既然如此，为什么又能乍易，有些注家解为热结旁流，理虽可通，究竟不切原意。

其所以大便乍易，这与小便不利是分不开的，一般规律：小便数为燥屎已成的征验之一，本证小便不利，则津液能回流入肠，所以燥屎虽结，有时尚能乍易，由于燥屎内结，邪热结于里，所以时有微热，腑气壅塞，故气粗作喘，邪浊上行，故头目昏冒，既喘且冒，当然不能卧了。总的来说，这些症状，都是燥屎内结、腑气阻滞所致。

"伤寒六七日，目中不了了，睛不和，无表里证，大便难，身微热者，此为实也，急下之，宜大承气汤。"

①目中不了了，即视物不明。②睛不和，是眼珠转动不灵活。③无表里证，指既无头痛、恶寒的表证，也无腹满、谵语等的里证，也有认为是无少阳的半表半里证。

本证腑热炽盛，灼烁真阴，五脏六腑之精气，消耗殆尽，不能上荣于目，故目中不了了，睛不和，燥屎内阻，则大便不通，热潜于里，故外反微热。所谓无表里证，说明本证既无明显的表证，也无明显的里证，仅仅是大便难，身微热，然而见到目中不了了，睛不和诸症，则证情已达十分危急的阶段，此时邪火燔灼，燎原莫测，如不用急下，将何以救阴液于万一，因此用大承气汤实为釜底抽薪的应急措施。

《医宗金鉴》曰：目中不了了而睛和者，阴证也；睛不和者，阳证也。此结热神昏之渐，危急之候，急以大承气汤下之，泻阳救阴，以全未竭之水可也。

"阳明病，发热汗多者，急下之，宜大承气汤。"

阳明病，如属经热炽盛，只宜白虎汤清之，今发热汗出而用大承气汤，是因汗出特多，津伤便鞕，其势亦很急迫，故急下存阴，此证除发热汗多外，当还有其他腑实症状，如腹满痛，不大便，潮热谵语等症。

"发汗不解，腹满痛者，急下之，宜大承气汤。"

"腹满不减，减不足言，当下之，宜大承气汤。"

腹满是承气汤证的主症之一，但应与虚证腹满鉴别。太阴虚寒的腹满，里无实邪，其腹满，常有缓解的时候，本证腹满，乃是里有燥屎，是有形的实邪，腹满无减轻之时，所谓"腹满不减，减不足言"，正是内实腹满的特征，也可以说是承气汤证的审证要点。

下后腹满不减，亦有属于太阴虚满，愈下则脾气愈虚，愈虚则腹满愈甚，其虚实之辨，最宜详明。

"阳明少阳合病，必下利，其脉不负者，为顺也，负者，失也，互相克贼，名为负也，脉滑而数者，有宿食也，当下之，宜大承气汤。"

【辨证要点】

这是根据五行相生相克的学说，从脉象上来解释疾病的顺逆。阳明属土，少阳属木，二经合病而下利，如纯见少阳弦脉，则木必克土，病情较逆，是所谓负也，失也；如果脉见滑数，则木不克土，即所谓顺也。

三阳病各有主脉，太阳病脉浮，少阳病脉弦，阳明病脉大。何经的病邪偏重，即反映出何经的脉象。本证阳明少阳合病，邪热逼迫大肠，所以产生下利，此时脉象若见实大滑数的阳明脉，则阳明偏胜，不受木克，就不为负，为顺证；如见少阳弦脉，则木火偏胜，木必克土，所以为负，为失；滑数之脉，为有宿食的脉象，胃实的明证。

本证与太阳少阳合病的热迫大肠而下利（表10），用黄芩汤以清热坚阴，以及与太阳阳明合病的表邪内迫而下利，用葛根汤以发表生津，其病变机制与治疗作用，完全不同，临床上应严格区别。

林澜：此节是三证在内，大承气汤只治得脉滑而数的有宿食之证，并非治上两证也。其脉不负者，虽下利而脉未至纯弦也，不言治法。

陶华谓：尝以小柴胡加葛根白芍治之，取效如拾芥是也。

表10　合病下利治疗比较

合病名称	症状	病理机转	治法	方剂
太阳阳明	下利	表邪内迫大肠	解肌发汗	葛根汤
少阳太阳	下利	胆热影响大肠	清和半里	黄芩汤
阳明少阳	下利	里有宿滞	攻下实邪	大承气汤

大承气汤是攻下峻剂，常用于急下证，在辨证和使用方面，都宜格外审慎。仲景对大承气汤的运用，论述特别详细，也就是这个原因。

"阳明病，潮热，大便微硬者，可与大承气汤，不鞕者，不可与之。若不大便六七日，恐有燥屎，欲知之法，少与小承气汤，汤入腹中转矢气者，此有燥屎也，乃可攻之。若不转矢气者，此但初头鞕，后必溏，不可攻之，攻之必胀满不能食也……不转矢气者，慎不可攻也。" 这是先服小承气汤以探测肠中燥实的程度，必须有燥屎内结，然后再用大承气汤攻下。

又如："若不大便六七日，小便少者，虽不受食，但初头鞕，后必溏，未成定鞕，攻之必溏，须小便利，屎定鞕，乃可攻之，宜大承气汤。"这是从小便的利不利，探测大便的鞕与不鞕，根据这两条所载，可以看出某些证候，虽然潮热不恶寒，不大便六七日，还不能确断为大热大实的大承气汤时，在审证用药上更宜谨慎，可以先服小承气汤测其有无矢气，观察其小便数量的多少，以作为诊断燥屎内结的佐证。

下法的禁忌：

（1）表邪未解不可使用下法。论中有"汗多微发热恶寒者，外未解也，其热不潮，未可与承气汤"。

（2）邪热在经，不可攻下。邪热虽已传入阳明，但仅是散漫无形之热，尚未与糟粕相并成为燥实之证，不可下。论中说："阳明病，面合赤色，不可攻之。"面赤是热在阳明之经。

（3）邪在上焦，不可攻下。论中说："伤寒呕多，虽有阳明证，不可攻之。"又"阳明病,心下鞕满者,不可攻之。"呕多则气上逆,邪气偏于上脘,或是少阳证未罢,都不是攻下的适应证。阳明腑证的鞕满在脐腹部位,今不在脐腹,而在心下,可知病邪结滞尚在胃脘,没有传入大肠结成燥屎,不可妄下,否则继伤脾胃,酿成下利、痞满等症。

(4)胃气虚寒的不能攻下。论中说:"阳明病,不能食,攻其热必哕。所以然者,胃中虚冷故也。以其人本虚,故攻其热必哕。"本证的不能食是中阳不振,胃中虚寒,非邪实阻滞之证,所以攻下产生哕逆,乃是虚气上逆之故。

(5)营血虚衰者,虽见腑实,不能用承气攻之。如论中说:"脉反微涩者,里虚也,为难治,不可更与承气汤也。"

(6)津液内竭而大便硬结,不是邪热内实之证,也不宜承气汤泻下。

【著者医话】

阳明病,三承气证,特别是大承气汤证,阴阳寒热正邪矛盾对立双方之相搏,达到非常尖锐的程度。矛盾对立双方共处在统一体中,它们互相依存,保持一个相对平衡的状态,但矛盾双方的斗争、相搏,则是绝对的。

在大承气汤证中,这种矛盾对立双方的相搏和转化,仲景特别强调两种方向:一是阳邪亢极,阴津欲竭,这时里邪壅实,正气阴液俱伤,危在旦夕,必须急下实邪,以存阴液,或有生机。本来在阳明腑证中,阴阳、寒热、表里、虚实、邪正诸矛盾双方,阳、热、里、实是主要矛盾方面,但这不是固定不变的,而是随病情之变化而变化的。

因此,在正气阴液俱伤、阴津立竭的情况下,救阴就成为矛盾的主要方面;另一方面,如果不急下,则阳亢极,阴立竭,则阴阳矛盾统一体就会立即破裂、瓦解,这就是仲景警告的"死证"。足见《伤寒论》在三承气汤证,尤其是大承气汤证对矛盾对立统一在斗争、相搏中的急剧转化及其各种可能的转归,做了十分精辟而深入的阐述。

三承气汤证在临床中怎样审定辨别?其主要依据就是腑实的程度、大小、多少。历代医家在注释中都强调:大热大实者用大承气;小热小实者用小承气；实热尚在胃中，病情缓而小者，用调胃承气。归结一点，就是用量变的程度、大小、多少、缓急来审定量变到质变的程度，部分质变的程度，以及亢极的程度，尤其要注意掌握急下的时机，力求避免阳亢阴竭顷刻发生质的飞跃。

因此在三承气汤证，特别是在大承气汤证的临床治疗中，病情处于十分危急，顷刻有变的险境之中，掌握量变到质变，质量互变规律，具有特别重要的意义。

上述医案中，郭雍一例，值得注意。前述范老一案例，曾介绍说：忽上忽下，忽阴忽阳，此虽少见，但不罕见。郭例又出现这种情况：初诊时为明显少阴证，令服四逆汤，但是"如此进退者，凡三日夜，阳气虽复，证复如太阳病"，这是第一次否定；"又静待三日，复大烦躁，热甚"，明显又传入阳明腑实证，这是第二次否定。郭乃与调胃承气汤，"得利，大汗而解"。经几次否定之否定，看似奇特，实则是规律性的经转折而向愈。

医家叹曰："阳明反复有如此者。"当代《伤寒论》专家熊寥笙在注解中指出："伤寒为大病，变化莫测，其传变视人身正气之盛衰及邪气之强弱，相互之间的消长关系为转移，由阴出阳者有之，由阳入阴者有之，阴出于阳于病为退，阳入于阴于病为进，阴阳胜复，其机至微。仲景论伤寒，极变迁之能事，故伤寒学说，为变之医学，如不明变，不可以谈《伤寒论》。"

（注：将熊寥笙的精彩评注再引申一下：如不明辩证法，亦读不懂《伤寒论》）

（注：熊寥笙：《伤寒名案选新注》四川人民出版社，1981 年）

上述案例中，不仅有常见的胃痛、腹痛、身痛，还有头痛，均是剧痛，甚则"痛如刀刭"，用承气汤下之则愈。在太阳篇中，曾介绍过历几年，经西医、中医久治无效，还经西医手术、强行镇痛等治疗皆无效的偏头痛病例，最后用麻黄加术汤加味，很快告愈。

《伤寒论》全书中，有许多方剂治疗诸如头痛等痛症，疗效皆著，但没有一方一药是专为止痛、镇痛而设，道理很简单，自《伤寒论》问世以来，中医的传统就是从不头痛医头，脚痛医脚，而是不管什么痛症均辨证施治，尤其是按六经辨证，找出病因，随证论治，不专治痛、止痛、镇痛，而痛自止。

反观现代西医，对于诸痛，强行止痛、镇痛，这样那般药无效，则利用先进的制药技术，不断推出新的镇痛药。据报道，大量用芬太尼治病，可造成死亡率居高不下。天外还有天，作为中国人，我们应该好好了解、学习中医，特别是《伤寒论》的医术！

三、润导法

"趺阳脉浮而涩，浮则胃气强，涩则小便数，浮涩相搏，大便则鞭，其脾为约，麻子仁丸主之。"

注：趺阳：即冲阳穴，第 2 跖骨基底部与中间楔状骨关节处，属足阳明胃经，古人常用趺阳脉诊察脾胃疾病。

麻子仁丸

麻子仁　芍药　枳实（炙）　大黄　厚朴（炙）　杏仁

上六味，蜜和丸，如梧桐子大，饮服十丸，日三服，渐加，以知为度。

方解　本方具有滋燥润肠缓泻的作用，方中麻仁、杏仁润肠肃肺，因肺与大肠相表里，肺气降有助于通便。枳实、厚朴，破气行滞，芍药养阴，大黄攻下清热，本方虽是润肠缓下之剂，但仍兼攻下破气，如果老人或久病，见津枯血燥、内无邪热的便秘，本方还应审慎使用。

【辨证要点】

脾约证：由于汗出过多，小便数，津液外越，而胃中有热，脾阴不足，以致大便坚鞭难下，脉浮而芤，或趺阳脉浮而涩。浮是阳气盛，芤与涩是阴血虚，虽然便秘，不任攻伐，宜用麻子仁丸润燥通肠。本证邪热较轻，无潮热、谵语、腹胀满、疼痛等症，故不需承气攻下。

成无己：《内经》曰：饮入于胃，游溢精气，上输于脾，脾气散精，上归于肺，通调水道，下输膀胱，水精四布，五经并行。是脾主为胃行其津液者也，今胃强脾弱，约束津液，不得四布，但输膀胱，致小便数，大便难，与脾约丸通肠润燥。

"阳明病，自汗出，若发汗，小便自利者，此为津液内竭，虽鞕不可攻之，当须自欲大便，宜蜜煎导而通之，若土瓜根及大猪胆汁，皆可为导。"

此为津亏便秘、大便欲解不得的治法。但也有未经发汗、利小便，纯由素体津亏而便秘的，亦可采用导法治疗，如用润导法后，出现大便不多而感觉里急等情况时，可内服汤剂配合治疗，如增液汤、更衣丸等。

蜜煎方

食蜜七合

上一味，于铜器内微火煎，当须凝如饴状，搅之勿令焦着，欲可丸，并手捻作挺，令头锐，大如指，长二寸许，当热时急作，冷则鞕，以内谷道中，以手急抱，欲大便时乃去之。疑非仲景意，已试甚良。

又大猪胆一枚，泻汁，和少许法醋，以灌谷道内，如一食顷，当大便出宿食恶物，甚效。

方解 柯韵伯：蜂蜜酿百花之英，所以助太阴之开，胆汁聚苦寒之津，所以润阳明之燥，虽用甘用苦之不同，而滑可去着之理则一也。唯求地道之通，不伤脾胃之气，此为小便自利，津液内竭者设，而老弱虚寒，无内热证者最宜之。

第四节 阳明病变证

一、栀子豉汤证

"阳明病下之，其外有热，手足温，不结胸，心中懊憹，饥不能食，但头汗出者，栀子豉汤主之。"

【辨证要点】

阳明病泻下后，余邪未尽，留于胸膈之间，或邪从太阳内传，蕴结膈上，尚没有归并中焦，成为热盛燥实的证候，仅仅表现出懊侬而烦，饥不能食，但头汗出，舌苔微黄等症。此为邪热扰于胸膈，因此非白虎汤之辛凉清热与三承气的苦寒攻下所能治疗，可用栀子豉汤宣透膈间邪热。

如果腑证未实，而早用攻下，则不但邪热不能消除，相反会引起其他变证，最多见的是热邪留扰胸膈的栀子豉汤证。其外有热是邪热未尽，心中懊侬，饥不能食，是热扰胸膈的特征。但头汗出，亦是热自胸膈蒸腾于上的见证，故用栀子豉汤治疗。本证与"阳明病……若下之，则胃中空虚，客气动膈，心中懊侬，舌上苔者，栀子豉汤主之"这一条的病理机转完全一致。

栀子豉汤与白虎汤证的区别：二者虽然都属热证，但栀子豉汤证为邪热初从太阳传里，还没有达到热盛化燥的程度，且邪在上焦胸膈，和白虎汤证的大热、大渴、里热亢盛、邪在中焦者不同。但如果进一步化热传里，亦有成为白虎证或承气证的可能。

二、猪苓汤证

"若脉浮发热，渴欲饮水，小便不利者，猪苓汤主之。"

猪苓汤

猪苓（去皮）　茯苓　泽泻　阿胶　滑石

方解　猪苓汤中用茯苓、猪苓、泽泻淡渗利水，滑石利窍泄热，阿胶咸润滋阴，治疗阴液不足、发热、水气不利的疾患，确有很好疗效，然毕竟是利水之功为多，因津伤太过的口渴，则非本方所宜。

【辨证要点】

阳明里热，下移膀胱，水气不得下泄，因而脉浮发热，渴欲饮水，小便不利，治宜猪苓汤滋燥利水清热。猪苓汤证和白虎汤证都有烦渴发热，但二者病位不同。白虎汤证，是中焦热盛，汗出多，无小便不利，是里热津耗之渴；猪苓汤证，热移下焦，水热互结，故小便不利，而汗出不多，是津液不布之渴。

猪苓汤证与五苓散证的区别：五苓散证是太阳表邪传入膀胱，里热未盛而表邪未解，所以用辛甘温药，温阳散寒而利水气；本证是阳明里热下移膀胱，表寒已解，而热盛津伤，所以加咸寒之药，滋阴清热而利水气。因此为阴虚有热、水气不利的证治。

猪苓汤的禁忌：

"阳明病，汗出多而渴者，不可与猪苓汤，以汗多胃中燥，猪苓汤复利其小便故也。"

本方应用范围

（1）阴分素亏，湿热泄泻而口渴者。

（2）久患淋浊。

【六经医案】

※ 一男子，患血淋二三年，一日血大出，痛不可耐，顷刻二三升。目眩不知人事，即予猪苓汤，渐收效，不再发。

（《古方便览》）

※ 一男子下血，大小便不通，腹满欲死，医与四物汤加山栀、黄柏之方，腹满仍甚，余与猪苓汤加大黄，小便始渐通。

（《东郭医谈》）

※ 治淋病点滴不通，阴头肿痛，少腹膨胀作痛者……妊妇七八月以后，有阴户焮热肿痛，不能卧起，小便淋沥者，以三棱针轻刺肿处，放出瘀水，后用此方，则肿痛得消，小便快利而安。

（《类聚方广义》）

※ 高某，女，患慢性肾盂肾炎。因体质软弱，反复发作，经久治不愈。发作时有高热，头痛，腰酸，腰痛，食欲不振，尿意窘迫，排尿少，有不快与疼痛感。尿混，有脓细胞、上皮细胞、红白细胞等。尿培养有大肠杆菌，此为湿热侵及下焦，法宜清利下焦湿热，拟猪苓汤：

　　猪苓 12 克　　茯苓 12 克　　滑石 12 克　　泽泻 18 克

阿胶 9 克（烊化）

服六剂后，诸症即消失。不发作时，继服肾气丸类药物，以巩固疗效。

（《岳美中医案》）

※ 王某，女，二十七岁。1961 年以来患慢性附件炎及子宫颈炎。1963 年 2 月开始夜尿多，每晚 4～6 次，4 月上旬起有低热，疲倦，腰酸痛，尿频，下腹隐痛，消瘦。尿检：红细胞（＋），白细胞少许，上皮细胞（＋），草酸钙（＋）。小便培养发现粪链球菌及甲型链球菌。

诊断为慢性肾盂肾炎，曾用氯霉素、长效磺胺治疗 18 天，小便培养仍阳性，症见眩晕、头痛、心跳、腰痛、腹胀、尿频、神倦，舌质淡红、边尖红、苔薄白，有芒刺，脉弦而缓。中医诊断为肝肾阴虚夹湿型，予猪苓汤合白头翁汤两剂，服后除间有腰部微痛外，余症消失。小便培养三次，阴性。

（邓荣滋，《广东医学》，1964）

※ 潘某，男，36 岁。性嗜酒肉，1955 年夏在田间劳作，突然左腰疼痛，顺输尿管向膀胱尿道等处放散，尿意频数，呕恶，冷汗，曾休克不省人事，历时半小时始苏，此后常感左腰酸痛，并多次发作。1956 年 4 月 13 日下午复发时，处猪苓汤两剂，服后尿下黄豆大结石一枚，续服两剂后痊愈，迄未复发。

（陈玉林，《浙江中医》，1958）

※ 鞠某，男，25 岁，战士。1975 年 10 月，始见尿呈白色，伴有尿频、尿急、腰痛，住卫生所治疗好转出院。两个月后症状再现。舌质淡，苔白，脉沉细，左肾区有叩击痛，尿检血微丝阴性，嗜酸性粒细胞 10%，尿蛋白（＋＋＋），白细胞 1～3 个加号，红细胞（＋＋＋），乳糜（＋），诊断为乳糜尿，服猪苓汤十剂，尿化验转为正常，乳糜尿转阴。

（崔锡君，《中医学报》，1978）

※ 某，男，三十余岁。先觉小便刺痛，尿频急，继则发现血尿，下腹胀痛，压之尤甚，口干，大便难，舌红苔中、根微黄，脉滑疾。经尿检，

诊断为急性膀胱炎。属湿热下注膀胱，拟猪苓汤加味：

阿胶 9 克	猪苓 9 克	滑石 12 克	赤茯苓 12 克
泽泻 9 克	大小蓟各 9 克	生地黄 12 克	大黄 6 克
血余炭 3 克	三七粉 5 克		

服两剂，血尿止，小便刺痛与频急亦减，原方去大黄、三七，加白茅根 12 克，再服四剂而安。

（谷振声，温州医科大学）

※ 治魏某。初诊脉数，淋浊愈后再发，腹胀便不爽，余滴更甚。

草薢　　猪苓　　泽泻　　通草　　海金沙　　丹皮

黄柏　　晚蚕沙

复诊：滞浊下行痛缓，改养阴通腑。

阿胶　　生地　　猪苓　　泽泻　　山栀　　丹皮

（叶天士医案）

三、虚寒证

"若胃中虚冷，不能食者，饮水则哕。"

【辨证要点】

阳明病本是阳气亢盛的实热证，但是素体肾阳不足者，当表邪传里之时，也会出现虚寒变证，此与太阴病的虚寒证稍有区分；以胃主纳谷，脾主运化，故不能饮食或上逆之证属之于胃，不能运化或下利之证属于脾，所以胃阳不足的虚寒证，属于阳明病变证的范围。其症状的主要表现，除不能食外，还有哕逆或饮水则哕，食后呕吐等症。

治疗方法，不外温中散寒，健胃降逆。如不能食、哕逆者，可用理中汤加丁香、柿蒂；如胃虚浊阴上逆、食谷欲呕者，可用吴茱萸汤。

柯韵伯：阳明病不能食者，虽身热恶热，而不可攻其热。不能食，便是胃中虚冷，用寒以彻其表热，便是攻，非指用承气汤也。伤寒治阳明之法利在攻，仲景治阳明之心，全在未可攻，故谆谆以胃家虚实相告耳。

"食谷欲呕，属阳明也，吴茱萸汤主之。得汤反剧者，属上焦也。"

·201·

注：属阳明：指胃家虚寒。

吴茱萸汤

吴茱萸　人参　生姜　大枣

方解　汪苓友：呕为气逆，气逆者，必散之以辛，吴茱萸辛苦下泄，治呕为最，兼以生姜，又治呕圣药，非若四逆之干姜，守而不去也。

王晋三：吴茱萸汤，厥阴阳明药也，厥阴为两阴交尽，而一阳生气实寓于中，故仲景治厥阴以护生气为重。生气一亏，则浊阴上干阳明，吐涎沫，食谷欲呕，烦躁欲死，少阴之阳并露矣，故以吴茱萸直入厥阴，招其垂绝之阳，与人参震坤合德，以得生气，仍用姜枣调其营卫，则参萸因之以宣中下二焦，不治心肺而涎沫得摄，呕止烦宁。

章虚谷：吴茱萸苦辛而热，气臊入肝，故其平肝气泄胃浊之功最速，因其厥阴中相火为寒邪所激，直冲犯胃，呕吐涎沫，故又头痛，以厥阴之脉上颠顶也，故以吴茱萸散寒平肝为君……生姜用六两，以散逆止呕，使胃浊随吴茱萸而下泄，大枣仍用十二枚，配参以助气和中，取生姜升清降浊，与彼之用姜枣调荣卫者不同。若元阳之气根于肾，由肝胆而行，行于三焦，乃名相火，是故护生阳之气，必以参、附为先，若吴茱萸之热，其苦降辛散，重用为君，反致耗散阳气，所以全赖参、枣之甘温固中，则吴茱萸得建平肝泄浊之功，而呕吐烦躁等证皆可愈。

【辨证要点】

本方主要作用，是温降肝胃，补中泻浊。

本条有两个辨证内容：其一，食谷欲呕，这是胃家虚寒的特征，虚则不能纳谷，寒则胃气上逆，故属于阳明。既是阳明虚寒，故须用吴茱萸汤温中降逆；其二，食谷欲呕一症，固然绝大多数属中焦，但也间有属于上焦者，如果属上焦，服吴茱萸汤，不但没有效果，相反使病情增剧。所以说，得汤反剧者，属上焦也，这是从实践中得出的结论。

本方应用范围

（1）少阴证吐利，手足厥冷，烦躁欲死，厥阴证干呕，吐涎沫，头痛。

（2）中虚寒盛的胸满，心下痞硬，呕吐者。

【六经医案】

※ 刘某，一日至寓求诊，云患呕吐清汁，兼以头痛不能举，医者率以风寒发表药，服之益剧，已逾月矣。舌苔白而湿滑，口中和，脉之，沉，与吴茱萸汤，一剂知，二剂疾如失。

吴茱萸6克　　生姜15克　　人参9克　　大枣6克

（萧琢如医案）

※ 治一人。伤寒，头痛，不发热，干呕吐沫。医用川芎、藁本不应。吴曰：此厥阴中虚之症。干呕吐涎沫，厥阴之寒，上干于胃也；头痛者，厥阴与督脉会于颠，寒气从经脉上攻也，用人参、大枣益脾以防木邪；吴茱萸、生姜入厥阴，以散寒邪，且又止呕，呕止而头痛自除。设无头痛，又属太阴，非厥阴为病矣。

（吴孚先医案）

四、发黄证

【辨证要点】

发黄一证，从成因上分，有外感和杂病两种，从证候的性质来分，有阳黄、阴黄两类。

阳明发黄的成因：是"瘀热在里"；所谓"瘀热"，就是指湿热瘀结不行。故阳明病，无汗，小便不利，是形成湿热瘀结的主要因素。阳明病本是多汗而小便自利，有汗则是热得到外越，小便自利则水湿能够下泄，湿热有了去路，即无从瘀结发黄。故仲景说："阳明病发热汗出者，此为热越，不能发黄也。""若小便自利者，不能发黄。"今无汗则热不得外越，小便不利则水湿内阻，湿遏热伏，因此郁蒸而发黄。

本论说："阳明居中主土。"土为黄色，土郁则水湿不化，所以发黄是属中土为病。湿热相蒸则属于阳明，寒湿郁滞则属于太阴，以此为别。

阳明发黄的主要症状：面目与周身皮肤均黄似橘子色，小便短赤不利，大便秘结，口渴索饮，心中懊恼，腹部胀满，胸脘痞闷，呕吐泛恶。如外兼表邪，也能见到发热、恶寒、脉浮等症。

阳黄阴黄的辨证：伤寒发黄，有阳明湿热发黄与太阴寒湿发黄两大类型，症状治疗都不相同。湿热发黄为阳黄，黄色鲜明，多有烦渴身热，大小便不甚畅利，舌苔黄腻或黄燥，脉多滑数或濡数，所以治宜清热利湿；寒湿发黄为阴黄，黄色晦暗，大便溏薄，口淡，身不发热或热亦不甚，舌苔滑润，脉或沉或迟，所以治宜温阳化湿。

湿热发黄和蓄血发黄的区别：蓄血发黄是瘀热结于血分，故小便自利，有少腹硬满之症，黄色如熏。湿热发黄是瘀热结于气分，小便不利，溺色短赤，脘腹痞鞕者多，黄色鲜明如橘子色。

治疗：治疗阳明发黄，以清热利湿为原则，湿热外泻，黄色自退，在方法上以通利小便为首要，仲景说："诸病黄家，但当利其小便。"小便通利，湿热获得出路，病自易愈，在具体治疗中，随证施治，论中有清热、疏导、发汗、通降肠胃等法。仲景立有茵陈蒿汤，栀子柏皮汤，麻黄连翘赤小豆汤三方。

"阳明病，发热汗出者，此为热越，不能发黄也；但头汗出，身无汗，剂颈而还，小便不利，渴引水浆者，此为瘀热在里，身必发黄，茵陈蒿汤主之。"

茵陈蒿汤

茵陈蒿　栀子　大黄

方解　成无己：王冰曰：小热之气，凉以和之，大热之气，寒以取之，发黄者，热之极也，非大寒之剂，则不能彻其热。茵陈蒿味苦寒，酸苦涌泄为阴，酸以涌之，苦以泄之，泄其热者，必以苦为主，故以茵陈蒿为君。心法南方火而主热，栀子味苦寒，苦入心而寒胜热，大热之气，必以苦寒之物胜之，故以栀子为臣。大黄味苦寒，宜补必以酸，宜下必以苦，推除邪热，必假将军攻之。故以大黄为使。苦寒相近，虽甚热，大毒必祛除，分泄前后，复得利而解矣。

"伤寒七八日，身黄如橘子色，小便不利，腹微满者，茵陈蒿汤主之。"

"伤寒身黄发热，栀子柏皮汤主之。"

《医宗金鉴》："伤寒身黄发热者，设有无汗之表，宜用麻黄连翘赤小豆汤汗之可也；若有成实之里，宜用茵陈蒿汤下之亦可也。今外无可汗之表证，内无可下之里证，故唯宜以栀子柏皮汤清之也。"

栀子柏皮汤

肥栀子　炙甘草　黄柏

方解　栀子苦寒，泻三焦火，通利小便，治心烦懊恼，郁热结气；黄柏苦寒，善于清热除湿；甘草和胃保脾，缓苦寒之性。三味成方，为清泄湿热之剂，使邪从小便而去，湿去热净，黄亦自愈。

本方应用范围

（1）治疗温病发黄。（《肘后备急方》）

（2）治头微汗，小便利而微发黄者，湿热相搏微者宜服。（《宣明论》）

"伤寒瘀热在里，身必黄，麻黄连翘赤小豆汤主之。"

本条是外有寒邪，内有湿热，郁蕴不解的发黄证治。文中叙述甚简，必有一系列的表证存在，如头痛、体痛、恶寒无汗等，因病势偏重于表，故用此方。

麻黄连翘赤小豆汤

麻黄　连翘　杏仁　赤小豆　大枣　生梓白皮　生姜　炙甘草

方解　方中麻黄、杏仁、生姜、大枣发散表邪，赤小豆、连翘、生梓白皮清泄湿热，主要使湿热郁蒸之邪从表而散，本方是在麻黄汤的基础上加减而成。

钱天来："麻黄汤，麻黄桂枝杏仁甘草也，皆开鬼门而泄汗，汗出则肌肉腠理之郁热湿邪皆去，减桂枝而不用者，恐助瘀热也……赤小豆除湿散热，下水肿而利小便……梓白皮性苦寒，能散湿热之邪。"这是偏于表的治黄方剂。

阳明发黄三方证候鉴别：茵陈蒿汤是治湿热而夹内实的发黄，麻黄连翘赤小豆汤则治表邪未净的发黄，栀子柏皮汤是治外无表邪、内无实邪的发黄。尤在泾："茵陈蒿汤是下热之剂，栀子柏皮汤是清热之剂，麻黄连翘赤小豆汤是散热之剂。"可谓得其要领。

【六经医案】

※ 徐某。疫重发黄，察其身目俱黄，色如菜花，头重汗出，渴欲纳凉，二便不利，知为瘀热在里，用茵陈蒿汤加甘菊、天花粉、益元散、黄柏、生石膏、牡丹皮、橘红、芦根、鲜荷叶，两剂大效，后以原方依次加减而愈。

（《翼经经验录》）

※ 一男子年三十余，冬月旅行，逗留海边，恣吃鱼肉，又感寒气，归家未几，面目身体浮肿，发黄如橘子色，小便亦如柏汁，心胸苦烦，腹满不能饮食。余乃与此方，时以紫圆下之，十二三日痊愈。

（《古方便览》）

※ 一男子年三十，心中懊憹，水药入口辄吐，经日益甚。先生诊之，眼黄，心下满，按之痛，乳下煽动，紊乱不定。曰："此瘀热在里也，不日当发黄。"乃以食盐三匕，使白汤吞之，大吐冷水，更与茵陈蒿汤，身果发黄，而圊黑粪，使乃服前方，十五日而复常。

（《生生堂治验》）

※ 急性黄疸性肝炎：以茵陈蒿汤为基础加减：发热恶寒加连翘、野菊花；热盛加板蓝根、龙胆草、黄芩；大便秘结加枳壳；大便溏者，则酒制大黄，并加佩兰；小便短黄加车前草、田基黄；胁痛者加白芍、柴胡、郁金；纳差加麦芽；腹胀加厚朴；恶心加半夏、竹茹。

※ 陈某，男，二十六岁。患传染性肝炎。辨证：湿热型黄疸，热重于湿。宜清热利湿退黄，用茵陈蒿汤加板蓝根、麦芽、厚朴，服六剂，黄疸明显减退，但出现胁痛失眠，于本方去大黄加柴胡、白芍，连服五剂，诸症消失，肝功能正常。

（陈庆全，《新医学》，1975）

※ 林某，男，二十六岁。进行性疲倦，目黄二十余天。四天来昏昏思睡，纳差腹胀，大便烂，口干苦但不欲饮，神志昏朦，舌淡，苔黄白厚腻，脉濡数，肝肋下1厘米，质软，有压痛和叩击痛，腹胀无腹水，黄疸指数110μmol/L，血清胆红素11μmol/L，谷丙转氨酶630U/L，脑絮（+++），小便蛋白（++），颗粒管型（+）。属湿重于热，用茵陈蒿汤加减：

茵陈　　栀子　　虎杖　　田基黄　　苍术

厚朴　　菖蒲　　郁金　　麦芽

服三剂后，神志稍清，苔略退，仍予原方三剂，诸症俱减，后用此方加减服三十余剂。经中西医结合治疗一个多月，症状基本消失，肝功能除脑絮（++）外，其余全部正常。

（同上）

※ 本方与小柴胡汤合用，几乎适用于所有的荨麻疹患者。

※ 茵陈蒿600克、生大黄400克、生山栀400克，水煎成5000mL，一日两次，每次100mL，共治413例，其中：过敏性皮肤病痊愈85.7%，显效14.3%；皮肤瘙痒痊愈7.1%，显效64.3%，有效28.6%；原因不明的皮肤病痊愈34.5%，显效4.4%，有效24.1%。

（北京市第四医院，《中医争鸣》，1960）

五、蓄血证

"阳明证，其人喜忘者，必有蓄血，所以然者，本有久瘀血，故令喜忘，屎虽鞕，大便反易，其色必黑者，宜抵当汤下之。"

抵当汤

水蛭　　虻虫　　大黄　　桃仁

方解 水蛭味咸性平，有毒，功能破血逐瘀，散结消癥；虻虫味苦寒，有毒，功同水蛭，但作用较猛烈，不如水蛭作用缓和而持久；桃仁苦平甘润攻血；大黄之苦寒，荡血下热。此方为行血破瘀之猛剂，须慎用。

【辨证要点】

阳明里热和瘀血相合，成为阳明蓄血证。其见症是烦躁如狂，脉沉而结，与太阳蓄血初无二致，唯善忘一症，是素有瘀血的特征。因心主血，血凝则心气结，所以多有神经方面的病变。热在肠胃，瘀血凝滞，故大便鞕而反易，其色黑而光泽，如胶漆一样，这和阳明腑实的大便鞕而燥实难下，有显著的区别。

治疗：轻证用桃核承气汤加减治之，如素有瘀血者，宜抵当汤，逐瘀破结。

太阳蓄血证是太阳之邪热，随经入腑与血相结，以致出现少腹急结，或鞕满，小便利，如狂发狂等症。阳明蓄血证是阳明邪热与宿有的瘀血相结，故有善忘的症状。关于黑色大便，王肯堂说："邪热燥结，色未尝不黑，但瘀血则溏而黑黏如漆，燥结则鞕而黑晦如煤，为明辨也。"柯韵伯："瘀血是病根，喜忘是病情，此阳明未病前证……屎鞕为阳明病，鞕则大便当难而反易，此病机之变易见矣，原其故必有宿血，以血主濡也；血久则黑，火极反见水化也，此以大便反易之机，因究其色之黑，乃得其病之根，因知前此喜忘之病情耳。承气本阳明药，不用桃仁承气者，以大便易，不须芒硝，无表证，不得用桂枝，瘀血久，无庸甘草，非虻虫、水蛭不胜其任也。"

"病人无表里证，发热七八日，虽脉浮数者，可下之。假令已下，脉数不解，合热则消谷喜饥，至六七日，不大便者，有瘀血，宜抵当汤。"

此为瘀血和阳明腑实的辨证。

尤在泾："无表里证，无头痛恶寒，而又无腹满、谵语等症也。发热七八日，而无太阳表证，知其热盛于内，而气蒸于外也。脉虽浮数，亦可下之，以除其热，令身热去，脉数解则愈。假令已下，脉浮去而数不解，知其热不在气而在血也；热在血，则必病瘀血。"

【六经医案】

※ 治焦姓人。七月间患壮热舌赤，少腹闷满，小便自利，目赤发狂，已三十余日。初服解散，继则攻下，但得微汗，而病终不解。诊之脉至沉微，重按疾急。夫表证仍在，脉反沉微者，邪陷于阴也。重按疾急者，阴

不胜真阳，则脉弦搏疾，并乃狂矣。此随经瘀血，结于少腹也，宜服抵当汤。乃自制虻虫、水蛭，加桃仁、大黄煎服。服后下血无算，随用熟地一味，捣烂煎汁，时时饮之，以救阴液，候其通畅，用人参、附片、炙甘草，渐渐服之，以固真元，共服熟地 1000 克余，人参 250 克，附片 120 克，渐得平复。

熊寥笙注：观患者服抵当汤后，继用熟地 1000 克余，人参 250 克之多，以救阴液固元气，可见善后之不易也。本汤及桃仁承气汤，皆治热结膀胱之症，但桃仁承气汤治瘀血将结之时，抵当汤治瘀血已结之后。方名抵当者，谓直抵瘀结之所，为攻瘀之峻剂也。尤有辨者，抵当汤治瘀血喜忘，大便反易，其色必黑，非水蛭、虻虫，不能化瘀逐蓄。桃仁承气汤治瘀血，少腹急结，由经入腑，非桂枝、甘草无以解表清热，此其区别也。

（张意田医案）

※ 治一人。病伤寒七八日，脉微而沉，身黄，发狂，小腹胀满，脐下冷，小便利。许投以抵当丸，下黑血数升，狂止，得汗解。

水蛭 1.5 克（熬令入水不转色）　　　炙虻虫 1.5 克　　大黄 9 克
桃仁 9 克
共为末，白蜜炼为丸，每服 3 克，开水下。

（许叔微医案）

熊寥笙注：变抵当汤为丸，小其制而服之，使药物吸收缓慢，徐徐图功，不似抵当汤之猛峻攻下也。药病相当，恰如其分，斯为善治。本案辨证要点：热入于血必结，故少腹硬满；病在血分，故小便自利。膀胱多气多血，热甚而血凝，上干心胞，故神昏而如狂，此为血证谛也，以抵当丸下之，不可余药。

※ 治一妇人。经停九月，腹中有块攻痛，自知非孕，医投三棱、莪术多剂未应，与抵当丸 9 克，开水送下。入夜病者在床上，反复爬行，腹痛不堪。天将旦，随大便下污物甚多，其色白黄夹杂不一，病乃大除。次日复诊，与加味四物汤调理而安。

（陈葆厚医案）

第五节　合病并病

一、太阳阳明合病

太阳表证和阳明里证同时发生，如外见脉浮发热、头痛项强、恶寒无汗的表证，内见自下利的里证，舌苔薄白，这是病势偏重于太阳，表邪不得外泄，邪热下迫大肠所致，可用葛根汤解肌发汗，透邪外达，则下利自止。

如不下利而呕吐，则于前方加半夏，和胃止呕。又如风寒初感，头痛发热，无汗恶寒，喘而胸满，脉浮紧，舌苔薄白，虽有不大便的里证，也不可使用下法，治宜麻黄汤开表宣肺，表邪解，则里气和，而大便自通。

二、太阳转属阳明

当太阳病时，发汗不彻，因而转属阳明，同时，太阳表证未罢，阳邪怫郁在表，面色正赤，躁烦不知痛处，短气但坐，脉涩，这是汗出不彻之故，虽有阳明里证，也不可攻，当用小发汗法，如麻桂各半汤或桂二麻一汤之类，轻透表邪。

如阳明病，脉迟而表邪未解，见微恶寒、汗出多的表虚证者，可用桂枝汤调和营卫；如见脉浮无汗而喘，乃是表实之证，宜用麻黄汤开表发汗。如太阳证全罢，但见潮热，手足漐漐汗出，大便难而谵语，足见阳明里证已实，必须泻下乃愈，宜大承气汤。

又如邪初传里，尚不能确定为里实，此时应当审察脉候，以别表里缓急，如脉象沉实，则里证偏重，当以攻下为急；脉象浮虚则表证偏重，当以解表为急。论中说："病人烦热，汗出则解，又如疟状，日晡所发热者，属阳明也。脉实者宜下之，脉浮虚者宜发汗，下之与大承气汤，发汗宜桂枝汤。"

三、少阳阳明并病

少阳病是半表半里证，阳明证是里证，少阳阳明并病，就是少阳病进一步发展而涉及阳明。在伤寒发展过程中，每有少阳证未罢而已见阳明证的证候。它的治疗规律，也和太阳阳明一样，首先要注意外证，使病邪向外透达，不宜早用攻下。

如"阳明病，发潮热，大便溏，小便自可，胸胁满不去者"，此证虽已有邪传阳明的征象，但里邪尚未化燥成实，且少阳证未罢，因此只宜小柴胡汤和解表里，不宜攻下。又如阳明病，虽然大便秘结，但胁下硬满而呕，舌上白苔，足见里邪未实，病势犹在少阳，可用小柴胡汤。上焦气机宣通，津液输布，大便自行，便通则胃气亦和，因而周身汗出而解。如果少阳证未解，而肠中已燥屎内结，可以酌用大柴胡汤，或柴胡加芒硝汤，表里双解。

第六节　阳明病的预后

阳明病虽是邪热最盛，病势最重，可是它的预后，却是佳良的多。因为本病是阳证、实证，病者正气充实，虽然病势汹汹，但只要能正确掌握病情，治疗及时，或清或下，邪热外撤，无不立转危局。陆九芝说："阳明无死证。"正是指阳明病正气旺盛的有利方面，当然，在临床上不能作为绝对的断语。

阳明病到严重阶段，都会出现神志症状，从这些症状的轻重程度，亦可预测本病的吉凶。一般腑证而见烦躁谵语，并不可畏，如果继续发展，不但神志昏愦，而且阴津内竭，或正气外脱，则其预后就很危恶。故仲景说："直视谵语，喘满者死，下利者亦死。"直视谵语，是热扰神明、阴津耗竭之症，再见喘满，则正气上脱，下利则阴液下泄，病至于此，自难有生理。

再如病势发展至严重阶段，从脉象上也可以辨识正气的强弱，从而预测病者的安危，如"阳明病……若剧者，发则不识人，循衣摸床，惕而不安，微喘直视，脉弦者生，涩者死"。弦脉是邪甚之象，正气尚能与邪相争，故主生；涩脉则气血衰微，正气不能胜邪，故属死候。

【阳明篇评注】

关于阳明病，历代医家有许多精辟的注解和评述。有的医家说"阳明无死证"，这是对阳明病预后的一种判断。阳明病包含阴阳、寒热、表里、虚实这些基本矛盾和各种变化，由于它处在疾病发展的极期，阳、热、里、实俱备，是这些基本矛盾的主要方面。然而贯穿这些矛盾，决定生死关头的关键因素，往往是正邪这对矛盾，尤其在对立双方生死相持之时，正气这个矛盾的主要方面，成为关系生死的关键。

所谓"阳明无死证"，正是强调阳明病即使发展到十分严峻的关头，甚至生死一线间，正气的强弱、能否与邪搏斗，具有决定性的意义，正胜则邪退，邪胜则正亡。其中十分重要的因素就是阳明病属于阳亢证，患者一般阳气、正气尚旺，这是战胜病邪最有利的条件，因此在临床中，不管阳明病在极期发展到多么严重的程度，只要辨证正确，把握住时机，合理运用理法方药，就可以凭借患者阳气尚旺的条件，来战胜来势汹汹的病邪。这是阳明病与其他经证，特别是三阴证相区别的重要特征。

当然，仲景在阳明篇中，也几次明确讲到"死"证，这都是阴津内竭、正气外脱时，量变发生质变，矛盾对立双方的统一体发生破裂的"飞跃"状态。归根到底，还是要扶正救阴，力求避免这种矛盾破裂状态的发生。

阳明病大多皆急重证，或急重证中之疑难证，除白虎汤证、三承气汤证外，抵当汤证亦很突出。上述医例中，张例与许例，颇具典型意义。

由于阳明病急重证多，且常处于危急关头，病家往往是在生死存亡之刻，这对医家就提出了更高更严格的要求。因此，仲景对阳明病论述的明显特点之一，就是更加详细、具体，反复强调诸如"急下之""不可下"等警句；另一特点就是为这些急重证立下峻剂，甚至猛攻的峻剂。所谓对轻证、缓证"杀鸡焉用牛刀"；但对重证、急证，则必须使用利刃和重器，推墙倒壁，斩关夺隘，才能收"破关斩将"、势如破竹之效。

故熊寥笙评曰："方名抵当者，谓直抵瘀结之所，为攻瘀之峻剂也。"用之得当，其效如神。"入夜病者在床上，反复爬行，腹痛不堪，天将旦，随大便下污物甚多，病乃大除。"反观后世的某些医家们，多年来把急重症这块阵地拱手相让；再看看我们的先辈们是怎样运用《伤寒论》的理法方药，攻克这些急重证。切莫天天讲"中国医药学是伟大的宝库"，但是天天却把宝库中的宝库束之高阁。

第三章　少 阳 病

少阳在三阳经中，以所居病位来讲，是已离太阳之表，而未入阳明之里，正是在表里之间，因而在病变机转上，既不是属于表证，也不是属于里证，故少阳病的性质，是半表半里热证。

第一节　主要脉证

少阳位居半表半里，故出现口苦、咽干、目眩、往来寒热、胸胁苦满、嘿嘿不欲饮食、心烦喜呕等不表不里的症状，与太阳病的表证、阳明病的里证是完全不同的。少阳病的主脉，是弦细，亦不同于太阳病的脉浮，阳明病的脉大，这是诊断三阳病的主要鉴别点。三阳病虽皆属热证，但由于所处的部位不同，故症状亦各有异。少阳病的主要脉证：

一、口苦、咽干、目眩

这三个症状，在《伤寒论》中，为少阳病的提纲。因为少阳受病，邪热熏蒸，胆热上腾则口苦，津为热灼则咽干，目为肝胆之外候，少阳风火上腾，故目眩。有人认为这三个症状，不是少阳病所独有，如阳明病篇"阳明中风，口苦咽干……"以此为证，说不能仅凭上述三症就断为少阳病。其实仲景以此三症为提纲，自有其含义。《黄帝内经》："足少阳之脉，是动则病口苦。"《针灸甲乙经》："胆者中精之府，五脏六腑取决于胆，咽为之使。少阳之脉，起于目锐眦，少阳受邪，故口苦、咽干、目眩。"

征之临床，少阳病除上述三症外，小柴胡汤的四个主症尤为典型，而且多相互出现，因此在诊断上，应结合两方面的症状，才够全面。

二、往来寒热

与发热、恶寒不同，发热恶寒是发热与恶寒同时出现，而寒热往来是寒热交替出现，即恶寒时不觉热，发热时则不觉寒，一日数发，无有定时，作无休止，与疟疾的发作有时亦有所不同。所以会产生这样的寒热往来型，是正邪相互争胜的关系，正不胜邪，则恶寒；正胜于邪，则发热，因此寒热往来为少阳病的主要特征之一。

三、胸胁苦满

胸胁部位是少阳经脉的循行路线，《黄帝内经》："三焦手少阳之脉……布膻中，散络心包……胆足少阳经之脉……其支者，下胸中贯膈络肝属胆，循胁里。"热邪入于少阳经脉，所以胸胁部感到胀满不舒。它只是无形邪热为患，并无痰水有形之物与之相结，故不像结胸证那样鞕满疼痛。

四、嘿嘿不欲食

是患者又不喜讲话，又不想进食。这是胆木之邪，干犯胃腑，胃受影响，消化呆滞，故不想饮食。

五、心烦喜呕

即心中烦闷不舒，时时欲呕。少阳属木，木火上逆，则心中烦拢；胆气横逆，胃土自必受侮，胃受邪袭，失其降下之常，而反气逆而上，所以时时欲呕。

六、脉弦细

脉搏端直以长，称为弦脉。弦脉是应肝胆受病，细是与太阳病的浮脉，阳明病的大脉，作对举之词，不可理解为微细的细，应理解为含有不大浮的意思在内。

除上述脉证外，尚有耳聋、目赤等症状，在少阳病过程中，也是每有发现的。

第二节　少阳病的治疗

"伤寒五六日中风，往来寒热，胸胁苦满，嘿嘿不欲饮食，心烦喜呕，或胸中烦而不呕，或渴，或腹中痛，或胁下痞鞕，或心下悸，小便不利，或不渴，身有微热，或咳者，小柴胡汤主之。"

小柴胡汤

柴胡　黄芩　人参　半夏　炙甘草　生姜　大枣

方解　程郊倩：柴胡疏木，使半表之邪得从外宣，黄芩清火，使半里之邪得以内彻，半夏豁痰饮，降里气之逆，人参补内虚，助生发之气，甘草佐柴芩，调和内外，姜枣助参夏，通达营卫，相须相济，使邪无内向而外解也。

【辨证要点】

此条为太阳证已罢，半表半里的少阳证已经出现。往来寒热，寒与热间歇而作，一往一来，与太阳病的发热恶寒显著不同。与疟疾的寒热定时发作，也完全两样。疟疾的寒热交替发作或一天一次，或二天一次，或三天一次不等，发作有定时。

少阳病的往来寒热，一天发作数次，且无定时。疟疾病发作之前，汗出之后，动作饮食如平时；少阳往来寒热却是邪正相争的反映。胸胁苦满，由于邪在半表半里之间，故使胸胁部位胀满；由于肝木受邪，妨碍脾土运化，故嘿嘿不欲言，不想饮食；胆热犯胃，胃气上逆，故产生心烦喜呕；至于胸中烦而不呕，是热邪郁结胸胁，而未涉及胃部。

或渴是热结于胸，津液不达，水气不布，虽渴亦不多饮，腹痛为邪趋于下，胁下痞鞕也是邪蓄于胸胁的现象。少阳统辖三焦，三焦为决渎之官，乃水气通行之道路，三焦发生病变，则影响水分的通调，如水停于胸，则心悸，水停于下，则小便不利；至于或不渴而身有微热，是里气已和而表犹未尽；或咳是水气侵肺。凡此种种病变，均属少阳病的范畴。

小柴胡汤加减运用：

（1）如胸中烦而不呕，可去半夏、人参，加栝楼实——不呕而胸中烦忧，是胃气不逆，而邪热聚于胸膈。不呕，故不须半夏降逆；热聚，故不须人参之甘补，加栝楼实，以涤除胸膈间烦热。

（2）如口渴者去半夏，加人参、栝楼根——渴是热邪内迫，津液受伤，所以减去半夏之温燥伤津，加栝楼根、人参，用以清热生津。

（3）如腹中痛，去黄芩，加芍药——腹中痛是木气横逆，中土受病，故减去黄芩之苦寒伤中，加芍药于土中泻木。

（4）如胁下痞鞕，去大枣，加牡蛎——胁下痞鞕，是痰浊阻滞少阳之络，患者自觉胀鞕有形，与经气窒塞的胸胁苦满有别，是以减去大枣之甘腻壅气，加牡蛎以软坚化痰。

（5）如心下悸，小便不利，去黄芩加茯苓——水饮著而不行，上凌于心则悸，不得下输则小便不利。故减去苦寒之黄芩，而加淡渗之茯苓以利水气。

（6）如不渴，外有热，去人参加桂枝——不渴是津液未伤，外有微热是表未尽解，故不需补气生津的人参，而加桂枝以解外邪。

（7）如咳嗽，去人参、大枣、生姜，加五味子、干姜——咳是肺气上逆，气逆则忌用甘腻辛散之药，故去参枣生姜。《黄帝内经》："肺欲收，急食酸以收之，用酸补之，辛泻之。"故加五味子之酸，以收逆气，更助干姜之辛温，以祛肺寒，逆气收，肺寒解，则咳嗽自愈。

本方应用范围

（1）两胁胀痛，两胁乃少阳所主，今见胀痛，是少阳之气抑郁不舒，柴胡力能舒少阳之气，故能治之。

（2）少阳正疟，疟之为病，多缘外邪伏于少阳，不能从输转而出，本方能助少阳转输，使邪从此而出。

（3）吐酸不食，木气不舒，横克脾土，土畏木克，故不食；酸属木，乃是禀少阳热气所化，土木相凌，故见吐酸。本方能舒少阳之气，使其不克脾土，而吐酸不食自愈。

（4）妇人热入血室，肝为藏血之所，肝与胆相为表里，胆热移于肝，热入血室，故见谵语，小柴胡力能治肝胆邪热，故治之愈。

（5）鼻渊，鼻流浊涕，名曰鼻渊，此胆热移于脑也，宜小柴胡汤，外用吹药。

【六经医案】

※ 治一妇人，寒热间作，口苦咽干，头痛两侧，默不欲食，眼中时见红影动，其家以为雷号，来请诊。齐曰：非也，乃少阳胆热溢于肝经，目为肝窍，热乘肝胆，而眼昏花耳。用小柴胡汤和解少阳，加当归、香附宣通血分，羚羊角泻肝热而清眼目，不数剂而愈。

柴胡 12 克　　黄芩 9 克　　法半夏 9 克　　党参 12 克

生姜 9 克　　甘草 3 克　　大枣 6 克　　当归 9 克

香附 9 克　　羚羊角 1 克（冲服）

※ 治其女，六岁，寒热往来，每于梦中惊叫而醒，爬人身上，且哭且怕，至十余夜，不能瞑目，将合眼，就大叫大哭。齐诊之曰：此胆虚热乘。用小柴胡汤去黄芩，加白茯苓，远志宁心安神，竹茹开郁，真琥珀定惊，一剂而愈。

（齐秉慧医案）

※ 治一人。伤寒五六日，头汗出，自颈以下无汗，手足冷，心下痞闷，大便秘，脉沉紧。或以为阴结。孙曰：此仲景所谓半在表，半在里。脉虽沉紧，不得为少阴病也。投以小柴胡汤而愈。

盖四肢冷，脉沉紧，似乎少阴，然少阴多自利，不当大便硬。况头者三阳同聚，若三阴经则至胸而还。今有头汗出，似乎阳虚，故曰汗出为阳微。然少阴额上冷汗，则为阴毒矣。故曰阴不得有汗，今头汗出，知非少阴也。与小柴胡汤，设不了了者，得屎而解。此亦阳证似阴之一种也。

（孙兆医案）

※ 董齐贤病伤寒数日，两胁夹脐痛不可忍，或作奔豚治。予视之曰：

非也。少阳胆经，循胁入耳，邪在此经，故病心烦，喜呕，渴，往来寒热，默不能食，胸胁满闷，少阳证也……小柴胡汤主之。三投而痛止，续得汗解。

（许叔微医案）

※ 李悦斋先生夫人，胸胁大腹作痛，谵语如狂。寅卯辰三时稍轻，午后及夜痛甚，昼夜不睡，饮食不进。究其故，原有痰火与头疼牙疼之疾，又因经行三日后头疼发寒热，鼻有微衄，又常自悲自哭，小水直下不固，喉哽哽吞药不下，脉之，左弦数，右关洪滑。曰：此热入血室证也……以小柴胡汤加桃仁、丹皮而谵狂减，次日与安蛔汤，痛止、饮食进而愈矣。

（《古今医案按》）

※ 某女，十八岁，咳嗽吐痰，气上冲，头目昏眩，四肢倦怠，心志不定，寒热往来，饮食无味，日渐羸瘦而不愈，一年余，众医皆以为劳瘵。余诊之，胸胁烦胀，乃令服小柴胡加桂汤及滚痰丸，三月许而收效。

（《古方便览》）

※ 一室女，病疟，热多寒少，一医投药而呕，一医投药反泄，予诊治时，疟利并作，且呕，脉弦，投以小柴胡汤加芍药，未至五剂，诸症并瘳。

（《医方口诀集》）

※ 一男子十四岁，通身浮肿，心胸烦满，小便不利，脚尤濡弱，众医无效。先生诊之，胸胁烦胀，心下痞硬，作小柴胡汤使饮之。尽三服，小便快利，肿胀随减。未满十服，痊愈。

（《建殊录》）

※ 小柴胡汤治男女诸热出血，血热蕴隆，于本方加乌梅。

一男子吐血，数日不止，日益剧，余诊其腹，胸胁烦胀而痛，乃作此方予之，二三剂而奏效。

（《仁斋直指方》）

※ 小柴胡汤加橘皮汤，不仅治恶心、呕吐有效，即呃逆及干咳频发诸病，亦有奇效。

黄疸证，宜用小柴胡汤或小柴胡加石膏汤，兼用枳实栀子豉汤或合用枳实栀子大黄豉汤。

一室女年十四，天癸未至，身发赤斑而痒痛，左关脉弦数。此因肝火血热也，以小柴胡汤加生地、山栀、丹皮，治之而愈。

（《皇汉医学》）

※ 杨某，男，五十四岁。患病已十余年，每日早饭后发热，然后身大汗，有如水洗，头晕、口苦，多方医治皆无效。诊之：脉沉细紧，舌红苔白，此为少阳阳明合病，以小柴胡汤加减主之：

柴胡 24 克	沙参 15 克	甘草 9 克	茯苓 12 克
法半夏 15 克	陈皮 12 克	牡蛎 24 克	知母 30 克
石膏 30 克	常山 9 克	草果 12 克	

服一剂痊愈。

（范中林医案）

※ 某女，十九岁，1993 年来诊。数日来，口苦，胸胁满闷不舒，时有寒热，双目及背部皮肤皆黄，脉弦，舌红苔白。此少阳证，疑似黄疸性肝炎，命其去传染病医院作检查，先予小柴胡汤加减：

柴胡 18 克	沙参 15 克	龙胆草 15 克	黄芩 18 克
栀子 18 克	茵陈 18 克	郁金 18 克	甘草 6 克

数月后，该女告知，上方服三剂后，诸症皆愈，故未去医院检查。

（谢永新医案）

※ 某，七岁。发热三天，午后热甚，高达 40℃ 左右，不饮食，大便三日未下，尿黄短少。诊时，面红赤、咳嗽、气稍促、烦躁、口微渴、头痛、苔黄白，但舌中、根已干燥。此为感受风邪致皮毛，气血流通不利，内已化热，治宜和解表里，方用小柴胡加麻仁、枳壳、酸枣仁、川贝母、石决明，服药后便通，热退而进粥。

（熊东明、白世泽，《新医学》，1977）

※ 王某，女，二十三岁。感冒半月，适来月经，量少暗，腹痛，往来寒热，胸胁痞满，烦躁心悸，不能进食，精神萎靡，舌尖红，苔黄腻，证

属外感风寒，入里化热，热入血室，曾投药无效，改用小柴胡汤合地黄汤而愈。

（裴笑梅，浙江省中医院）

※ 某女，二十六岁，一年前患急性胆囊炎，经西医治愈近一星期，右胁又作痛胀，痛甚时放射至右肩部，嗳气泛恶，不思饮食，苔黄，便溏，午后微热，以小柴胡汤加郁金、枳壳、陈皮各 6 克，赤白芍、当归、香附各 9 克，服九剂愈。

（俞济人，《江苏中医》，1961）

※ 曾某，男，成年。1976 年患胆囊结石，在县医院手术摘除，术后右胁及脘部经常疼痛，甚则俯首屈背，剧痛嚎叫，恶寒发热，口苦纳呆，嗳气频频，苔黄，脉弦数。此为热郁气滞，以和解少阳，行气止痛，处方：

柴胡 12 克　　党参 9 克　　黄芩 9 克　　法半夏 6 克

生姜 4.5 克　　红枣 4 枚　　延胡索 9 克　郁金 9 克

青桔叶 30 克

服药十余剂，疼痛停止，诸症消失，二年来未发。

（曾超和，中医临床经验，1979）

※ 帅某，男，六岁，1977 年 6 月来诊。突然剑突下疼痛，右侧较甚，痛剧时弯腰伏床，辗转啼嚎，冷汗如雨，呕吐黄水、蛔虫，间歇时仅轻微疼痛，巩膜稍黄染，苔黄，脉数，证属肝胆郁热，蛔虫上扰，处方：

柴胡 9 克　　黄芩 6 克　　法半夏 4.5 克　　花椒 4.5 克

乌梅 9 克　　蜂蜜 30 克　茵陈蒿 12 克　　甘草 4.5 克

生姜 4.5 克　米醋一小杯

服药一剂痛减，四剂痛止，六剂愈。

（同上）

※ 精神分裂症。尹某，男，三十四岁。胸胁满，夜睡呓语不休，且乱梦纷纭，时发惊恐，精神不安，自汗出，大便不爽。既继有癫痫史，此病得于惊吓之余，视其人神情呆滞，面色发青，舌红，苔白黄相间，脉来沉

· 221 ·

弦，此为肝胆郁火，兼阳明腑热，心神被扰，不得潜敛之证，宜小柴胡汤加减治之：

柴胡12克	黄芩9克	半夏9克	生姜9克
龙骨15克	牡蛎15克	大黄6克（后下）	大枣6枚
铅丹4.5克（布包）	茯神9克	桂枝4.5克	

服一剂大便通，胸胁满与呓语皆除，精神安定，不复梦扰。

（刘渡舟，《新中医》，1979）

※张某，女，三十余岁，夏日为疟，寒热往来，口苦咽干，脉弦数，苔黄干，证属少阳经病，处方：

柴胡18克	黄芩12克	炒常山9克	乌梅6枚
半夏9克	陈皮9克	生姜9克	苦参30克
天花粉15克			

嘱发作前二小时服一次，以后每4~6小时再服一次，上方分六次服完，服一剂后，症状已控制，连服三剂，未复发。

※内耳眩晕症（梅尼埃病）：魏某，女，六十余岁。体素虚，近有头昏、目眩、耳鸣、呕吐，卧床不起，视物旋转，脉弦细，舌质淡红，苔薄白。

柴胡15克	半夏9克	生姜9克	大枣4枚
党参30克	炙甘草6克	黄芪18克	茯苓12克
陈皮9克	制首乌15克		

分六次，两日服。服两剂后，诸症大减，呕吐已止，续两剂，余证消失。

※某男，三十六岁。形寒发热三天，咳嗽气促，左胁牵痛，胸闷欲吐。检查：体温40℃，X线胸透证实左下背侧渗出性胸膜炎，以小柴胡汤加葶苈子6克。服药两剂，热退净，咳逆、胸胁痛大减。

※流行性腮腺炎：陈某，女，十岁。因发寒热，左腮肿痛来诊，苔黄，脉弦，病轻型"疟腮"，治宜清热解毒，处方：

| 柴胡12克 | 黄芩9克 | 赤芍12克 | 甘草3克 |

蒲公英 30 克　　板蓝根 30 克　　生牡蛎 30 克（打）　　夏枯草 30 克

金银花 9 克　　菊花 9 克

每剂分六次，日服三次，加针刺左合谷，两剂而愈。

（熊东明、白世泽，《新医学》，1977）

※ 某女，五十六岁。1977 年 7 月初诊。三年前患高血压病，160/100mmHg，用降压剂能暂时使血压下降。1977 年 3 月初，引起右眼底出血，视力减退，再使用降压剂无效，自觉有胸胁苦满，脐旁压痛，给小柴胡汤合桂枝茯苓丸，胸胁苦满与瘀血的腹部症状好转，血压下降至 130/80mmHg。

（矢数道明，《汉方临床治验精粹》，1978）

【著者医话】

少阳证具有显著的特征：

首先，阴阳、寒热、表里、虚实诸矛盾的变化转归比较复杂，证情表现多样。这种复杂与太阳证和阳明证的复杂又不一样。太阳证的变化复杂多因汗、吐、下、火诸误治引起的变逆；阳明证的变化复杂是到了疾病的阳亢阴竭的极期，变化大、转折快，甚至关系到生死存亡，既须急下，又不可下等。

少阳证的变化复杂特点是处于三阳转枢的拐点或交叉点上，太阳、阳明，甚至三阴，都可能在此进退出入。因此，对诸矛盾对立双方及其演变的分析判断，须注意这些特征。

其次，半表半里，就是部分质变。太阳证中的部分质变，多在诸误治救逆之中，或太阳表证未解，又部分涉及阳明经热象，但仍在太阳证范畴，如麻杏石甘汤证，这种部分质变相对较少；阳明证则是量变发展到质变的极期、临界点，往往顷刻之间就可能产生质的飞跃。少阳证的部分质变则不同，因为它基本上处于部分质变的情况下，所以只要不立即转入他经，它基本上就处于半表半里、拐点、交叉点的状态。这是在临床中对少阳证的量变分析，应注意掌握的特征。

第三，有的医家说：少阳证的辨证，在临床上但见一证便是，不必悉具。这与柯韵伯评注桂枝汤证时所说"但见一证即是，不必悉具，唯以脉弱自汗为主耳"颇为相似。但它们显著区别在于：少阳诸症，尤其是其主症，皆很典型，与其他各经之症情迥然不同：口苦、咽干、目眩、往来寒热、胸胁苦满、嘿嘿不欲饮食、心烦喜呕，其中任何一症，一看就一目了然，或再加一二症，则更加明了。这是少阳证辨证的一大特点，很有利于正确判断和治疗。

第四，当代临床的大量实践证明：小柴胡汤的应用，实际上已突破《伤寒论》中所述的少阳病范围，广泛涉及诸多杂病，皆获良好疗效。这个特点，在太阳证、阳明证中都有明显表现，充分说明仲景《伤寒论》的理法方药，具有十分广泛的应用推广价值。

第三节　少阳病兼变证治

一、兼太阳表不解证治

"伤寒六七日，发热微恶寒，支节烦疼，微呕，心下支结，外证未去者，柴胡桂枝汤主之。"

支节烦疼：四肢关节疼痛之甚。

心下支结：心下感觉支撑闷结。

柴胡桂枝汤

桂枝　黄芩　人参　炙甘草　半夏　芍药　大枣　生姜　柴胡

方解　章虚谷："此小柴胡与桂枝汤合为一方也。桂枝汤疏通营卫，为太阳主方；小柴胡和解表里，为少阳主方，因其发热微恶寒，肢节烦疼之太阳证未罢，而微呕、心下支结之少阳证已现，故即以柴胡为君，使少阳之邪开达，得以仍从太阳而解也。少阳证必呕而心下支结，逼近胃口，故小柴胡用人参、姜、半，通胃阳以助气，防其邪入腑也，然则虽曰和解，亦为开达驱邪之法，故可仍从汗解；世俗反畏人参之补而去之，乃失其功用，而中虚之人，邪不能外出，必致内陷而致危，是皆不明表里证治故也。"

【辨证要点】

发热微恶寒，肢节烦痛，心下支结，微呕，是太阳与少阳同病的症状，可用柴胡桂枝汤治疗。发热微恶寒，肢节烦痛，是太阳表邪犹未尽解；心下支结，微呕，是少阳病变。但恶寒已微，则太阳之表邪已轻，心下支结，则非胸胁苦满之甚，微呕轻于喜呕。总的说来，两经病变，均不太严重，故用柴胡桂枝汤以双解二经之邪。

本方应用范围

（1）心腹挛痛，肝木乘脾土者。

（2）伤风发热，自汗或鼻鸣干呕，或痰气上攻等症。（薛立斋）

（3）寒疝腹中痛者。（《外台秘要》）

（4）疟疾身热汗多者。（《证治准绳》）

【六经医案】

※ 治吴氏子，年三十余，病发热，医用药汗之，不效。又投五积散，其热益甚，兼汗多足冷。江诊其脉，告曰：此内伤外感也。用参、芪、归、术以补里，防风、羌活以解其表，加山楂以消导之。一服，病减半，所以知其人已病者，六脉皆洪大搏指，气口大于人迎一倍也。

既而更医，热复作，且头疼口干，鼻衄，谵语，昏睡。江曰：此汗多亡阳也。投柴胡桂枝汤，和其营卫，诸症减半，唯口干不除，乃以麦冬、生地、陈皮、甘草、茯苓、人参、柴胡、白芍、葛根、五味子、黄芩，一服，食进，诸症皆除。所以知之者，诊其脉两手皆洪盛，按之勃勃然也。

柴胡 12 克	黄芩 6 克	法半夏 6 克	人参 6 克
炙甘草 3 克	桂枝 6 克	白芍 6 克	生姜 6 克
大枣 3 克			

（江篁南医案）

二、兼阳明里实证治

"太阳病，过经十余日，反二三下之，后四五日，柴胡证仍在者，先与小柴胡，呕不止，心下急，郁郁微烦者，为未解也，与大柴胡汤下之则愈。"

大柴胡汤

柴胡　黄芩　芍药　半夏　生姜　炙枳实　大枣

注：一方加大黄，若不加，恐不为大柴胡汤。

方解　周禹载：大柴胡总以少阳为主治，而复有里者也。外邪未解，即不可治内，而里证已具，复不可专外，故于和之中，加下药微利之。用枳实、大黄苦寒以泄阳明之热也，易甘草以芍药者，烦郁非甘所宜，故以收者滋肝，何者，胆附于肝，荣肝而烦可以解也。仲景于太阳经入膀胱腑证，则有五苓散；少阳兼阳明腑证，则有大柴胡汤，皆两解表里之法也。

尤在泾：大柴胡有柴胡、生姜、半夏之辛而走表，黄芩、芍药、枳实、大黄之苦而入里，乃表里兼治之剂。

【辨证要点】

如具少阳病证，而复见腹满痛，郁郁微烦，心下急，大便不通，舌苔干黄等症，这是少阳兼阳明里实证。在论治上，邪在少阳，当以和解，阳明腑实，应当攻下，今二经共病，故仲景立大柴胡一方，以双解两经之邪，这是少阳病兼腑气壅实的证治。

如少阳病兼燥屎内结，症见日晡潮热，而大便不利，或热结旁流，可用柴胡加芒硝汤治疗；一以和解少阳之邪，一以除肠中燥结。本证与大柴胡汤相较，虽同是少阳、阳明同病，但亦有不同的地方。大柴胡汤证是正盛邪实，而腑气壅塞较甚，故任大黄、枳实以攻下。本证是少阳病兼燥热内结，而正气较虚，所以用小柴胡汤加芒硝，既能和解少阳之邪，复能润燥软坚，排除阳明燥结而不伤正气。

数次攻下，为误治，但下后邪气并未因之内陷，故云柴胡证仍在。"凡柴胡汤病证而下之，若柴胡证不罢者，复与柴胡汤。"若服小柴胡后病未见轻，而反加重，由原来的喜呕变为呕不止，由原来的胸胁苦满变为心下急，由原来的心烦变为郁郁微烦，此时病机不单纯在半表半里，而且兼有里实症状，故用大柴胡汤，和解枢机，兼下里实（表11）。

表11 大小柴胡汤证区别

小柴胡汤	往来寒热	胸胁苦满	心烦善呕	属半表半里
大柴胡汤	往来寒热	心下急 心下痞鞭	郁郁微烦 呕不止	半表半里 兼里气壅实

本方应用范围

（1）治下痢，舌黄口燥，胸满作渴，身热，腹胀，谵语。（《仁斋直指方》）

（2）伤寒斑发已尽，外势已退，内实不大便，谵语者。 （《伤寒绪论》）

（3）心下痞鞭而痛，呕吐下利者，心下满痛，大便不通者，又胸胁苦满，腹拘挛，大便不通者。

"伤寒发热，汗出不解，心中痞鞭，呕吐而下利者，大柴胡汤主之。"

【辨证要点】

如为蒸蒸发热，或为潮热，或兼有腹大满、绕脐痛等症，则属于阳明腑实证，可选用三承气汤。本证发热而兼见呕吐、腹泻，而且心中痞鞭，则知不是肠有燥屎，而是邪结胃脘，由于胃气邪结，则升降之机必然阻滞，所以上为呕吐，下为下利。

呕而发热，是小柴胡汤主症，今不但呕而发热，并且心中痞鞭，是里气已实，所以不用小柴胡汤，而用大柴胡两解之剂，和表攻里。这里有一个问题：本条发热，心中痞鞭、下利诸症，与桂枝人参汤证悉同，而性质却有冰炭之异。本证属实属热，彼证属虚属寒，其区别如下：

（1）大柴胡汤证心中痞鞭，是邪气阻结胃脘；桂枝人参汤证的心中痞鞭，是胃气虚弱，气上逆。

（2）大柴胡汤证未经误下，有呕吐；桂枝人参证是数经误下，无呕吐。

（3）本证发热而不恶寒，是邪已内传化热；彼证之表不解，是恶寒、发热等表证还在。

（4）本证下利必然是利下不畅，色黄赤而气较臭；彼证的下利则相反。

（5）此外，本证还应有口苦，苔黄腻；彼证则应有口和，苔白滑。

柯韵伯：汗出不解，蒸蒸发热者，是调胃承气汤证；汗出解后，心下痞鞭下利者，是生姜泻心证；此心下痞鞭，协热而利，表里不解，似桂枝人参证；然彼在妄下后而不呕，此则未经下而呕；则呕而发热者，小柴胡主之矣；然痞鞭在心下而不在胁下，斯虚实补泻之所由分也。

"伤寒十三日不解，胸胁满而呕，日晡所发潮热，已而微利。此本柴胡证，下之以不得利，今反利者，知医以丸药下之，此非其治也。潮热者实也，先宜服小柴胡汤以解外，后以柴胡加芒硝汤主之。"

柴胡加芒硝汤

柴胡　黄芩　人参　炙甘草　生姜　半夏　大枣　芒硝

方解　汪苓友：小柴胡加芒硝汤，用人参甘草以扶胃气，且微利之后，溏者即去，燥者自留，加芒硝者，能胜热攻坚，又其性速下而无碍胃气，乃一举而两得也。

徐灵胎：《本草》：芒硝治六腑积聚，因其利而复下之，所谓通因通用之法也。潮热而利，则邪不停结，故较之大柴胡证用药稍轻。大柴胡汤加大黄、枳实，乃合用小承气也；此加芒硝，乃合用调胃承气也，皆少阳阳明同治之方。

【辨证要点】

此证胸胁胀满、呕吐，日晡潮热，这是邪传少阳经，而兼阳明燥实之大柴胡汤证，理当用大柴胡来和解少阳，兼攻里实。但可疑的是现在又有微下利的现象，大柴胡证原属里实，大便应当秘结，现在下利是一种反常现象，这是医生误用丸药的缘故，所以虽见下利，而潮热诸症仍在，潮热是里实的辨证要点。但误下之后，正气必然受伤，因此采取的救治方法，其步骤是先用小柴胡汤以解少阳之邪，再用柴胡加芒硝汤以润阳明燥急。

大柴胡汤、柴胡加芒硝汤应用之异同：

两方均治少阳病兼里实。

大柴胡汤治壅实甚而正未虚，故不用参草，却加枳实、芍药、大黄。

柴胡加芒硝汤治燥结甚而正气伤，故仍用参草，但加芒硝，不用大黄。

本方应用范围

（1）小柴胡汤证，腹有坚块，苦满难解者。

（2）小柴胡汤证，发潮热，大便不通者。

三、兼里虚腹痛证治

病腹中拘急而痛，脉象浮取涩，沉取弦，这是少阳病兼里气不足，应先与小建中汤温补里虚。如前所述，少阳病兼腹中疼痛，本属小柴胡去黄芩加芍药汤所治，但少阳病的腹中疼痛，脉当浮沉俱弦，今但沉脉弦而浮脉涩，涩为气血虚少，而腹中拘急作痛，尤为中虚而木邪横逆使然，根据脉证情况，是属少阳病兼里气不足之证。

里虚当先救里，这是治疗原则，故先用小建中汤温中补虚，待服药后里虚得复，而少阳病变不减，脉弦不除者，再考虑用小柴胡汤和解少阳。仲景对本治疗提出："先与小建中汤，不差者，小柴胡汤主之。"

四、兼水饮内停阳郁不宣证治

"伤寒五六日，已发汗而复下之，胸胁满微结，小便不利，渴而不呕，但头汗出，往来寒热，心烦者，此为未解也，柴胡桂枝干姜汤主之。"

柴胡桂枝干姜汤

柴胡 桂枝 干姜 栝楼根 黄芩 牡蛎 炙甘草

方解 《医宗金鉴》：少阳表里未解，故以柴胡桂枝合剂而主之，即小柴胡汤之变法也。去人参者，因其正气不虚；减半夏者，以其不呕，恐助燥也。加栝楼根，以其能止渴兼生津液也；倍柴胡加桂枝，以主少阳之表；加牡蛎，以软少阳之结。干姜佐桂枝，以散往来之寒；黄芩佐柴胡，以除往来之热，且可制干姜不益心烦也。诸药寒温不一，必需甘草以和之。

此方有和解散结，宣化停饮的作用，柴胡、黄芩同用，以清半表半里之热，栝楼、牡蛎同用，能逐饮开结，干姜、桂枝同用，可振奋胃阳，宣化停饮。诸柴胡剂，不言汗出愈，而本方之后独言"初服微烦，复服汗出愈"，据此，本方不单是和剂，而于和剂之中，复有微发汗的作用。

本方应用范围

（1）治疟，寒多微有热，或但寒不热，服一剂如神。（《外台秘要》）

（2）治汗下后，胸胁满微结，脉数紧细者。（徐灵胎）

【六经医案】

※ 一男子恒易惊恐，胸腹动悸挛急，恶寒，手足微冷，虽夏月亦须复衣，若惊后，必下痢，得大黄剂则利甚，十余年不瘥。求先生，请诊治，与柴胡姜桂汤而愈。

※ 一男子，平居郁郁不乐，喜端坐密室，不欲见人，动辄直视，胸腹有动气，六年许不愈。先生诊之，与柴胡姜桂汤而愈。

※ 余某，二十五岁，初冬患感，常凛然而寒，手指冷，无发热头痛，但遍体酸楚，服解表药酸楚减轻，凛然肢冷如故，服本方一剂，即愈。

（《成绩录》）

※ 某，每岁发生之时，头面必热，头上生疮，痒瘙甚，搔之即烂，至凋落之候，则不药自已，如是者数年，来求诊治。先生诊之，心下微动，胸胁支满，上气殊甚，予柴胡姜桂汤，及芎黄散饮之，一月许，诸证全已，尔后不复发。

※ 一高僧，病证多端，所最苦者，肩背强痛。日令小沙弥按摩，甚至以铁锤、铁尺打之，如此二三年，多方施治无效。予柴胡桂姜汤六七日，诸症十去六七，经久肩背强痛，不治而愈。

（《伤寒论今释》）

※ 男孩，九岁，起病 20 天，发热 38℃ 左右，盗汗，不进食，口干，

苔白，诊断为肺门浸润性肺结核，给予柴胡桂枝干姜汤，服用五天后，已能上学，其后三年，一直健康。

（《汉方诊疗三十年》）

※金某，男，四十六岁。右乳下肋间疼痛殊甚，已旬余，时觉畏寒不发热，脉沉细，舌苔白腻而厚，夜卧自汗，体温35.5℃，纳减，略带咳呛，诊断：肋膜炎。拟柴胡桂姜汤，两剂，恶寒较减，自汗亦止，肋间痛依然如前，加十枣丸6克，分两天服，服后便溏薄，稀水一次，肋痛减半，于前方中酌加健胃剂而康复。

（钱文才，《江西中医药》，1956）

※刘某，男，五十四岁。患肝炎，腹胀作泻，不欲饮食，胁痛及背，服药无数，效不显。予柴胡桂姜汤四服，腹胀与泻俱止，饮食增多，精神好转，后以肝脾两调，佐以利湿之品，转氨酶日趋正常而告愈。

（刘渡舟，《新中医》，1979）

※王某，女，三十九岁。左乳房外上方有一肿块，如核桃大，肿块近处，有黄豆大数粒小肿块；右乳房中上方稍偏外侧，有一肿块如大枣状，触之有痛感，质坚硬，推之可移，边界不清，两腋下淋巴结不肿大，诊断为乳癖（恶性乳腺增生症），予柴胡桂姜汤，服二十剂后，两侧乳房肿块全消，自觉症状消失而痊愈，三年后随访，未见复发。

（乔保钧，《新医药学杂志》，1979）

五、邪气弥漫虚实互见证治

"伤寒八九日，下之，胸满烦惊，小便不利，谵语，一身尽重，不可转侧者，柴胡加龙骨牡蛎汤主之。"

柴胡加龙骨牡蛎汤

柴胡　龙骨　黄芩　生姜　铅丹　人参　桂枝　茯苓

半夏　大黄　牡蛎　大枣

方解　周禹载：此以柴胡、桂枝二汤，去芍药、甘草，加龙骨、牡蛎、茯苓、大黄者也。本太阳误下，故主桂枝，然不见少阳一证，何为以柴胡主治耶？烦惊虽系乎心，未有不因于胆，何者？胆为将军之官，失荣则多畏也。故以龙骨合牡蛎镇肝胆，盖龙骨可以定魂魄，同牡蛎可以疗惊怖。用人参，辅正也，加茯苓，利水去膀胱热也，半夏去满，大黄除胃实，去谵语也，铅丹宅心安神，姜可以散表，可以通神明，枣不独安中，且和百药补津液。皆照原方减一半，法斯当矣。

【辨证要点】

伤寒误下之后，出现胸满烦惊，小便不利，谵语，一身尽重，不可转侧等症，这是邪陷少阳，正虚神浮、证情错杂的变局。胸阳虚，邪气内陷，则发生胸闷；心神虚，心无所主，则烦扰不宁，惊惕不安；三焦决渎不行，则小便不利；谵语是津液内竭，阳明燥热所致。一身尽重，不可转侧，是少阳郁陷不得枢转之象，故用柴胡加龙牡汤治疗。

本方应用范围

本方下胆肝之惊痰，治癫痫必效。（徐灵胎）

【六经医案】

※戊寅三月间，发热，胸闷，不食，大便不通，小便不利，身重汗少，心悸而惊。予疏散消食药，症不减，更加谵语叫喊。诊其脉弦缓，乃时行外感，值少阳司天之令。少阳证虽少，其机显然。脉弦发热者，少阳本象也。胸闷不食者，逆于少阳之枢分也。少阳三焦内合心包，不解则烦而惊。甚则阳明胃气不和而谵语。少阳循身之侧，枢机不利，则身重不能转侧。三焦失职，则小便不利。津液不下，则大便不通。此证宜以伤寒例：八九日下之，胸满烦惊，小便不利，谵语，一身尽重，不可转侧者，柴胡加龙骨牡蛎汤主之。如法治之，服后果然。

柴胡 12 克	龙骨 6 克	煅牡蛎 6 克	黄芩 6 克
法半夏 9 克	生姜 6 克	人参 6 克	桂枝 6 克
茯苓 6 克	大黄 6 克	大枣 3 克	铅丹 3 克

（张意田医案）

六、上热下寒证治

"伤寒胸中有热，胃中有邪气，腹中痛，欲呕吐者，黄连汤主之。"

黄 连 汤

黄连　炙甘草　干姜　桂枝　人参　半夏　大枣

方解　《医宗金鉴》：君黄连以清胸中之热，臣干姜以温胃中之寒；半夏降逆，佐黄连呕吐可止；人参补中，佐干姜腹痛可除；桂枝所以安外，大枣所以培中也。然此汤寒温不一，甘苦并投，故加甘草协和诸药。此为阴阳相格，寒热并施之法也。

【辨证要点】

谓胸中，实际上是指胃，胃中实质上是指肠，邪气是指寒邪，胃中有热，所以欲呕；肠中有寒，所以腹中痛，因此本证总的机转是上热下寒。阳明升降失其常度，阳在上不能下交于阴，故下寒者自寒；阴在下不能上交于阳，故上热者自热。病情寒热夹杂，故治疗亦寒热并用。

本方与半夏泻心汤药仅一味之异，而主治证候却截然不同，因此，其煎法、服法都有所区别（表12）。

表12　半夏泻心汤、黄连汤方药证治比较

方名	症状	病理	用药			
半夏泻心汤	痞满呕逆	寒热结于一位	半夏半升　干姜三两　甘草三两　大枣十二枚 人参三两　黄连一两　黄芩三两			
黄连汤	腹痛呕吐	上热下寒	半夏半升　干姜三两　甘草三两　大枣十二枚 人参二两　黄连二两　桂枝三两			

本方应用范围

（1）治痘疮热毒在胃中，以致腹痛，甚则欲呕吐。（《保赤全书》）

（2）治妇人血气痛，及疝瘕攻心腹痛。

【六经医案】

※黄某。先患外感，医药杂投，方厚一寸，后更腹胀而呕，脉象弦

数，舌色红而苔黄，口苦。余曰：此甚易事，服药一剂可愈，多则二剂，何延久乃尔，与黄连汤，果瘳。

黄连3克 　　法半夏9克 　　干姜3克 　　桂枝3克

党参9克 　　甘草3克 　　大枣6克

（萧琢如医案）

第四节　合病并病

一、太阳少阳合病证治

"太阳与少阳合病，自下利者，与黄芩汤；若呕者，黄芩加半夏生姜汤主之。"

黄　芩　汤

黄芩　芍药　炙甘草　大枣

黄芩加半夏生姜汤

黄芩　芍药　炙甘草　大枣　半夏　生姜

方解　钱天来：黄芩撤其热，而以芍药敛其阴，甘草大枣和中而缓其津液之下奔也。若呕者，是邪不下走而上逆，邪在胃口，胸中气逆而为呕也。故加半夏之辛滑，生姜之辛散，为蠲饮治呕之专剂也。

黄芩汤是治热利之专方，后世治痢之方剂，大都由此化裁而来。例如朱丹溪用以治热痢腹痛，更名黄芩芍药汤，张洁古于本方中更加入木香、槟榔、大黄、黄连、当归、肉桂，名为芍药汤，攻赤白痢疾，尤有显著的效果。

【辨证要点】

本论合病下利共有三条：一为太阳与阳明合病，病势重心在表，为表热炽盛，逼及于里而成，故以葛根汤解表邪为主。本条乃太阳与少阳合病，其重点在里，故用黄芩汤清里热为主。阳明与少阳合病，因其病理机转是阳明腑证重于少阳，故用三承气攻下。

太阳与少阳合病，若见发热恶寒，头痛身疼，口苦，咽干，胸胁苦满等症，这是病邪偏重在太阳之表；如太阳症状较轻，除了口苦、咽干、目眩而复见大便下利，这是邪热趋势已偏重在少阳，由于邪热内迫，胆热移于大肠，逼液下趋，以致大便下利。所以本证的下利，每多肛门灼热，或有后重感觉，偏于半表的，当以疏解为主，用柴胡桂枝汤；偏于半里的，当以清泄为主，宜用黄芩汤（表13）。

二方虽同治太少合病，但一则偏重在表，一则偏重在里，同一和解之法，而作用各有不同。如不见下利，而反见呕吐，这是邪热不下趋大肠，而竟上逆犯胃，胃受邪袭，气逆而上，所以发生呕吐。里热宜清，气逆宜降，又宜用黄芩加半夏生姜汤治之。

表13　合病下利证治比较

证名	相同症状	其他脉症	病机	施治准则	治疗方法
太阳阳明	下利	发热，恶寒头痛，无汗，脉浮	表邪迫及大肠	表证为主治在太阳	葛根汤解肌发汗
太阳少阳	下利	发热，口苦，腹痛胸胁苦满，脉弦	少阳邪热移行大肠	半里证为主治在少阳	黄芩汤清热敛阴
阳明少阳	下利	潮热，腹胀痛，脉滑数	内有宿食热结旁流	腑实证为主治在阳明	大承气汤攻逐实邪

两方应用范围

（1）凡下痢，头痛，胁满，口干，或寒热胁痛；不时呕吐，其脉浮大而弦者，皆治之。（薛立斋）

（2）治泄痢腹痛，或里急后重，身热久不愈，脉洪疾，及下痢脓血稠黏。（《济生拔萃》）

（3）黄芩汤除大枣名黄芩芍药汤，治火升鼻衄及热痢。（《类证活人书》）

（4）体虚伏热之霍乱，宜黄芩加半夏生姜汤。（王孟英）

（5）黄芩加半夏生姜汤亦治胆腑发咳，呕者水如胆汁。（薛立斋）

【六经医案】

※ 治一人。患痢，延樊少侯君诊视，二次不愈，因闻余父子名，遂来访。余曰：此太阳少阳合病下利是也，投黄芩汤加槟榔片，一剂知，二剂愈。

黄芩 9 克　　白芍 9 克　　炙甘草 6 克　　大枣 6 克

槟榔片 3 克

（谢安之医案）

二、阳明少阳合病证治

阳明少阳合病，也能引起下利，如见脉搏滑数，则为内有宿食，病的重心，偏重阳明，当从阳明论治。因为此种下利，是属热结旁流的现象，与半里热盛的下利，是不同的。

正因宿食内阻，所以本证下利，必兼见腹满疼痛，拒按、潮热等症，宿食内结，非攻不去，而且病的重心已全在阳明，就算兼有一二少阳症状，亦当从阳明论治，当用大承气攻下。但必须脉现滑数，方为内有宿食的确据。若脉见弦象，其病多逆，而且也表示病邪并未完全归并阳明，这时就禁用攻下。

三、太阳少阳并病证治

太阳与少阳并病，见头项强痛，眩冒，时如结胸，心下痞硬等症。仲景用针刺大椎第一间，肺俞、肝俞等穴，以泄二经之邪，则诸症自愈。

太少并病，邪势已经内传，发汗自非所宜，偏差误用汗法，必徒伤津液而致胃燥谵语，则当从阳明腑实论治。若脉见弦象，表示少阳之邪犹未尽散，则仍以治少阳为要，故仲景用针刺期门法，以泄肝胆之邪，实为良治。

正因为邪势仍羁少阳，不但汗法禁用，下法亦当禁用。如误下则邪气内陷，肠胃大虚，发生心下鞕痛而烦，同时下利不止，水谷不入，这就酿成邪实正虚的危候，预后多不良。

第五节 热入血室

热入血室，是一个病名，不是一个症状，因而对热入血室的讨论，首先必须对血室要有一个完整的认识。古代文献上记载，对血室的说法、意见很不一致。有的说是冲脉，有的说是子宫，有的说是肝脏，虽有一定理由，但都嫌片面，实质上，此三者之间，有着不可分割的关系。

冲脉是营血停止的所在地，也是经脉留行的处所，而子宫是经血留行的直接脏器，二者的关系是非常密切的。肝主藏血，且肝脉主络阴器，其与子宫的关系，更为密切，所以对血室的正确理解，应将上述的说法，全部联系起来，若单独强调一面，则不完整。根据原文精神，热入血室，实际上指发病的成因，而不是指发病的部位，此病产生，在热性病过程中与月经适来适断有着一定的关系，所以称为热入血室。如理解为病变即在血室，那就不够妥当。

热入血室所表现的症状，随着邪入的浅深不同而有不同证型，在本篇中可分三型：

一、如结胸状者，用针刺期门法

妇女在患热性病的过程中，月经适巧来潮，邪热乘血室空虚，因而内陷。由于表邪入里，阳热内陷，所以发热恶寒等表证，一变而为热除、脉迟、身凉，胸胁下满闷不舒，心主血，热入血室，心神被扰，所以发为谵语，这和阳明腑实的谵语绝对不同。从上述症状来看，知热结深而病势偏重于里，故用刺期门的方法，以泄肝经邪热，则诸症自愈。

二、如疟状者，内服小柴胡汤

如妇人在热性病中，经水恰巧停止，而寒热发作有时，这也是邪热陷入血室所致。但热陷未深而病偏于表，因此呈现寒热如疟状，发作有时，说明正邪相争，犹可透邪达表从外而解，所以用小柴胡汤和解枢机，枢机一转，则陷入之邪即可随之而出。

三、如见鬼状者，无犯胃气及上二焦，必自愈

妇人患热性病，经水适来，致热邪陷入血室，出现昼日明了，暮则谵语，如见鬼状等症，这是热邪入阴、内扰心神的关系。盖心主血，血属阴，血为热扰，故入夜则神识昏糊，气分无病，故白昼则神志明了。此种谵语不可误认为阳明腑实而用承气汤攻下，同时邪已内陷，而病不在表或胸膈，故也禁用发汗、催吐。审证论治，亦不出刺期门或服小柴胡汤的范围。

如有瘀血阻滞现象，不妨加行瘀破血之品，仲景说："无犯胃气及上二焦，必自愈。"就是指禁用汗吐下三法，意味着用刺期门或服小柴胡汤的方法可以治愈，并非说此等见证可不药自愈。

【少阳篇评注】

在三阳证中，少阳为枢，其病证的传变，一般是按"之"字形状态曲折发展，太阳证传入少阳证，这是一次否定；从少阳证又传入阳明证，这是又一次否定。还有互相传变，甚至传入三阴证，就会呈现多次的否定之否定，而在这种肯定否定、否定之否定的规律性传变中，阴阳、寒热、表里、虚实、邪正诸矛盾，量变到质变、质量互变、部分质变等规律性的矛盾运动，又贯穿其中。

我们在本书导论中指出，《伤寒论》全书充满唯物辩证法的思想。《黄帝内经》和《伤寒论》十分高明之处在于：它不仅讲一阴一阳，或二阴二阳，而是讲三阴三阳，其中又包含开阖枢这样的机转，这有什么意义呢？它最深刻的意义就在于，把辩证法的三大规律，都触及并涵盖进去了，这是客观的事实。

前面我们讲到少阳证辨证的复杂多样性，在少阳病兼变证证治到热入血室诸节里，进一步呈现出来。

它有与太阳、阳明之间合病、并病的传变；有兼表不解、兼里实；有虚寒、上热下寒的变化；有邪气弥漫、虚实互见；以及热入血室和邪入深浅不同的各种证型；有的方剂药仅一味之异，而主治证候却截然不同；有的证候似乎无一少阳主症，但用柴胡类汤剂却疗效显著。因此，在临床上既要看到柴胡证具有典型性、一目了然的特点，又要特别注意其错综复杂的情况，做具体深入的分析和审定。

少阳证的理法方药，也像太阳证和阳明证的情况一样，只要辨证准确，方法正确，其疗效十分显著。在医案中，经常看到历代和当代医家们这样的结语：一剂已，二剂愈。甚至"神效"，还有的医家甚至可以预判："此甚易事，服药一剂可愈，多则二剂，何延久乃尔，与黄连汤，果瘳。"同时，有不少方剂实际上已大大超出论中所述的治疗范围，如徐灵胎说，柴胡加龙骨牡蛎汤"治癫痫必效"，说明《伤寒论》的理法方药确实有巨大的推广应用价值。

第四章 太 阴 病

脾与胃相为表里，胃属阳明，脾属太阴，胃阳明盛则邪从燥热而化，脾阳不足则邪从湿寒而化，故阳明病属燥热伤津的里实热证，而太阴病属寒湿为患的里虚寒证。正因脾胃同处中州，相为表里，所以两经见证可以相互转化，如阳明病而中气虚者，即可转为太阴病；太阴病而中阳渐复者，亦可转为阳明病。

所谓实则阳明，虚则太阴，这说明了两者的相互关系。临床上，凡三阳病而中气虚者，每易转为脾胃虚寒的证候，称为"传经"；如里阳素虚，则始病即见虚寒证象，则称为"直中"；无论传经或直中，凡是里虚寒现象的，应当从太阴病论治。

第一节 太阴病的主要症状和治疗

"太阴之为病，腹满而吐，食不下，自利益甚，时腹自痛，若下之，必胸下结鞕。"

注：胸下结鞕：指胃脘部痞结胀鞕的意思。

【辨证要点】

本条为太阴病的提纲。太阴与阳明同主胃肠疾患，但两证的性质截然不同，阳明为里实热证，而太阴则为里虚寒证。太阴与阳明可以相互转化，阳明可转入太阴，太阴亦可转属阳明。

太阴病的成因，可分传经和直中两个方面：

（1）由阳经传变而来，三阳病失治或误治，以致里气虚弱，邪气传入太阴，此为传经。

（2）胃阳素虚，始病就见太阴病症状，此为直中。太阴属土主湿，在脏为脾，脾阳不振则从寒湿而化，不论传经或直中，凡是太阴病，总为里虚寒证。由于脾司大腹，脾虚则运化无权，寒湿不化，所以腹满，即《黄帝内经》所谓"诸湿肿满，皆属于脾"。

但是本证腹满与阳明腑实证的腹满大不相同，太阴腹满为虚，按之柔软不痛；阳明腹满为实，按之鞕满疼痛，以此为辨。脾与胃相表里，太阴脾病必影响及胃，虚寒之气上逆，所以吐而食不下，太阴既病，脾阳下陷不升，因此下利为必有症状。文中所谓自利益甚，是对食不下而言，食既不下，照例应无下利，今食不下而下利益甚，正是太阴病的特征，也是太阴病的审证要点。

太阴病还有一个特征，就是因脾土虚寒，阳气忽通忽闭，则腹痛亦时作时止，所谓自痛者，是别于阳明病的因燥屎而痛。

综上所述，本病属里虚寒证，治疗法则，宜温运中阳，培土胜湿为主，如误认腹满时痛，以为阳明腑实而用攻下，必使中气益虚，气虚不运则胸下结鞕，与结胸证鞕满疼痛绝对不同，结胸证属实，本证属虚。

"自利不渴者，属太阴，以其脏有寒故也，当温之，宜服四逆辈。"

注：脏有寒：指胃肠虚寒。

理　中　汤

人参　干姜　炙甘草　白术

若脐上筑者，肾气动也，去术，加桂。

吐多者，去术加生姜。

下多者，还用术；渴欲得水者，加术。

悸者，加茯苓；腹中痛者，加人参。

寒者，加干姜；腹满者，去术，加附子。

服汤后，如食顷，饮热粥一升许，微自温，勿发揭衣服。

方解　本方为太阴病主剂，仲景："理中者，理中焦。"中焦是脾胃所司，脾主升，胃主降，中气失守，升降无权，清浊混乱，故有吐利。人参、甘草补中益气，白术健脾胜湿，干姜温中散寒，故本方为太阴病中虚而寒湿为患的主方，又治霍乱，中气既立，则清气自升，浊气自降，而吐泻自平。

【辨证要点】

太阴病下利不渴，这是一般情况，因太阴为阴土，病从寒湿而化，湿气弥漫故不渴，但也非尽然，如果腹泻日久，或腹泻很严重，津液外泄过甚，亦会产生口渴，不过渴并不甚，或渴喜热饮，所以下利不渴，是指太阴初病泻下的程度并不严重而言。

另外太阴、阳明合病下利，口亦不渴，因此仅据下利不渴，不能即定为太阴病，还须从其他方面加以辨证，仲景提出的"脏有寒故也"一句有重要意义，凡是泻下清稀，舌苔白腻，脉形迟软等，都可从"脏有寒"施治。与葛根汤证下利不渴属于表邪不解，而热迫于里者，自是不同。

舒驰远：口渴一证，有为实热，亦有虚寒，若由热邪伤津而作渴者，必小便短，大便鞕。若自利而渴者，乃为火衰作渴，证属少阴者，以寒中少阴，肾阳受困，火衰不能蒸腾津液故口渴，法主附子助阳温经，正所谓釜底加薪，津液上腾而渴自止。若寒在太阴，与肾无干，故不作渴。

理中汤加减法：

（1）脐上筑动是肾虚水气上凌，即欲作奔豚之类，故去白术的壅滞，加桂温肾行水，以平降冲逆。

（2）吐多是气壅于上，所以除去升补脾阳的白术，加生姜以降逆，甘草虽甘，不升脾阳，故去白术而不去甘草。

（3）如下利严重，是水湿下趋，脾阳不升，所以还须用白术升运脾阳，培土胜湿。

（4）心下动悸，是水气凌心，加茯苓甘淡以利水。

（5）渴欲得水，是脾不散津，水饮停蓄，与津伤燥渴不同，故重加白术，以培土制水，健脾运湿。

（6）腹中痛加人参，这种痛是虚痛，痛必喜按，故重加人参，以补中气。

（7）里虚太甚，须重加干姜以温中散寒。

（8）腹满是阳气不充，寒邪阻遏，故去白术之壅补，加附子辛热以助阳胜寒。

本方应用范围

（1）太阴病中气虚寒，腹满，吐利。

（2）《金匮要略》人参汤即本方，治胸痹，心中痞气，气结在胸，胸满胁下逆抢心。

（3）中焦虚冷，涎多喜唾，可用本方加益智仁。

（4）胃寒吐蛔，可用本方加乌梅、川椒。

（5）中寒气虚，阴阳不相守，而现吐衄，便血者，本方干姜炮黑，再加官桂。

第二节　太阴病兼变证治

"本太阳病，医反下之，因尔腹满时痛者，属太阴也，桂枝加芍药汤主之；大实痛者，桂枝加大黄汤主之。"

桂枝加芍药汤

桂枝　芍药　炙甘草　大枣　生姜

方解　王晋三：桂枝加芍药汤，此用阴和阳法也，其妙即以太阳之方，求治太阴之病。腹满时痛，阴道虚也，将芍药一味倍加三两，佐以甘草，酸甘相辅，恰合太阴之主药；且倍加芍药，又能监桂枝深入阴分，升举其阳，辟太阳陷入太阴之邪。复有姜、枣为之调和，则太阳之阳邪，不留滞于太阴矣。

《神农本草经》谓芍药主邪气腹痛，除血痹，破坚积，寒热，疝瘕，止痛，利小便，益气。本证因太阳误下，邪陷太阴，太阳表邪未解，故仍用桂枝汤解表，腹满时痛，故加芍药以和脾止痛。

桂枝加大黄汤

桂枝　大黄　芍药　生姜　炙甘草　大枣

方解　王晋三：大黄入于桂枝汤中，欲其破脾实而不伤阴也，大黄非治太阴之药，脾实腹痛，是肠中燥屎不去，显然太阴转属阳明，而阳道实，故以姜、桂入太阴，升阳分，杀太阴结滞，则大黄入脾，反有理阴之功，即调胃承气汤之义，燥屎去而阳明之内道通，则太阴之经气出注运行而腹痛减，是双解法也。

柯韵伯：表邪未解而阳邪陷入于阳明，则加大黄以润胃通结，而除其大实痛，此双解表里法也。

桂枝加芍药，小试建中之剂；桂枝加大黄，微示调胃之方。

【辨证要点】

此为太阳病误下，邪陷太阴。腹满时痛，是因误下而致脾气受伤，不是太阴里虚寒本病，当无吐利等症，但以太阳表证未除，故于桂枝汤内加芍药，以解表而和脾，脾气和则满痛自除。"大实痛"是内有实邪作痛，当有鞕满拒按等症，故复加大黄以通实结，必实邪去而痛始得除。

桂枝加芍药汤与小建中汤均能治疗腹痛，二方药物及用量都大致相同，所不同的是小建中汤仅多一味胶饴，其方以饴糖为君，目的在于补益里虚，而无解表作用，故能治阴阳两虚之心中悸而烦，以及虚劳里急、悸衄等症。桂枝加芍药汤中不用胶饴，是仍以解表为主，而兼和脾止痛，却无温补作用。

本方应用范围

（1）痢疾初起有表证，腹痛而里急后重者用之。

（2）《类证活人书》：关脉实，腹满痛，大便秘，按之而痛者，实痛也。

（3）《济阴纲目》：治腹中寒热不调而大痛。

【临床辨证记要】

※　太阴证，胃腹满痛，舌苔干净，或稍微有点白苔，舌质不鲜红，偏

淡。如病程时间久，用四逆辈，如四逆汤加公丁香、肉桂。

※ 理中汤，用的范围很广，凡久病，无热象，无表证者，一般皆可用之。如大病后，衰弱，或体质素属衰弱证，无表证，舌质淡，用理中汤或丸，加减主之。

※ 理中汤清内寒内湿，加附子为附子理中汤，加公丁香、吴茱萸称丁萸理中汤，加砂仁、半夏称砂半理中汤。

※ 需用理中汤时，如咳痰未尽，腹胀者，去白术，如表证未解，可表里双解。

※ 阳虚阴证失眠，无表证，里虚寒，宜附子理中汤加菟丝子。如有患者，舌质淡红，苔全黑，头晕体倦，晚上梦频，睡不好，此系太阴虚寒证，宜附子理中汤加肉桂、菟丝子、虫草。

※ 舌质微红，色较淡，苔白。症现胃腹胀痛，消化不良，不思饮食。或有吐利；或病后虚弱，现诸虚寒证；阴气弥漫之头晕、心悸、全身无力，畏冷或手足厥冷；或三阴证已基本好转，须善后收功者，其他伤寒证医成坏证者，皆可酌情用附子理中汤，临证加减主之。

※ 舌质淡，肚脐旁长一包块，很硬，若用攻剂破结，愈攻愈硬，宜附子理中汤，有的患者几剂即愈。

※ 有患者，颧骨上长肿瘤，有的患乳腺癌，舌淡苔白，现虚寒证，可用附子理中汤加桂枝、上桂；有表寒者，宜用麻黄附子细辛汤，加桂枝、干姜、炙甘草、炮姜、血余炭、当归。其效显著。

（范中林临床经验）

【六经医案】

※ 艾某，女，五十岁，患双目失明，已经几年。诊：脉微细，四肢周身发凉，精神倦怠，舌淡苔白。此太阴中气虚寒证，宜附子理中汤加减：

附片120克　　干姜60克　　白术60克　　泡参60克

肉桂15克　　细辛6克　　炙甘草60克

连服五剂后，双目逐渐复明，诸症皆大减，随访数年，工作如常。

※ 刘某，女，七十四岁。患乳腺肿瘤，患处溃烂有洞，如鸡蛋大，流

清水，全身衰弱无力，曾在某医院住院 171 天，治疗无效。诊：舌质淡白，苔白，脉微细。予参附汤加减：

附片 60 克	生姜 30 克	泡参 12 克	黄芪 60 克
当归 12 克	白术 12 克	肉桂 6 克	红枣 60 克

外敷自制千锤膏，提脓拔毒。

复诊：患洞内含膏药之枅管已化尽，无清水，伤口逐渐缩小，精神显著好转，仍服原方，外敷膏药。

三诊：已基本痊愈。继服药与外敷善后。

※ 黄某，女，四十四岁。从三十岁起，患黄肿病，腹胀，纳差，行动不便。曾在香港、广州、武汉、长沙、重庆等地医治，前后八年皆无效。诊：脉微细，舌淡，苔乌白，四肢厥逆，肢节发硬，腹胀，此为少阴证，腹内有虫迹。

处方：四逆汤加桂，两剂。

附片 120 克	干姜 60 克	炙甘草 60 克	上桂 15 克

复诊：予附子理中汤加味。

附片 120 克	白术 15 克	干姜 60 克	炙甘草 60 克
吴茱萸 15 克	上桂 15 克	蜀椒 12 克	当归 9 克
北细辛 6 克			

连服两剂，大便解出两条扁带状虫，每条长约三尺余，病遂痊愈。

※ 罗某，女，四十岁。

初诊：患病很长时间，经常住院治疗，服大量中西药皆无进展。面色青黄，腰背冷痛，有时昏倒，冬天穿盖很厚都自觉一身冰凉，似有一洞，风往里吹。月经量很少，色黑，白带如黄水。大便干燥，项上长一块包。舌淡，苔薄黄白，色暗。此太阴虚寒兼湿重证，先宜温经散寒，健脾除湿，处方：

炮干姜 240 克	血余炭 60 克	肉桂 30 克	茯苓 30 克
白术 30 克	炙甘草 30 克		

复诊：服药四剂后，觉诸症皆显著好转，脸色转正常，不浮肿，腰亦

不甚冷痛，心悸、四肢无力等症均显著减轻，月经转正常。再拟附子理中汤以善后，处方：

附片 120 克 　　干姜 120 克 　　茯苓 60 克 　　白术 30 克

肉桂 30 克 　　虫草 15 克 　　菟丝子 15 克 　当归 15 克

炙甘草 60 克

续缓服，病渐愈。

（以上范中林医案）

※ 王某，男，七十岁，1973 年 9 月 23 日上午入厕，昏倒，幸有人发现扶回。头、腰部摔破，皮肤轻伤，当时面色苍白，唇如白纸，四肢厥冷，头出冷汗，自觉气往下坠，有不能收纳之感。

领导赶来探视，令急送往医院抢救。但家人不同意，急来请余往家中诊治。诊：舌质淡，苔心、根部白腻，脉微浮，左关弦，右关尺弱。此前在医院确诊高血压，近来血压一直很高，200/80mmHg，经西医治疗无效。

前日在某医院，中医诊断为肝阳上亢，处方中有桑叶，刺蒺藜，龙骨，牡蛎，生地黄等，刚服一剂，遂发生上述骤变。此属太少两阴虚寒重症，现处重要关头，可能有两种急变：一是跌倒后半身不遂，中风瘫痪；一是冷汗不止，微弱中气下陷，阳脱阴竭。拟方附子理中汤加减，急煎服：

附片 60 克 　　干姜 60 克 　　茯苓 18 克 　　白术 24 克

肉桂 10 克 　　大枣 30 克 　　炙甘草 30 克

两剂。

9 月 24 日，家人前来告知，昨晚七时开始服汤药，今天上午，病情显著好转，神志清楚，自觉良好，在床上躺卧休息，并能看报纸。

9 月 25 日上午，复诊：面色已转正常，唇色转红，双手温暖，精神面貌较好，起床入厕走动已不觉眩晕，舌淡浅红，苔白腻，脉象已较平和。处方：

原方茯苓加为 24 克，白术 30 克，再加当归 12 克，黄芪 30 克，再进两剂。

9月29日，病情稳定，继续好转。精神佳，能进食，小便少，大便已六日未解。起床站立稍久尚觉头微晕，舌淡微红，苔薄白微腻，苔稍减，尺脉沉弱，余脉微浮，重按全无。

此证阳衰已甚，阴液亦枯，现阳气渐复，故自觉显著好转，大便六日未行，乃阳衰阴枯，运转无力，再加误服寒凉之品而致寒结，虽六日未便，但饮食尚可，腹无所苦，决不可误认为燥结而妄下之。须继用大剂温阳益气，兼顾润滑生津之品，徐徐服之，待阳复阴生，脾阳运，肾阳固，转动有力，其便自下，从而促进病情全面好转。处方：

附片60克	干姜60克	茯苓30克	白术18克
肉桂10克	白糖参30克	炙黄芪30克	当归12克
菟丝子15克	炙甘草30克		

三剂。

10月4日，上方服两剂未尽，即解出大便，长数寸，不燥不溏，成条状。当晚饮食即显著增加，服粥三大碗，此后诸症皆平。命继服上方加减，生活起居注意调养。

10月中旬，已能独自外出散步约数里，病遂痊愈。

（谢永新医案）

※仪部李北川，仲夏患腹痛吐泻，两手足扪之则热，按之则冷，其脉轻诊则浮大，重诊则微细。余曰：此阴寒之症也。急服附子理中汤，不应仍服，至四剂而愈。

（《伤寒论集注》）

※王孟英曰：壬辰夏，姐丈李华甫家，多人患疫，余以一清解法治之，独其孀居不室之老姐患呕吐、下利而舌黑如煤，人皆以为同时之疫。予诊之，体丰脉弱，畏寒不渴，显系寒湿为病，遂与附子理中汤，数剂而愈。

（《伤寒论译释》）

※阴斑者，因内有伏寒或误进寒凉，逼其虚阳浮散于外，其斑点隐蔽而微，脉虽洪大按之无力或六脉沉微，手足逆冷，舌苔白滑或黑苔胖滑，

此阴斑无疑也，先用炮姜理中汤，以复其阳，次随诊治。

丹溪曰："口疮服凉药不愈者，此中焦气不足，虚火上泛无制，用理中汤。甚者加附子或噙官桂亦可。"

吐血之证，多由于中州失运，阴血遂不归经，瘀阻闭塞清道，以致清阳不升，阴血潜上，便成血逆，理中汤能调中州之气，中州健运，血自归经，其病自已。

（《伤寒论类方汇参》）

※ 沈某，男，三十六岁。胃痛泛酸十余年，近一月来复发，形寒面黄，肠鸣便溏，口淡，舌淡红，苔白，脉濡无力，X线肠胃检查，系"胃小弯溃疡"，病属脾胃阳虚寒盛，用理中汤加熟附片 10 克，良附丸 10 克，炒白术 10 克，茯苓 10 克，十剂。

二诊：中阳得展，胃痛消失，然时欲干呕，此为肝有郁火也，原方去良附丸加黄连 3 克，淡萸肉 2 克，炙甘草改生甘草，十剂。

后用本方加减调理，服三个月，复查溃疡已愈合，症状全消而愈。

※ 潘某，男。一年前患黄疸性传染性肝炎，经治疗黄疸虽退，而肝功均未正常，右肋下隐痛，纳差，无力，面㿠虚浮，便溏，脉沉弱，舌淡胖，苔白腻。

此肝病久延，损及脾胃之阳，寒湿之邪，留恋不化，治肝实脾，此其证也。用理中汤加熟附片 10 克，茵陈蒿 18 克，茯苓 10 克，焦楂曲各 10 克。服十剂后，诸症明显好转，即原方加减，继服一个月后复查，肝功正常，症状消失。

※ 王某，男，五十岁。十年来患咳喘，近一年加重，常彻夜不卧，且常腹胀脚肿，一月前因饮食不慎而起脘痛，便泄滞冻，两天来下肢浮肿加重，遂延及全身，面黯神萎，气短言微，口淡不纳，便溏尿短，苔薄滑腻，脉沉细数。

此为肺脾肾大衰，心阳亦馁，复有痰湿食滞互结为患，治用益气温阳，清肠消食，处方：理中汤加熟附片 10 克，黄连 3 克，茯苓 10 克，桂枝 5 克，炒苏子 2 克，炒泽泻 10 克，焦楂曲各 10 克，淮山药 12 克。

· 249 ·

服三剂后，脘痞咳喘诸症均渐消除，但神疲纳少仍在，改方异功散加减，并服金匮肾气丸一个月，半年后随访已参加体力劳动。

（以上褚玄仁，《江苏医学》，1979）

※ 易某，女，四十三岁。大便不爽已月余，近五日大便竟未行一次，面黄唇淡，怕冷，尿清长，苔白润而滑，脉沉细。此为阴寒之气聚结于中焦，固滞于肠胃之冷秘证，服理中汤两剂后，大便通，诸症悉减，再三剂遂瘥。

（谢俊明，《江西医药》，1964）

※ 何某，女，四十六岁。因月经过多一个月，服药不效，遂做刮宫术，但仍未控制。诊见面色㿠白，畏寒肢冷，头冒虚汗，舌淡，脉沉缓无力。此属脾胃虚寒、冲任不固，气不摄血，用理中汤加黄芪、当归、祁艾、益母草、炮姜。服三剂，经血明显减少，诸症减轻，再服四剂，经血基本全止，后用归脾丸调理善后。

（张秀霞，《新医药杂志》，1975）

※ 梅尼埃病，颜某，男，五十二岁。头晕目眩，少气懒言，声低气短，卧床不起，稍一转动便觉天翻地塌，恶心呕吐，自汗厥逆，脉沉细，苔净，二便清利。此脾胃虚寒，阴霾上犯，用理中汤加附片6克，肉桂3克，砂仁9克，姜半夏12克，一剂知，四剂愈，十剂康复。

（赖良蒲，《江西医药》，1965）

第三节　太阴病的预后

太阴病虽属虚寒证，但毕竟局限于肠胃，还没有达到全身性虚寒证的程度，因此本证预后一般良好。但如误治或失治，亦会造成心肾阳虚，演变为其他不良的转归。

其次，太阴寒湿久滞不化，可能发生阴黄见证，如小便自利，湿有去路，则不致发黄。本病阳气来复，亦可转属阳明，仲景曾提出太阴病寒湿为病，至七八日大便鞕者，为阳明病也。

大凡阴证转阳，其病易于治愈，故太阴病脉搏由微涩而转长的，为由阴转阳的欲愈现象。又有脾阳来复，病中忽然暴烦下利，亦为欲愈现象。这是因为脾阳振奋，正气排除外邪，肠中腐秽当去的缘故。此种下利，肠中腐秽气除则利必自止，与阳虚而利无止期的情况完全不同。

一般经验，阳复利止，手足必温，脉搏必柔和有神，苔腻必渐退净，各方面都呈现出正复邪退的现象。若阳虚、液竭、利止，手足必仍厥冷，脉搏必仍微细欲绝，苔腻亦必不净等寒湿不化的现象，可以作为决诊预后的依据。

【太阴篇评注】

三阴证是《伤寒论》六经证的重要组成部分，具有突出的重要意义，一方面，因为三阴病在患者中分布相当广泛，尤其是人到中年以后，到老年，还有素体阳虚、气血衰弱的患者，不仅患病几率高，而且病情往往比较严重，如因误治失治，生活饮食起居不当，更易形成疑难症、危重症，甚至发展到难治死症。

另一方面，还要看到，《伤寒论》三阴证的理法方药，在中医学中占有特殊的重要地位，它的代表方剂，诸如四逆辈，是后世众多医家都难以逾越的，或难以替代的，就从理中汤及其他诸加减变方，具有广泛用途和显著临床疗效，就可足证。

历代医家都推崇《黄帝内经》关于六经的观点，对太阴证来讲，有三段话，一曰：三阴之中，太阴为开；二曰：太阴之上，湿气治之；三曰：六经之气，以风寒热湿火燥为本，三阴三阳为标，本标之中见者为中气，中气如阳明太阴为表里。还强调：六气之本标中气不明，不可以读《伤寒论》。同时强调，开阖枢此数语，为审证施治之大关键。这些论述的深刻含义，其他姑且不论，这里我们只强调一点，上述几段话，明确指出太阴证三个关键性的特征：

第一，太阴为开。与三阳证中太阳为开，有类似之处，其中一种含义：太阴证在三阴证中居于开始阶段，病情尚限于肠胃，一般说来并不很严重，如非误治、失治，能及时正确地辨证施治，病情大多易于好转，预后一般良好。这个特点对于医家来讲，须注意及时准确地辨证施治，防止它的不利转归，病证转归以阳复阴退为顺，故在太阴证诸矛盾及其对立面的相搏中，应特别注重复阳益气扶正这种矛盾的主要方面，防止其向不利的对立面转化。

第二，太阴之上，湿气治之。太阴属脾，脾虚寒则湿盛，若湿甚更加重脾胃阴邪弥漫，并累及全身。所以在临床上对诸气、诸矛盾的分析之中，尤其要注重温阳健脾除湿，抓住寒湿这个特征和重点，就是抓住了太阴证诸矛盾的主要矛盾，主要证候，主要病情，有利于其他矛盾、其他病情的迎刃而解。

第三，阳明、太阴为表里。任何矛盾在一定条件下，对立面双方都可能相互转化，在《伤寒论》的术语里，就是病情大小、强弱这种量的变化，形成一定的病情条件，就可能由阳明传入太阴，反之，太阴亦可能传入阳明。这在临床上是十分常见的，这与辨证的是否准确、及时有密切关系，如阳明误治或失治，一种可能的转归是阳亢极、阴亦竭，发展成阴阳离决，矛盾的统一体破裂，产生"飞跃"；另一种可能的转归是由阳明传入太阴，由阳热里实燥火，转为阴寒里虚湿盛，这两种转归，都可能迅速形成危证甚至难治死证，这是在临床上特别要警惕和防止的。

第五章 少 阴 病

少阴病的性质，总的说来是属于全身性虚寒证。少阴包括心肾二脏，为人身之根本，心肾机能衰减，抗病力量薄弱，则为少阴病变；由于少阴本阴而标阳，故既可从阴化寒，又可从阳化热，因而在见证上有寒化、热化的两种不同类型。

第一节　少阴证寒化证治

寒化证是少阴病过程中比较多见的一种类型，其主要见症为无热恶寒，脉微细，但欲寐。多为阳气不足，病邪内入，从阴化寒，所以呈现全身性的虚寒证。

"少阴之为病，脉微细，但欲寐也。"

少阴病的成因

本证的成因，可分直中和传经两种：寒邪直接侵袭少阴，一开始就是少阴病症状，为直中；由他经发病，而邪传到少阴的，为传经。往往从太阳传来的较为多见，因为太阳与少阴相为表里，二者的关系，至为密切。

在太阳受病的时候，正气足的，邪在太阳而解；正气不足的，邪即乘虚陷入少阴，所以有"实则太阳，虚则少阴"的说法。其次，亦可以从太阴传入，或误治而正气受伤，也可导致邪陷少阴的变证。

少阴病的性质和症状

少阴病的性质是全身性虚寒证，凡是病到少阴，正气已进入极度衰疲的阶段，因此比太阴病更深一层；少阴病为心肾阳虚，一派阴霾之气弥漫内外，故有四肢厥逆，恶寒蜷卧，下利清谷，精神困顿等严重的阴盛阳微现象。但另一方面，少阴病也是有热证的，因为少阴之本属阴而标属阳，既可从阴化寒，又可从阳化热。

少阴病提纲

脉微细，但欲寐，为少阴病的提纲。这是指少阴病的正局。如脉呈紧、沉、细、数，症见心烦不得卧等，又是少阴病的变局，虽然文中同样冠以少阴病三字，却不可以全身虚寒证视之。太阳篇"太阳病十日以去，脉浮细而嗜卧者，外已解也"，这是太阳病外邪已解，正胜邪却，神恬熟睡之象。本条的但欲寐，并非真的熟睡，而是阴盛阳虚，神衰不振，其证似睡非睡。此外，阳明中风证，也有"嗜卧"，却是热盛神昏所致。

无热恶寒：三阳主表，病邪初入，正气尚未虚弱，而能奋起与邪相争，故三阳证多发热。少阴阳气衰微，则阴寒独盛，故只觉恶寒而并不发热，所谓"无热恶寒者，发于阴也"，太阳证之恶寒为邪在肌表，卫阳被郁所致，阳郁而与邪相争，则终必发热，所以太阳伤寒未发热的时间甚为短暂；本证之恶寒，是阳虚不能温运于全身，即《黄帝内经》所谓"阳虚则外寒"之义，所以在阳气未曾来复之前，恶寒必不能自罢。

脉微细沉：这是阳气衰微不能鼓动血液运行的一种表现。

一、阳虚阴盛厥冷下利证治

寒化证的主要机制是阳虚阴盛，这两者是互为因果的。阳气虚可致阴寒盛；阴寒盛亦能使阳气虚。但少阴寒化证毕竟以阳虚为主要原因，若阳气不虚，呈阴寒外盛，亦不致成为少阴病。由于阳虚阴盛，所以每多厥冷下利，这是本病过程中最多的见症。

四肢为诸阳之本，阳衰不能温运，则四肢厥冷；阴寒内盛，不能熟腐水谷，则大便溏泄，此种下利，每多完谷不化，且自利而渴，与太阴病自利不渴者有所不同。因少阴病下焦阳气衰微，不能化气升津，同时下利较甚，津液亦随之外泄，所以少阴下利，每多口渴；若太阴下利，下焦阳气未受影响，且下利不如少阴之甚，所以太阴下利，口多不渴，这是两者的区别。

"少阴病，欲吐不吐，心烦但欲寐，五六日，自利而渴者，属少阴也，虚故引水自救；若小便色白者，少阴病形悉具，小便白者，以下焦虚有寒，不能制水，故令色白也。"

注：下焦：这里指肾脏。

二、中寒阳微肢厥、下利证治

"脉浮而迟，表热里寒，下利清谷者，四逆汤主之。"

"少阴病，脉沉者，急温之，宜四逆汤。"

"少阴病，饮食入口则吐，心中愠愠欲吐，复不能吐，始得之，手足寒，脉弦迟者，此胸中实，不可下也，当吐之。若膈上有寒饮，干呕者，不可吐也，当温之，宜四逆汤。"

此为胸中实与膈上有寒饮的辨证和治疗。

方解 《医宗金鉴》：君以甘草之甘温，温养阳气，臣以姜附之辛温，助阳胜寒；甘草得姜附，鼓肾阳，温中寒，有水中暖土之功，姜附得甘草，通关节，走四肢，有逐阴回阳之力；肾阳鼓，寒阴消，则阳气外达，而脉自升，手足自温矣。

【临床辨证记要】

※ 病人面青腹满，他人按之不满，此属阴证，切不可攻，攻之必死，宜四逆汤温之。

（《伤寒临证》）

※ 四逆汤治伤寒阴证，唇青面黑，身背强痛，四肢厥逆及诸虚沉寒。

（《医林集要》）

※ 四逆汤治五脏中寒，口噤，四肢强直，失音不语，或卒然晕闷，手足厥冷者。

（《济生方》）

※ 凡阴症，身静而重，语言无声，气少，难以喘息，目睛不了了，口

鼻气冷，水浆不下，大小便不禁，而上恶寒如刀刮者，先用艾灸法，次服四逆汤。

（《万病回春》）

※世医所谓中寒中湿及伤寒阴证，霍乱等诸症，厥冷恶寒，下利腹痛者，皆可用四逆汤，又一年二年下利清谷不止，亦可用。

（《古方便览》）

※少阴证，胃腹痛，主四逆汤加公丁香、肉桂。

※少阴证，闭目不眠，一身无力，无表证者，主四逆汤加人参。

※少阴证，腹胀，小便黄，主四逆汤加茯苓。

※少阴证，便血者，四逆、理中汤主之。

※少阴证，下肢浮肿，按之起窝，甚至肿得发亮，此为虚寒，用四逆辈。

※大汗不止，欲亡阳者，急用四逆汤。一般汗出不止，属三阴虚寒证者，可用四逆汤加肉桂。

※肚脐眼流水，色清者为阴证，为疽；如流脓，色浓，红肿者为阳证，为痈。其他凡流水流脓者，皆例此，肚脐流水，一般皆身体虚弱，少阴证居多，四逆辈主之。

※少阴证，虚寒咳嗽，无表证者，四逆辈主之。三阴证哮喘，无表证者，主四逆或加肉桂，极效。

※少阴证，腹泄，下利不止，面色瞿青，四肢逆冷，主四逆辈。

※若身发黄，腹痛，厥逆身重，嗜卧者，为阴黄，四逆、理中汤主之。

※下肢瘫痪，软弱无力，病情重，病程长，脚很冷，主四逆汤加细辛。

※癫痫阴证，宜先用四逆、理中主之，慢惊风，脸色瞿青，发乌，手足冰凉，抽搐，四逆汤主之。

※小儿抽风，凡手足冰凉，嘴角、额头、鼻梁瞿青者，皆四逆证。

※小儿出冷汗，属三阴证者，宜四逆汤。

（范中林临床经验）

【六经医案】

※ 治一妇人。二月初，患伤寒八、九日，请罗治之，脉得沉细而数，四肢逆冷，自利腹痛，目不欲开，两手常抱腋下，昏卧嗜睡，口舌干燥。乃曰：前医留白虎加人参汤一帖，可服否？罗曰：白虎虽云治口燥舌干，若执此一句，亦未然，病人阴证悉具，实非白虎证。

仲景云："下利清谷，急当救里，宜四逆汤。"遂以四逆汤五两，加人参一两、生姜十余片，连须葱白九茎，水五大盏，同煎至三盏，去渣，分三服，一日服之。至夜利止，手足温，翌日大汗而解。继以理中汤数服而愈。

（罗谦甫医案）

※ 治一人。腹中急痛，恶寒厥逆，呕而下利，脉见微涩。予以四逆汤投之无效。其夫告曰：昨夜依然作泻无度，然多空坐，坠胀异常，尤可奇者，前阴坠出一物，大如柚子，想是尿脬，老妇尚可生乎？予即商之仲远，仲远踌躇曰：是症不可温其下，以逼迫其阴，当用灸法温其上，以升其阳，而病可愈。余然其言，而依其法，用生姜一片，贴百会穴上，灸其火三壮，其脬即收，仍服四逆汤加芪术，一剂而愈。

处方：

炙甘草6克　　干姜4.5克　　生附子12克（先煎两小时）

黄芪24克　　白术9克

（舒驰远医案）

※ 吴某，男，幼儿（五十多天）。

患儿产后五十余日，体重仅1.5公斤。全身黄色带黑，无声音，汗毛长。此证系母亲在怀孕期，过多服生冷食品，过多饮茶，使患儿先天严重不足。宜四逆汤加味温之。

干姜6克　　附片15克　　甘草10克　　细辛11克

葱白2茎

先服一剂。

复诊：针砂散。

神曲　　麦芽　　青矾　　白矾　　广香　　木通　　针砂

月石　　甘草

各等分，共研细末。

服散剂20余天，全身皮肤黄黑色全退，能发出声音，开始正常生长发育。

※ 王某，女，二十岁。数日来，整日咳嗽，夜间尤甚。冒冷汗，面色苍白，精神萎靡，舌淡，苔微薄黄。此少阴证，先宜温肺除湿化痰，小半夏汤加味：

茯苓10克　　法半夏12克　　干姜10克　　甘草10克

服一剂后，咳嗽大减。再服四逆汤：

附片30克　　干姜18克　　甘草30克

服一剂后，咳嗽全愈，有少量痰，饮食增加，精神转佳。夜间尚出冷汗，继服四逆汤几剂痊愈。

※ 王某，男，五十二岁。胃痛，进餐自觉食道有堵塞感，不思饮食，一周前大便解出一些泡状黑血，过两日又解出几块干乌黑血团，此后至今未便。全身四肢发凉，出冷汗，面色苍白，呻吟不已，卧床不起，舌淡，苔满白厚腻，曾在某医院住院多日，病情反加剧。此少阴证，全身性虚寒已甚，宜四逆汤急温之。

处方：

附片30克　　干姜30克　　公丁香10克　　上桂10克

甘草30克

次日复诊：服两剂后，胃痛显著减轻，能进食，仍食欲差，胃觉堵，不大便，眼神呆滞，舌淡，尖部微红，苔黄白厚腻，仍有宿食结滞，但不宜攻下，宜平胃散加味：

焦楂12克　　谷、麦芽各12克　　草果12克　　砂仁6克

蔻仁6克　　苍术10克　　　　陈皮10克　　生姜10克

甘草6克

第三日再诊：服药后显著好转，神志已清醒，精神转佳，昨日开始大

便，然后胃堵塞感消失，开始思饮食，继服上方加干姜，调理而安。

※ 张某，男，五十四岁，退休干部。

1972 年 10 月 5 日初诊：住陆军某医院，饮食到喉部常呕吐，吞下后不再吐，卧床，起则站立不稳，不能行走。经医院检查：肝胆上有水泡状物，疑似癌症，但始终未确诊。该院大夫称从未见过此病，已发出几次病危通知，医嘱：家属准备后事。

舌淡微红，色较暗，苔满白腻。此为太少二阴证，元阳衰弱，脾胃寒湿阴盛，运转无力，加之大量服药无效，卧床不动，精神压力大，反致加病，状似垂危。宜先劝导，减轻包袱，以辛温轻剂温阳健脾、除湿益胃着手为治。

茯苓 15 克　　白术 15 克　　法半夏 15 克　　干姜 15 克

砂仁 6 克　　蔻仁 6 克　　焦楂 12 克　　谷、麦芽各 12 克

草果 12 克　　甘草 10 克

四剂。

10 月 9 日复诊：还觉食不下，食则呕吐，就是吞不下，呃逆，但还想食。稍能站立，偏偏倒倒，可勉强行走几步。服上方只吐了两次。舌浅淡红，呈乌紫色，苔根白腻厚，少阴主症未减，宜四逆汤峻逐阴寒：

附片 60 克　　干姜 60 克　　上桂 12 克　　炙甘草 30 克

两剂，隔一二小时服一次。

10 月 12 日三诊：舌淡暗红，苔根白黄稍厚腻，服药后呕吐显著减轻，已能起床散步，尚不稳，时感心累。此证已显太阳初感之表邪未尽，而少阴之里虚寒已甚，故治宜温散兼施，着重大剂温阳逐寒湿，拟麻黄附子细辛汤加味：

麻黄 10 克　　桂枝 10 克　　附片 120 克　　干姜 90 克

生姜 120 克　　辽细辛 6 克　　甘草 60 克

三剂。

10 月 16 日四诊：舌淡浅红，苔根微白。呕吐止，能独自挂杖行走，精神显著好转，诸症渐平。继服附子理中汤以善后，出院调养。

附片 60 克　　干姜 60 克　　肉桂 10 克　　茯苓 15 克

白术 18 克　　菟丝子 15 克　虫草 15 克　　甘草 30 克

※某，两个月幼儿。

舌淡微红，苔薄白。咳嗽不止，频频吐奶，吐白泡沫口水，晚上出冷汗，手凉、瘦弱、无神，面色苍白，唇淡白，唇周围一圈色青。此少阴证，先宜温阳健脾除寒轻剂：

茯苓 3 克　　法半夏 3 克　　干姜 0.3 克　　甘草 3 克

服一剂后，咳嗽减轻，吐奶止，脸色、精神状态好转。晚上不咳嗽，出冷汗，还有点吐口水，手凉。治宜四逆汤温阳逐寒湿：

附片 12 克　　干姜 3 克　　茯苓 6 克　　肉桂 0.6 克

炙甘草 6 克

服一剂，诸症皆愈。

※张某，女，三十岁。哈尔滨人，在成都某设计院工作。面色苍白，两眼呆滞，舌灰白，苔薄白。几年前，西医诊断为心脏病，其后病势发为精神失常，怀疑爱人行为不轨，出门则紧紧相随，寸步不离，经常打人，专打年轻姑娘或妇女。此为少阴证虚寒已极，不可当疯病医治，宜温阳逐寒益气，四逆汤加参主之：

党参 30 克　　附片 60 克　　干姜 60 克　　甘草 30 克

连服七剂，病遂痊愈。

（范中林医案）

※陈某，女，62 岁。1974 年。

瘫痪已十五年，瘫侧腿丝毫不能动弹，发凉，另一侧尚温暖，面色苍白，毫无血色，数日前感冒，前天大便血，色乌黑，夹杂于粪便之中，日三次。经某医院检查为痢疾，服药后病反剧。舌淡，苍白，苔根白腻厚浊，脉沉细。此少阴证，迁延日久，全身性虚寒已甚，宜重剂四逆汤急温之：

附片 120 克　　干姜 120 克　　肉桂 12 克　　甘草 60 克

两剂。

逾三日，再诊：舌淡浅红，苔白厚腻。昨日稍觉腹痛，腹泻便血已显著减轻。再进四逆汤加味。

附片 60 克　　干姜 60 克　　公丁香 10 克　　肉桂 10 克

甘草 30 克

服完两剂后，再进附子理中汤加桂枝、肉桂、菟丝子、虫草五剂。

逾一周后，再诊：便血已愈，尚微感腹痛，瘫侧腿已不觉冷硬，可以活动，慢慢挪动，食量增加，舌淡微红，较暗，苔白厚腻。病情显著好转，似有复阳迹象，宜大剂四逆汤加味再进：

附片 120 克　　干姜 120 克　　上桂 12 克　　炙甘草 60 克

逾二周后再诊：上方服八剂，舌淡浅红，苔白腻减，舌色有转红之象，自觉显著好转，诸症明显平复，面色基本转正常，尤其是瘫侧腿已觉较灵活，可下床扶杖行走，近日甚至独自拄杖上下一二层楼，倍感欣喜。

嘱继服四逆汤加肉桂多剂，减轻剂量，缓缓服之，饮食起居调养以善后。

（谢永新医案）

※ 某，女，65 岁。1976 年。

初诊：患者硬皮病多年，持续性硬化，至今全身皮肤除心胸、面部一小块外，其余皆坚硬如木板，背、腹、四肢皮肤，以手触之，如触一块硬板，敲之当当响，嘴唇已不能全张开，微微启唇，只能窥视舌尖，色淡，舌苔及脉象均无法得知，面色苍白灰青，精神萎靡，四肢厥冷。患者曾多次经各家医院诊治，大夫们均称从未见过，只有某医院院长称：曾在某医书上见过，但皆无法医治。

现家人偕同前来求诊。此少阴证，全身寒彻至极，实属罕见，唯有仲景六经辨证三阴证理论与临床之理法方药可循，急须四逆汤重剂，峻逐有如冰冻坚硬之寒邪，庶几救死于万一。处方：

附片 60 克　　干姜 60 克　　上桂 20 克　　甘草 30 克

葱白 10 茎

三剂。

复诊：服药后，毫无动静。上方再进三剂。

三诊：服药后，仍毫无动静。

证重药轻，上方加倍再进。

附片 120 克　　　干姜 90 克　　　上桂 30 克　　　甘草 60 克

葱白 15 茎

嘱每次服药后，用热水坐浴浸泡，尽量争取出汗。

四诊：遵上法，服药至二剂，背、腹、面部徐徐出汗，量尚少。病情突现松动之象，似有转机。命用上方多剂，每隔二小时服一次，频频用热水坐浴浸泡，让出汗增加。

五诊：依上法，昨日起出汗明显增加，随即出现全身大面积皮肤软化，背、腹、大腿肌肉，用手可以抓起，唯双手臂及小腿皮肤尚硬。面对此情此景，皆惊讶不已。如此少阴虚寒极重之证，皮肤坚硬有如冰冻三尺，竟然出现显著转机，急嘱依上方法再进之。

遗憾的是，我从即日起，与教师团队带学生外出实习约两个月，中断治疗。归来时，家属前来告知：此后病情又渐回复，再用原方已无效。遂重返医院，但院方表示，只有准备后事。当时在病房，无论医生、护士以及其他住院患者，纷纷前来探视，络绎不绝，门庭若市，开始以为大家都很关心，不久才恍然醒悟，原来此病引起哄动，大家都来观看稀奇。

患者家人还表示，此病迁延多年，经长期服用无数中西药，皆毫无效果，持续加重，唯有这次，竟出现皮肤大面积软化，家人皆惊喜，盼有奇迹发生。不幸中途中断治疗，终致不治，但全家仍特地前来衷心致谢！

此案确实值得总结和探讨，故列为未成功之案例，以资借鉴。

（谢永新医案）

【著者医话】

《伤寒论》三阴证，特别是少阴证的理法方药，如四逆辈等，是仲景学术思想的重要组成部分，其精辟的理论，特有神功的疗效，堪称中国医药学史上的奇珍异宝，是近两千年来，后世医家难以超越，不能或难以取代的。

但是，它又具有相当大的难点，即理论深邃，言简意赅，临床上往往难以掌握，加之所谓"当代无桂枝证，古方过时，不能今用"的错误观点，影响甚大，后世及当代许多医家，在《伤寒论》面前望而却步，出现不读伤寒书，或只读伤寒书、不用伤寒方的奇怪现象。其结果是多年以来，不知有多少三阴证特别是少阴证的危重患者，因此延误病机，失去本可救治的机会，不知害了多少人！本书为此，特别在诸如麻黄汤、四逆汤等著名代表方剂中，加进尽多的辨证要点和临证经验记要，供初学《伤寒论》、临证茫然，似无门可入者研读，亦供有关医家参考。

少阴证与阳明证，在病证矛盾发展过程中正好相反，为两种极端。阳明证为阳亢阴衰，甚至阳亢极，阴亦竭；少阴证则是阴盛阳衰，甚至阴盛极，阳亦竭。因此其治法迥异：阳明证，如腑证具，须三承气急下之；少阴证，全身虚寒证具，须四逆辈急温之。

两者相同点在于：都处于阴阳、寒热、表里、虚实、邪正诸矛盾对立面斗争相搏的关键时刻，量变发展到质变的临界点上，甚至处于生死一线的危急关头，如误治失治，皆会立即引起矛盾对立统一的破裂，质变的飞跃，生命的解体。

纵观临床，众医家对阳热证、阳明证的理法方药，尚有多种理法方药可资选用，但唯有三阴证，特别是少阴证，尤其是在其极期，一般又不愿或不敢用《伤寒论》之四逆辈诸方，因此临床选择余地大大减少，其结果可想而知。

上述硬皮病医案，为少阴病寒极之重证，治疗中期曾出现大面积软化的显著转机，似要出现奇迹。但遗憾中断治疗，最终不治。为此，笔者曾反复反思是什么原因。后来想到一个重要问题，即证重药轻。范老曾多次强调，在四逆辈辨证准确的情况下，初现少效或无效时，药量须加倍翻番，范老用附片曾多至一斤。当代《伤寒论》专家李可也提出，伤寒方的用药剂量，按仲景原方原意，比现在流行剂量要大数倍，十几倍，其疗效往往神奇，救人无数。

当然，这个问题须进一步用实践来检验，但这也清楚说明，中医处方，尤其是伤寒方，不仅要药方对证，同时药量也要对证，否则达不到应有的疗效。由此看来，当年治疗硬皮病，如继续治疗，剂量是否可以再进一步加倍翻番呢？其结果又应该如何呢？当然也应当看到，这种大面积硬皮病，全身性极端阴寒彻骨，坚如冰冻三尺之少阴证，已濒临生死一线至极边缘，若要痊愈，恐怕难矣。

还有一个问题，上述硬皮病患者，最终不治身亡，但患者家人还特地前来表示衷心感谢，充分说明患者及家属都是通情达理的。现在经常出现医患矛盾，甚至发生激烈的对抗冲突，其中除个别患者家属不懂医药或情绪失控，但多数情况下，医家值得多反思。

患者不幸身染重病，家人送到医院，把患者的生命和家庭的希望，都全部寄托在医家身上，如果误治失治，未尽到责任等，造成严重后果，家属的悲伤和愤怒，以至过激行为，都是可以理解的。这就为医家们提出更高更严格的要求。

三、阴盛于内、格阳于外证治

"少阴病，下利清谷，里寒外热，手足厥逆，脉微欲绝，身反不恶寒，其人面色赤，或腹痛，或干呕，或咽痛，或利止脉不出者，通脉四逆汤主之。"

此为阴盛于内，格阳于外，真寒假热证的主要脉证和治法。

通脉四逆汤

炙甘草二两　附子大者一枚　干姜三两强人可四两

面色赤者，加葱九茎，腹中痛者，去葱加芍药二两，呕者，加生姜二两，咽痛者，去芍药加桔梗一两，利止脉不出者，去桔梗加人参二两。

方解　陈修园：阳气不能运行，宜四逆汤；元阳虚甚，宜附子汤；阴盛于下，格阳于上，宜白通汤；阴盛于内，格阳于外，宜通脉四逆汤。盖以生气既离，亡在顷刻，若以柔缓之甘草为君，岂能疾呼散阳而使返耶！故倍用干姜，而仍不减甘草者，恐散涣之余，不能当姜附之猛，还借甘草以收全功也。

若面赤者，虚阳上泛也，加葱白引阳气以下行；腹中痛者，脾络不和也，去葱加芍药以通脾络；呕者，胃气逆也，加生姜以宣逆气；咽痛者，少阴循经上逆也，去芍药之苦泄，加桔梗之升提；利止脉不出者，谷气内虚，脉无所禀而生，去桔梗加人参以生脉。

"下利清谷，里寒外热，汗出而厥者，通脉四逆汤主之。"

此为里真寒、外假热的症状与治法。

汪苓友：下利清谷，为里寒也，外热为身微热，兼之汗出，此真阳之气，外越而欲脱也。此条汗出而反厥，乃阳气大虚也，与通脉四逆汤，以温经固表，通内外阳气。

陈修园：此言里不通于外，而阴寒内拒，外不通于里，而孤阳外越，非急用大温之剂，不能通阴阳之气于顷刻。

【辨证要点】

本证之脉竟至微欲绝，故其病势实较四逆汤证更为严重。由于阴盛于里，阳气衰微至极，所以不仅有下利清谷，手足厥逆，而且脉微欲绝，里寒太盛，阳气被格于外，所以表现出身反不恶寒，面色赤等假热症状。

邪盛于里，寒气上逆，故腹痛干呕，虚阳上浮，故咽痛；利止是阴液枯竭，无物可下，故虽然利止而脉仍不出，此时无论在症状上或病情上都较四逆证严重，所以于四逆汤内倍用干姜，并加重附子用量，以急驱内寒，复引将越脱之阳气。

本证面色赤，是属虚阳浮越之证，应与阳明证面全赤色属于实热者相鉴别；虚阳浮越的面色赤必红而娇嫩，游移不定，且必伴有其他寒证；阳明病的面合赤色，是面部通赤，而色深红，必还有其他热证。

本证身热而不恶寒，也非阳明身热恶热可比，阳明身热为里热熏蒸，按之灼手；本证身热为阳浮于外，患者虽觉热，而热亦不甚，并且久按则不热，如实热证还有口舌干燥，大渴引饮；假热证口和舌润，虽渴亦不能多饮，且喜热饮。

【六经医案】

※ 刘某，年六十，先患痰饮，屡药屡更，已逾一月。一日忽手足麻痹，

喘急痰涌，口不能言，身微热，汗如泉溢。星夜延诊，脉之沉微，舌苔白而湿滑，即令人姜汁兑开水，送下黑锡丹三钱，奈入口不能下咽，乃设法扶令半坐，分三次灌下，并以吴茱萸研末，醋调炒热，敷两足心，拖住元气；逾一时，始稍苏醒，再灌三钱，痰不涌，喘汗顿渐；次晨以通脉四逆汤重加茯苓，阅三日痰大瘥，继进六君子加姜附，调理十余剂，平复如初。

炙甘草6克　　生附子6克（先煎两小时）　　干姜12克

白茯苓24克

（萧琢如医案）

※ 王某，女，六十四岁。于七月某日中风，四肢厥冷，失去知觉，牙关紧闭，左侧手足肿，不能屈伸。诊脉沉微细，此少阴证，阴阳格拒，宜通脉四逆汤加味：

附片30克　　干姜15克　　甘草15克　　北细辛3克

葱白5茎

两剂。

复诊：服药后，通身出大汗，全身由厥冷变为温暖，口能言，四肢可屈伸。脉沉紧，舌淡红，苔黄，腰背及全身皆疼痛，此证里寒稍退，尚有表寒未解，以麻黄汤主之：

麻黄9克　　杏仁18克　　桂枝9克　　甘草12克

三诊：上方服三剂，病愈过半，身尚觉微痛。脉浮，肌肉有些颤动，以小建中汤主之：

桂枝9克　　白芍9克　　生姜9克　　红枣15克

甘草9克　　黄芪15克　　秦艽9克

四剂。

四诊：全身乏力，双足浮肿，脉微细，舌苔乌白，阴邪渐消，阳气尚复而无力，以桂附汤主之：

桂枝9克　　附片15克　　红枣30克　　白术10克

生姜12克　　甘草12克

五诊：上方连进五剂，脚肿消，能站立缓步行走。脉沉微细，舌象已正常。继服补中益气汤以善后，服三剂后，病痊愈。

※ 高某，男，二十二岁。脸色青白，毫无血色，骨瘦如柴，行动困难，心累，大便色黑夹污血，如羊粪。曾住院急救两次，确诊为十二指肠溃疡，并下病危通知书。幼时曾患严重胃溃疡。舌淡，苔满布乌白，舌边如锯齿状。

初诊即以通脉四逆汤急温之。服两剂后，病情显著好转，脱离危险。

复诊：附子理中汤加肉桂、菟丝子、虫草，服两剂后，身体显著恢复，再进几剂以善后。

※ 周某，女，七十二岁。

面黄暗黑，瘦削，精神萎靡，双目微发直，卧床不起，不思饮食，刚食则呕吐，咳嗽，痰不易吐出，呃逆，恶寒发冷，近一月较甚，有时间有发热，晚睡时嘴干甚，吐不出唾沫。西医治疗无效，中医曾以养阴活血、止咳化痰之剂，皆无效。舌淡微红，色暗，舌根部苔薄黄白，全舌干无津液。此为少阴证，阳衰阴枯，水气不化，寒痰凝聚，肺气失宣，升降失职，时有发热为阴盛格阳之象，先服甘草干姜汤：

甘草 15 克　　干姜 15 克

次服通脉四逆汤：

附片 30 克　　干姜 30 克　　甘草 30 克　　葱白 60 克

服后即显著好转，渐愈。

（范中林医案）

四、阴盛于下，格阳于上证治

"少阴病，下利，白通汤主之。"

白 通 汤

葱白　干姜　附子

方解　周禹载：阴阳和而为泰，阴阳格而为否，真阳既虚，阴邪复深，姜附之性虽能益阳，而不能使阳气必入于阴中，不入阴中，阳何由复，阴何能去？故唯葱白味辛，可通于阴，使阴得达于阳，而利可除矣。

汪苓友：此方与四逆汤相类，独去甘草，盖驱寒欲其速，辛烈之性，取其骤发，直达下焦，故不欲甘以缓之。盖大辛大热之药，原非吾身真阳，不过借以益吾阳气，非有以通之，能令真阳和会，而何以有济也耶！

王晋三：白通者，姜附性燥，肾之所苦，须借葱白之润，以通于肾，故名。若夫金匮云"面赤者加葱白"，则是葱白通上焦之阳，下交于肾，附子启下焦之阳，上承于心，干姜温中土之阳，以通上下，上下交，水火济，利自止矣。

【辨证要点】

少阴证下利，有生死之殊，寒热之异，其死证大都属于阴盛阳绝，其可治证属寒的，有四逆汤证，通脉四逆汤证，白通加猪胆汁汤证，桃花汤证等；其属热的，有猪苓汤证，猪肤汤证等。

本条属少阴虚寒下利，叙述很简，从方治推测，方中有干姜、附子，则知本证亦属脾肾阳虚，肾为一身阳气之本，脾胃为中阳之本，脾肾之阳俱虚，则阳气不能达于四肢，所以本证一定还有脉微细、恶寒、四肢厥冷等症状。

本方即四逆汤去甘草加葱白，恐甘草缓姜、附之性，反掣急救回阳之肘，故去而不用，加葱白取其急通上下阳气，故本证还当有面赤戴阳现象，总的说来，本证当比四逆汤证严重。

厥逆下利、恶寒等症，与四逆汤证的病理机转完全相同，所不同者，本证的下利较四逆汤为甚，脉微较四逆汤证脉沉为甚，而且有面赤症状，这是下焦阴寒气盛、格阳于上的一种表现。在病情上与通脉四逆汤证也有异同，两者均为阴盛格阳的真寒假热之证，不过通脉四逆汤证是阴盛于内，格阳于外；而本证为阴盛于下，格阳于上；所以前者尚有身热，反不恶寒等主症，本证则仅是阳浮在上的面赤假象。

但人体之上与外，常相联系，因此格阳于外的，亦每能见到面赤，格阳于上的，亦可能有身反不恶寒的情况，所以在通脉四逆汤证中亦有面赤见症。然阳气的格于外或格于上，仍有主次可分，如里虚寒证而见面赤的，即为格阳于上，宜用白通汤以宣通上下阳气；如里虚寒证而见身热反不恶寒的，则为格阳于外，宜用通脉四逆汤以通达内外阳气。

"少阴病，下利，脉微者，与白通汤。利不止，厥逆无脉，干呕烦者，白通加猪胆汁汤主之。服汤脉暴出者死，微续者生。"

白通加猪胆汁汤

葱白　干姜　附子　人尿　猪胆汁

上五味，以水三升，煮取一升，去滓，内胆汁、人尿，和令相得，分温再服。若无胆汁亦可用。

方解　章虚谷：阴阳之气，互相为根，故可互相为用，此方即《内经》反佐之法也。盖寒热之药同煎，则气味相和，化为温平；此方热药煎好，然后和入寒药，则各行其性，导引阳药入阴，使阴阳交通而无格拒之患，此阴阳互相为用，由其互相为根故也。

张隐庵：用白通汤以通阳，加水畜之胆，引阴中之阳气上升，取人尿之能行故道，导阴气以下接，阴阳和，而阳气复矣。

【辨证要点】

白通汤证用白通汤，照理应阳浮利止，今药后下利仍然不止，仍厥逆，反而无脉，并且干呕心烦，此非药不对证，亦非误治病变，而是下焦寒甚，阳药为阴寒所格。由于阴阳格拒之甚，所以脉伏而干呕、心烦，阳药不能下行发挥作用，故下利仍然不止；但总的病势，仍为阴盛于下，格阳于上，所以仍主白通汤，更加猪胆汁，人尿以为反佐之治。

《黄帝内经》云："微者逆之，甚者从之，逆者正治，从者反治。"本证病情，实是寒化证中最重的病例，既是阴盛格阳于上，而阳药又为阴寒格拒而不能纳，可见非用反佐之疗法，殊难达到效果，故用白通加猪胆汁汤在大剂热药中，反佐苦寒咸降之品，作为诱导，使汤药不再为阴寒所格，而能进入咽喉，发挥其散寒回阳的作用。尤在泾："脉暴出者死，是无根之阳发露无遗；微续者生，是被抑之阳来复有渐。"

五、阴盛阳虚水气为患证治

少阴寒化证候，除了形成厥利的病变以外，又往往能导致水气为患，因足少阴肾为寒水之脏，肾阳衰微，水气不能蒸化，则潴留体内为患，在少阴篇内有附子汤证和真武汤证两种类型。

1. 阳虚气弱，寒邪郁滞

"少阴病，得之一二日，口中和，其背恶寒者，当灸之，附子汤主之。"

"少阴病，身体痛，手足寒，骨节痛，脉沉者，附子汤主之。"

附 子 汤

附子（炮） 茯苓 人参 白术 芍药

方解 本方以附子名汤，目的在于用温补之阳以散寒邪，伍以参术苓芍，则不但回阳胜寒，且能逐水镇痛，试从论中用药规律来看，苓、术并用，善治水气，如苓桂术甘汤，真武汤，均用此二味以治水气。术附同用，善治筋骨痹痛，如桂枝去桂加术汤和甘草附子汤，均用此二味，以治风湿证的肢体疼痛，参附同用，尤擅回阳复脉。此外，一派刚燥之药，伍以芍药，不但可收刚柔相济之效，而且可以引阳药入阴散寒。

【辨证要点】

口中和，背恶寒，脉沉，手足寒，均系阴寒郁滞、阳气不足之象。由于阳气衰微，致水寒之气失却运化，浸渍于筋脉骨节之间，则发为身体痛，骨节痛。

从整个证情来看，本证是阳虚为主，而湿寒较轻，但本证阳虚较四逆汤证的阳虚则又有轻重不同，四逆汤证脾胃阳虚较甚，所以四肢厥冷，脉沉微细，全身恶寒，下利清谷；而本证仅是肾阳虚衰，且不如四逆证为甚，所以是手足寒而未至四肢逆冷，恶寒亦仅限于背部而未及全身。

但本证的背恶寒与白虎汤加人参汤证之背恶寒应有区别，前者为阳虚于外，后者为热盛于内；故本证有背恶寒，口中和，而无燥渴的感觉，而白虎加人参汤证则必口中燥渴，这是两者辨证上的着眼处，当然在其他脉证上亦有显著不同。

其次，本证的恶寒、体痛与太阳伤寒未发热之恶寒、体痛亦不相同，太阳伤寒证是寒邪束于肌表，其脉必浮，阳气未衰，所以手足亦不发冷；本证为阳虚而生外寒，故手足寒冷，脉象沉而不浮，且太阳伤寒很快即会发热，而本证则绝无发热。

本方应用范围

（1）《备急千金要方》：附子汤治湿痹缓风，身体疼痛如欲折，肉如锥刺刀割，于本方加桂心，甘草。

（2）《资生篇》：附子汤治阳虚气分有寒。

（3）《金匮要略》：妇人怀娠六七月，脉弦发热，其胎愈胀，腹痛恶寒者，少腹如扇，所以然者，子脏开故也，当以附子汤温其脏。

（4）附子汤治身体挛痛，小便不利，心下痞硬或腹痛者。（《方机》）

（5）治水病，遍身肿满，小便不利，心下痞硬，而身体亦痛，或麻痹或恶风寒者。

【六经医案】

※ 一男子，两脚疼痛，不得屈伸，手足寒，腹拘挛，食颇减，羸瘦尤甚……与附子汤，疼痛退，拘挛缓，食亦进，能行步。

（《成绩录》）

※ 一男，成年，脊梁曲而伛偻，两脚挛急不能起，已两年，作附子汤及紫圆饮之，两月而痊愈。

（《古方便览》）

※ 张某，男，二十六岁。患病六七日，脉微细，覆被喜静，不食不语，闭目曲卧，似睡非睡，不欲见人。此乃少阴病真阳不足之候也，以附子汤三剂而愈。

※ 黄某，男，二十六岁。患睡病三年余，夜睡达旦，须呼唤始醒，用饭时经常瞌睡，致失箸，摔碗。铲地亦睡，行路亦睡，跌磕触撞方醒，大

有终日昏昏、起坐俱疲之慨，脉见迟细。此为阴盛而阳虚，一味主静也，用附子汤以助阳抑阴，使臻于衡，服十余剂而愈。

（辽宁医学杂志编辑部，《辽宁医学杂志》，1960）

※潘某，女，三十四岁，工人。三月余来嗜睡，困倦，夜寐虽深，昼日劳动，睡意仍浓，甚则行路时亦思睡，神经科检查无殊，服兴奋剂未效，纳呆滞骨酸，脉沉迟，舌苔白腻，证属真阳虚衰所致，治当补火生土，振奋心阳，拟附子汤加味：

熟附块5克（先煎）　　党参20克　　　茯苓12克　　　白术10克

白芍10克　　　　　　炙黄芪12克　　仙茅12克　　　仙灵脾15克

炙甘草3克

药后精神振作，睡意减而夜寐安，续服上方半月而愈。

（张承烈，温州医学院工农兵医院）

※潘某，男，四十五岁。体素弱，感受寒邪而腰痛如折，四肢冰冷，脉象迟细，服附子汤一剂，肢体温，再服腰痛轻，三剂而愈。

※罗某，女，三十七岁。腰痛，少腹亦痛，背酸困，身畏寒，月经数月一行，脉象沉细，乃脾湿肾寒、下元亏虚所致，服附子汤五剂，腰腹疼痛均止。

（白清佐，《中医研究通讯》，1963）

※刘某，患腰腿沉痛二年余，不能俯仰，形寒身重，精神萎靡，面色黧黑，脉沉微，此肾阳不足之痛痹也，方用附子汤加桂枝15克，三剂腰痛大减，又三剂而愈。

附子30克　　白术24克　　　茯苓12克　　　人参9克

白芍9克　　　桂枝15克

※徐某，女，四十岁。患痛痹，手足缓弱，沉重难举，小便频急而清白，口和不渴，脉沉细无力，此为肾阳衰微之证也，乃用附子汤加桂枝、川芎、当归，三剂痛减大半，五剂手足轻捷，但腰腿仍沉痛，更加破故纸，怀牛膝，又三剂，诸症均愈。

（白清佐，《中医研究通讯》，1962）

2. 下焦阳虚，水气不化

"太阳病发汗，汗出不解，其人仍发热，心下悸，头眩，身瞤动，振振欲擗地者，真武汤主之。"

"少阴病，二三日不已，至四五日，腹痛，小便不利，四肢沉重疼痛，自下利者，此为有水气，其人或咳，或小便利，或下利，或呕者，真武汤主之。"

真 武 汤

茯苓　芍药　白术　生姜　附子（炮）

若咳者，加五味子、细辛、干姜；若小便利者，去茯苓；若下利者，去芍药，加干姜；若呕者，去附子，加生姜。

方解　张路玉：用芍药之微旨，非圣人不能，盖此证虽曰少阴本病，而实缘水饮内结，所以腹痛自利，四肢疼重，而小便反不利也，若极虚极寒，则小便必清白无禁矣，安有反不利之理哉！则知其人不但真阳不足，真阴亦必素亏，或阴中伏有阳邪所致，若不用芍药顾护其阴，岂能胜附子之雄烈乎？即如附子汤、桂枝加附子汤、芍药甘草附子汤，皆芍药与附子并用，其温经护营之法，与保阴回阳不殊，后世用药，能获仲景心法者几人哉！

程知：白通、通脉、真武，皆为少阴下利而设，白通四证，附子皆生用，唯真武一证熟用者，盖附子生用则温经散寒，炮熟则温中去饮；白通诸汤以通阳为重，真武汤以益阳为先，故用药有轻重之殊，干姜能与生附以温经，生姜能资熟附以散饮也。

【辨证要点】

真武汤主治少阴阳虚、水寒相搏之证。仍发热，不是原先的表邪发热，而是汗多、虚阳浮越于外的发热，所谓汗出不解，不是指表不解，而是指患者未转愈。心下悸，头眩，这是肾阳虚不能制水、水气上逆的缘故。

水逆胃脘，故心下悸动，水气上冲，清阳不升，故头眩眼花；身瞤动，振振欲擗地，是阳气虚不能温煦筋脉所致。故本条病理机转是阳虚水气内动，病势已从太阳转属少阴，所以用真武汤壮肾中之阳以散水气。

水寒之气上攻于表，则为四肢沉重疼痛，内渍于里，则为腹痛下利，上逆犯肺，则为咳嗽，停滞于中，胃气上逆，则为呕吐，停滞下焦，膀胱气化不行，则为小便不利，总之，这些症状的产生，都是因为肾阳衰微，水气不化。

本方应用范围

（1）《王氏易简方》：此药不唯阴证伤寒可服，若虚劳之人憎寒壮热，咳嗽下利，皆宜服之，因易名为固阳汤，增损一如前法。

（2）《仁斋直指方》：治少阴水饮与里寒合而作嗽，腹痛下利，于本方加干姜、细辛、五味子，并言凡年高气弱久嗽通用。

（3）《资生篇》：误汗伤阳，筋惕肉𧮪，亦为水逆，真武汤主之。

（4）《伤寒绪论》：不得眠有数证，皆为阳盛，切禁温剂；唯汗、吐、下后，虚烦脉浮弱者，因津液内竭，则当从权用真武汤温之。

【六经医案】

※ 治一人。七月内病发热，或令其服小柴胡汤，必二十六剂乃安，如其言服之，未尽二剂，则升散太过，多汗亡阳，恶寒甚，肉𧮪筋惕，乃请滑诊视，脉细欲无，曰：多汗亡阳，表虚极而恶寒甚也，肉𧮪筋惕，里虚极而阳不复也，以真武汤，进七八服而愈。

茯苓 9 克 　　　炒白术 6 克　　　白芍 6 克　　　生姜 9 克

熟附片 3 克

（滑伯仁医案）

※ 治一人，患伤寒，发热，汗出多，惊悸，目眩，身战掉。众医有欲发汗者，有作风治者，有欲以冷药解者。延孙诊之，曰：太阳经病得汗而不解，若欲解，必复作汗，肾气不足，汗不来，所以心悸、目眩、身战。遂与真武汤，三服，微汗自出，即解。盖真武汤，附子白术和其肾气，肾气得行，故汗得来。仲景云："尺脉弱者，营气不足，不可发汗。"以此知肾气怯则难汗也。

茯苓 12 克　　白术 9 克　　白芍 9 克　　生姜 9 克

熟附片 9 克

（孙兆医案）

※ 治赵太学，患水气咳嗽而喘，误作伤风，概投风药，面目尽肿，喘逆愈甚，曰：风起则水涌，药之误也，以真武汤温中镇水，诸恙悉平。

熟附片 9 克　　白术 12 克　　白芍 9 克　　茯苓 12 克

生姜 9 克

（吴孚先医案）

※ 一僧年三十许，胸中烦闷数日，吐下黑血，诊之脉沉微，腹满，小便难，手足浮肿，沉重不仁，大便日二三行，默默不欲饮食，食即停滞胸间，入腹则气急，腹满殊甚，其状如世所谓黄胖病者。先生与真武汤，百患悉治。

（《成绩录》）

※ 一男子四十二岁，患下疳疮后，左半身不遂，手足颤抖欲掷地，日间发痫，十四五日必一发，食时，使人代哺之，仰卧褥上已三年矣。余诊之，自少腹至心下硬满，心悸而拘挛，乃作此方及三黄丸与之，时时以备急丸攻之。服一月痫不发，又作七宝丸与之，每日一次，凡七次，而痊愈。

（《古方便览》）

※ 治一妇暑月身冷自汗，口干烦躁，欲卧泥水中，脉浮而数，沉之豁然虚散，公曰：脉至而从，按之不鼓，为阴盛格阳，得之饮食生冷，坐卧风露．乃与玄武汤，冷冻饮料，三服而愈。

（《医史·樱宁生传》）

※ 许叔微曰：某男，初得病，身微汗，脉弱恶风，医者误以麻黄汤汗之，汗遂不止，发热心痛，多惊悸，夜间不得眠卧，谵语不识人，筋惕肉𥆧，振振动摇，用真武汤两剂而愈。

（《许叔微伤寒论著三种》）

※ 潘某，男，六十岁。周身浮肿，面色㿠白，手足麻木厥冷，小便频数，大便溏泄，苔白腻，脉沉无力，脾肾阳虚，阴水，拟壮肾阳，健脾燥

湿，方用：

姜附片9克　　肉桂4.5克　　大腹皮9克　　白术9克

赤茯苓24克　　苍术9克　　炒白芍6克　　干姜3克

服四剂，水肿见消，精神振作，手足转温，小便清长，原方加减四剂而愈。

（刘源清，《江西中医药》，1960）

※沈某，男，四十六岁。反复浮肿六年余，头晕，恶心，呕吐，不思饮食，脸肿，全身凹陷性水肿，小便色黄而少，面黄，精神不振，脉沉细弦，化验非蛋白氮240mg/dL，尿蛋白（++++），诊断：石水。治拟益火之源，以消阴翳，予真武汤十余剂后，非蛋白氮降至78mg/dL，水肿大减，继服之，非蛋白氮降至47.5mg/dL，尿蛋白（+），症状消失。

（周繁五，《天津医药》，1960）

※肺源性心脏病，肾虚夹饮型：某男，六十岁。有慢性咳嗽史十年，近日来气急，咳喘痰薄，足肿，面色暗紫，精神萎靡，全身浮肿，不能平卧，舌暗紫无苔，脉沉小而代。治以温阳逐水，真武汤合葶苈大枣汤，服三剂，手足肿退，小便增多，气逆转平。

（沈敏南，《辽宁中级医刊》，1978）

※王某，男，患风湿性心脏病二十余年，形体消瘦，面色苍白晦滞，口唇发绀，全身浮肿，心动悸，动则气喘，精神疲乏，腹胀满，嗳气纳呆，多汗，溲短便少，舌质不鲜，边紫，苔薄微黄，脉微细结代，诊断：①风湿性心脏病；②心源性肝硬化；③心力衰竭Ⅲ级。证属脾肾阳虚，土不制水，水气凌心，拟真武汤合桂枝甘草汤加沉香，处方：

淡附片6克　　茯苓12克　　焦白术9克　　白芍6克

生姜2片　　桂枝6克　　炙甘草5克　　沉香2克

服药数剂后，病情逐减，后改用茯苓四逆汤加白术、五味子、炙首乌调理而愈。

（任侠民，温州中医院）

※杨女，素患耳源性眩晕，前日起发作头晕、恶心、呕吐、张目和辗

转反侧时加剧，口淡纳减，胸中痞满，舌淡白，脉弦滑，乃中阳不运，湿浊上泛，拟温阳化饮，服真武汤两剂而安。

（谷振声，温州医科大学）

※ 某男，三十余岁。客居旅馆，突于夜间吐血盈盘，面如蜡色，气息奄奄，脉极微细，即用黄附片 60 克、茯苓 12 克、白芍 10 克、白术 15 克、生姜 15 克、肉桂 6 克，服后 1 小时许，已能哼出声音，至天亮共灌服三次，渐省人事，口渴欲饮，再用麦冬 60 克、细米参 10 克，泡开水当茶饮，病情迅速好转，事隔一年未再吐血。

（来春茂，《云南中医学院学报》，1979）

※ 喘证：虚喘慌张气怯，声低息短，呼吸不相接，体常倦怠，处方：

附子 9 克　　　干姜 6 克　　　五味子 9 克　　白术 12 克

白芍 15 克　　　细辛 4.5 克　　蛤蚧尾 1 对

水煎服，四剂即验。

（李渠，江西中医研究通讯，1962）

※ 唐某，男，五十七岁。因头部曾被砍伤，留有脑震荡后遗症，每疲劳或感冒即发作，症见面壁侧卧，不敢动弹，稍动则头痛剧烈，畏光，怕烦，面色黯淡，舌苔白滑，脉沉细，诊断为阳虚气滞，升降失司，处方：

黄附片 30 克（先煎 1 小时）　　　茯苓 15 克　　　白芍 12 克

白术 10 克　　　生姜 15 克　　　细辛 3 克

服一剂，头痛减半，续服一剂，头痛止，加减共服二十四剂，观察至今，十七年未发。

（来春茂，《云南中医学院学报》，1979）

※ 邓某，男，十七岁。四肢末梢与耳鼻唇处遇冷则发生青紫已两个月，全身麻木感，腰酸，恶寒，盗汗，不寐，纳减，面黄，脉弦细迟，苔白腻，诊断为可逆性低温血凝现象并发手足发绀症。证属寒湿重证，治拟扶阳化湿，真武汤加味：

附片 15 克　　　杭白芍 15 克　　茯苓 9 克　　　白术 9 克

生姜 6 克　　　桂枝 6 克　　　炙甘草 6 克

配合针灸合谷、曲池、足三里等，服药五剂，病情明显好转。

（吴刚，《江西中医药》，1957）

※洪某，女，五十九岁。白带增多已十余年，近因劳累，带下如注，稠黏秽臭，少腹时作微痛，痛即洞泄，泄即畏寒，如是交替而作，神困形悴，少气懒言，面白无华，舌质胖淡，苔白垢而滑，脉沉细，诊为阳虚水气夹浊带下，乃进真武汤加味：

炒白术、茯苓、生姜各15克　　桂心3克

干姜、破故纸、生附子、炒白芍、龙骨各9克

五剂痛泻瘥，带下大减。

（陈敬镳，《浙江中医》，1965）

三、虚寒滑脱下利脓血证治

"少阴病，下利便脓血者，桃花汤主之。"

"少阴病，二三日至四五日，腹痛，小便不利，下利不止，便脓血者，桃花汤主之。"

桃 花 汤

赤石脂　干姜　粳米

上三味，以水七升，煮米令熟，去滓，温服七合，内赤石脂末方寸匕，日三服，若一服愈，余勿服。

方解　李时珍：取赤石脂之重涩，入下焦血分而固脱；干姜之辛温，暖下焦气分而补虚；粳米之甘温，佐石脂、干姜而润肠胃也。

【辨证要点】

下利脓血，有虚实寒热的不同，虚寒证的下利脓血，主要由于脾肾阳衰，下焦不固所致。脾肾虚寒，则阳气不化，而营血阻滞，故腹痛喜按，而下利脓血，且所下必色泽黯晦。下焦滑脱不禁，阴液泄注过甚，水分全趋大肠而出，是以小便不利，与膀胱气化不行的有少腹里急，而无腹痛下利的小便不利，很易区别。

由于里虚且寒，舌淡口和，脉象沉细等，亦为必然之症，因此，与属热属实之下利脓血，不难鉴别。热性之下利脓血多胶黏而臭，腹多疼痛拒按，里急后重，脉象多滑数有力，这是两者的区别。

本方应用范围

（1）《肘后备急方》：天行毒病，若下脓血不止者，即本方。

（2）《外台秘要》：崔氏疗伤寒后赤白滞下无度，阮氏桃花汤，赤石脂八两，冷多白滞者加干姜四两，粳米一升。三味，以水一斗，煮米熟汤成，去滓，服一升，不瘥复作。

（3）《太平惠民和剂局方》：桃花丸治冷痢腹痛，下白冻如鱼脑，用赤石脂煅，干姜炮，等分为末，蒸饼和丸，量大小服，日三服。

（4）《斗门方》：治小儿疳泻，赤石脂末，末饮调服半钱，立瘥。

【六经医案】

※ 毛方来忽患真寒证。腹痛自汗，四肢厥冷，诸医束手，予用回阳救急而愈。吴石虹曰：症虽暂愈，后必下脓血，则危矣。数日后，果下利如鱼脑，全无臭气，投参、附不应。忽思三物桃花汤，仲景法也，为丸与之，三四服愈。

赤石脂 30 克　　　干姜 3 克　　　粳米 30 克

（示吉医案）

※ 桃花汤既治痢病，亦治肠伤寒，其证候为虚，寒而带血，多滑脱失禁，少里急后重，盖传染性赤痢，故其虚寒者，亦得称少阴。而伤寒之寒利，滑脱带血者，亦得称脓血也。

利至滑脱则所下者，非复稀粪，多胶黏之物，故谓之脓，此即后人谓肠垢，亦有下其脓者非秽褐色，其臭如鱼腥刺鼻，所谓坏疽性粪便也，用桃花汤治肠伤寒之肠出血，一九三〇年秋，当时西医治肠伤寒伴肠出血者占 4～7%，从死亡解剖而知。

故来治者皆不论列，而桃花汤之一部分效用为之湮没不彰，可慨也。如见颜面失色，四肢厥冷，脉数疾而弱，罹此者多不救，甚则血未及排出而死。

余所治，系三十余岁妇人，先服单方不愈，往诊时，腹微痛，下溏及黏液，杂以鲜红血星，舌苔非常垢腻，脉非常沉数，手足微冷，胸腹有白色小水泡，细视始见，俗所谓白㾦也，与桃花汤加附子、阿胶，增干姜至三钱，两服血止，调治十日，杖而后起，此为中医湿温证，即是肠伤寒。

（《伤寒论今释》）

※ 汤某，女，五十岁左右。主诉：大便溏泻，意急，腹中雷鸣，似有失禁之势，不敢远行，如此反复发作已数年，但见夹有脓血，舌淡苔白腻，脉沉细，想非积滞，当是下焦虚寒失约之候，拟桃花汤合赤石脂禹余粮汤为治。处方：

赤石脂、禹余粮各四钱　　干姜一钱半　　粳米四钱　　广木香二钱
防风一钱半　　　　　　　煨葛根四钱

服三剂已见效，肠鸣窘急之象略除，便一日一次成形，后以香砂六君丸，参苓白术散调气补脾收功。

（《治验回忆录》）

※ 章某，五十岁，患痢，由夏至冬，日痢七八次，纳谷渐减，脉微弱。拟桃花汤，方用赤石脂9克、炮姜9克、粳米15克（炒香）。后思腹泻日久，脾肾必伤，加入人参、熟附子各3克，白术6克，服三剂，胃渐醒，痢减八九，再将赤石脂、炮姜各减半，继服约十剂而愈。

（李仰衡，《广东中医》，1958）

※ 屠某，男，六十六岁，患痢下便夹脓血，日行数十次，饮食不进，奄奄一息，卧榻不起，此病良由高年阳气或微，复因过服寒凉之品，气胃受损，而成虚寒滑脱之症，拟桃花汤合理中汤，一剂利大减，续进两剂，患者自能下床，饮食自如，继用四神丸，朝夕各服9克，以善其后。

（李阆侯，乐清县城关卫生院）

※ 一老媪近七十岁，秋间患热毒痢，腹中急痛，后重，日夜利下多次，脓血交杂，手足厥冷，渐至神识若明若昧，脉细弱而数，与黄连阿胶汤合桃花汤去粳米加附子数剂后渐瘳。

（叶执中，《新中医》，1974）

※ 某，腹鸣三个月，大便 3 ~ 7 次/日，间有脓血黏液，腹痛，脉微，曾用磺胺，依米丁，药停仍复发。大便检到脓细胞及阿米巴原虫。给乌梅丸内服，两日后，精神略佳，但脉濡小，苔白滑，时伴腹痛，即予桃花汤煎服，三剂腹痛全止，脓血亦除。

（吴鹰楠，《广东中医》，1959）

※ 王某，女，四十三岁。患慢性阿米巴痢疾，常服卡巴肿，鸦片酊，症状有所减轻，但终不能根除，给予桃花汤加减：

赤石脂 12 克　　禹余粮 12 克　　炮姜炭 20 克　　牡蛎 30 克

龙骨 30 克　　炒淮山药 30 克　　炒地榆 9 克　　炒秦皮 6 克

黄芪 9 克　　升麻 3 克

连服五剂，诸症均瘥，继予参苓白术散善后。

（李健颐，《广东中医》，1959）

※ 肠伤寒出血：某，青年，感染肠热病已三周，现突然体温降低，大便频下血液，卧床不起，肢体大汗，头额汗出更多，四肢厥冷，脉细数，自晨起至中午间下血约大半痰盂，回盲部觉隐痛，唇色稍红，口干烦渴，语言低微，给予桃花汤与白头翁汤合治，另加焙附子 9 克、西洋参 6 克（另炖调服），渐愈。

（刘明琛，《新中医》，1956）

第二节　少阴病热化证治

一、阴虚阳亢

"少阴病，得之二三日以上，心中烦，不得卧，黄连阿胶汤主之。"

黄连阿胶汤

黄连　黄芩　芍药　鸡子黄　阿胶

方解　柯韵伯：此少阴病之泻心汤也，凡泻心必藉连芩，而导引有阴阳之别，病在三阳，胃中不和而心下痞硬者，虚则加参甘补之，实则加大黄下之，病在少阴而心中烦不得卧者，既不得用参甘以助阳，亦不得用大黄以伤胃矣，用芩连以直折心火，用阿胶以补肾阴，鸡子黄佐芩连，于泻心中补心血，芍药佐阿胶，于补阴中敛阴气，斯则心肾交合，水升火降，是以扶阴泻阳之方，变而为滋阴和阳之剂也。

【辨证要点】

少阴病的正证，为全身性虚寒证，是由于病邪从阴化寒，提纲中所举脉微细、但欲寐，是其典型的脉证，本条得之二三日以上，心中烦，不得卧，是由少阴证的变证，因病邪从阳化热，阴虚阳亢所致。

少阴病热化证的成因，不外乎两方面，一是从阳经传入，一是少阴寒邪化热而成。本证得之二三日以上，即有此情况，应属于后者，因二三日以上，发现阴虚阳亢的见证，大都是少阴阴气先虚，故病邪易于化热。

本证的心烦不得卧，与足少阴肾、手少阴心都有密切关系，肾属水、心属火，水升火降，则心肾既济而能安寐，肾水不足，心火有余，水不升，火不降，心肾不交，所以不能安寐。

心烦和不得寐，又相互影响，因心烦而影响睡眠不得安寐，反之亦是。欲求安寐，必当除其心烦，而欲除其心烦，尤须滋其肾阴，制其心火，黄连阿胶汤正是具有这样的功能，治疗阴虚阳亢心肾不交的心烦不得眠，有卓越效果。

本证心烦不得眠，与栀子豉汤证的虚烦不得眠不同，栀子豉汤证，为余热扰于胸膈，而肾水不虚，其舌苔多见黄白，并有反复颠倒，心中懊𢙐，胸中窒，心中结痛等见症；黄连阿胶汤证，为阴虚阳亢，其舌质必是红绛，而且干燥乏津，并无热扰胸的见症，所以一则宣郁清热，一则滋阴降火。

无论阳证、阴证，其传变均可入气入血，不过阳经寒变，入气机会较多；阴经寒变，则入血机会较多，故阳经寒变，入气为常，入血为邪甚，为病剧，而阴经寒变，入血为常，入气为正复，为病退。

本方应用范围

（1）《张氏医通》：黄连阿胶汤治热伤阴血便红。

（2）《医宗必读》：黄连阿胶汤，一名黄连鸡子汤，治温毒下利脓血，少阴烦躁不得卧。

（3）《温病条辨》：少阴温病，真阴欲竭，壮火复炽，心中烦，不得卧者。

（4）《勿误药室方函口诀》：病陷于阴分，上热扰不去，心烦或虚躁者，故咯血，心烦不眠，五心烦热，而渐肉脱者……热气浸淫于血分，毒利腹痛，脓血不止，治之有验。

用于少阴下利脓血……痄泻不止者，有特效。

治痘疹烦渴不寐者有特效。

（5）《伤寒论今释》：淋沥症，小便热如汤，茎中焮痛而血多者，黄连阿胶汤有奇效。

【六经医案】

※ 小便流血：郭某，女，每月经动血多，色紫黏热，腰酸痛，脉沉细，用本方加黄柏一钱，炙甘草一钱。

※ 经漏下利：某，病经漏不止，每月忽多忽少，并下利肠垢，腹痛后重，四肢无力，气短心烦，脉沉细而急，用本方加炙甘草一钱，地榆炭二钱，滑石三钱，制大黄四钱。

※ 经断复来：张某，五十三岁，经断五年，忽动经，时多时少，九个月不止，脉沉细而急，血多成块，紫黑黏稠，腹腰疼痛，证系热伤阴络，血热妄行，用本方加当归、牡丹皮、生地黄、大黄炭、川芎。

※ 鼻衄：张某，男，常服河车大造丸后鼻血不止，唇面指甲皖白如玉，闭目不能起，动则身颤头晕，脉细而数，证系阴虚阳亢，上溢清道而衄也，本方加玄参五钱、生地黄五钱、花蕊石三钱。

（胡万魁医案）

※ 赵某，男，四十八岁。患神经衰弱多年，经常失眠心悸，因惊引起，近来彻夜不寐，心悸怵惕，多疑，形瘦面苍，诉脐下有热气上冲，面部烘

热，夜间尤甚，脉弦细，舌红绛少苔，此病为怔忡，乃坎水枯涸，离火浮越，心肾失交，神不守舍。治宜滋阴泻火，交合心肾，仿黄连阿胶汤意：

黄连 4.5 克（冲）　　淡黄芩 6 克　　阿胶 9 克（烊和）

珍珠粉 1 克（吞）　　炒枣仁 9 克　　生白芍 9 克

鸡子黄 2 枚（搅冲）　　炙甘草 6 克

服五剂后，怔忡次数减少，隔日偶发，每天能睡 2~3 小时，续服原方，减珍珠粉，加珍珠母 30 克，怔忡很少发生，睡眠每天 5 小时，继续本方加减，调治半月而愈。

（李阆候，乐清县城关卫生院）

※吴某，女，三十四岁，二十天前顺产第三胎，因缺乳用黄芪炖鸡，服后心烦失眠，服安宁反而加重。近两日来，心迷神乱，不能成寐，烦极时如狂，语无伦次，易怒，舌质红苔少，脉细数，证属阴虚阳亢不寐，乃因产后失血，过用益气升阳，耗伤阴气，心火游离所致。

黄连 9 克　　阿胶 12 克（另炖冲服）　　白芍 9 克

黄芩 9 克　　鸡子黄 2 枚（冲服）

服药一剂，夜能入睡，晨起神清，原方再进两剂愈。

（庞祝如，杭州市上城区中医院）

※王某，男，八岁。大便下血，日数次，每次约 10~20mL，腹痛烦躁，唇红而焦，舌红尖甚，苔微黑，脉数，起病数天，大便检查未发现痢疾杆菌及原虫，用本方一剂，便血止，腹痛减，再剂各症消失。

（万寿，《广东中医》，1962）

※用本方治疗痢疾 268 例，表现：烦躁不宁，口干而渴，身热不退，手足皆凉，甚则昏厥，双颊潮红，汗出溱溱，舌红苔燥，脉细数者，处方：

黄连 6 克　　阿胶 6 克　　生地黄 12 克　　白芍 15 克

炙甘草 3 克

均收到较好效果，病程长者不过半个月，短的三天。

（吴鹰扬，《广东中医》，1959）

二、阴虚水热相搏

"少阴病，下利，六七日，咳而呕渴，心烦不得眠者，猪苓汤主之。"

猪 苓 汤

猪苓（去皮） 茯苓 泽泻 阿胶 滑石

方解 猪苓、茯苓淡渗利水，阿胶滋肾养阴，滑石、泽泻利水清热，且不伤阴，水行热泄，阴液得复，则诸症自愈。

【辨证要点】

本证心烦不得眠，与黄连阿胶汤证的心中烦不得卧，见症虽同，但导致不得眠的病理却不尽相同。黄连阿胶汤证纯属阴虚阳亢，本证虽然也兼阴虚，但并不太重，虽然有热，但阳气并不太亢，最主要的是兼夹水气，所以本证尚有水气不化等一系列见症，如咳而呕渴，小便不利，下利等症。

因水热相搏，而水气不化，不从小便排出，反偏渗于大肠，故小便不利而大便下利；水气上逆于肺，则为咳逆；中攻于胃，则为呕吐；水气不化，津液不升，并且阴虚有热，故口干作渴；正由于水热相搏的影响，所以心烦不得眠。

本证与五苓散证，均有小便不利，口渴，发热，临证最宜鉴别。五苓散证是膀胱气化不行，致水气停蓄，而阴液未虚，故其舌苔必薄白而润；猪苓汤证是阴虚而水热相搏，所以其舌质必红绛而少苔垢，其余辨症见阳明篇。

本方应用范围

（1）《宋元明清名医类案》：肾开窍于二阴，前有淋浊之新恙，后有肠红之旧疾，皆由于阴虚而有湿热也，寓育阴于利水清热之中，猪苓汤合加味槐花散主之。处方：猪苓、茯苓、阿胶、生地黄、槐米、枳壳、六一散、血余炭、侧柏炭。

（2）《皇汉医学》：本方用于膀胱尿道疾患，尤其淋病，有奇效也。猪苓、茯苓、阿胶、滑石、泽泻各七钱，水煎服。剧痛者，本方加甘草七钱；宜下者，加大黄三钱，排脓不止者，加薏苡仁一两。

（3）《导水琐言》：满身洪肿，虽力按之放手即胀起如故，其肿如是之甚，甚不碍其呼吸，气息如常者，是猪苓汤证也。又一种肿势如前，虽腰以下肿满，而肩臂胸背绝不肿，呼吸如常者，亦可用猪苓汤，不必问渴之有无。

（4）《医方集解》：通治湿热，黄疸、口渴、溺赤。

（5）《中医临证备要》：治烦躁，烦多于躁，阴虚火动，烦而溺涩者。

【六经医案】

※ 高某，女，患慢性肾盂肾炎。因体质软弱，反复发作，经久不愈。发作时有高热，头痛，腰酸，腰痛，食欲不振，尿意窘迫，排尿少，有不快与疼痛感，尿混，有脓细胞、上皮细胞、红白细胞等，尿培养有大肠杆菌。此为湿热侵及下焦，法宜清利下焦湿热，拟猪苓汤：

猪苓 12 克　　　茯苓 12 克　　　滑石 12 克　　　泽泻 18 克

阿胶 9 克（烊化）

服六剂后，诸症即消失。不发作时，继服肾气丸类药物，以巩固疗效。

（《岳美中医案集》）

※ 王某，女，二十七岁。1961 年以来患慢性附件炎及子宫颈炎。1963 年 2 月开始夜尿多，每晚 4～6 次，4 月上旬起有低热，疲倦，腰酸痛，尿频，下腹隐痛，消瘦。尿检：红细胞（＋），白细胞少许，上皮细胞（＋），草酸钙（＋）。小便培养发现粪链球菌及甲型链球菌。诊断为慢性肾盂肾炎，曾用氯霉素、长效磺胺治疗 18 天，小便培养仍阳性。

症见眩晕、头痛、心跳、腰痛、腹胀、尿频、神倦，舌质淡红，边尖红，薄白苔，有芒刺，脉弦而缓。中医诊断为肝肾阴虚夹湿型，予猪苓汤合白头翁汤两剂，服后除腰间有微痛外，余证消失。小便培养三次阴性。

（邓荣滋，《广东医学》，1964）

※肾结石：潘某，男，三十六岁。性嗜酒肉，1955 年夏在田间劳作，突然左腰疼痛，顺输尿管向膀胱尿道等处放散，尿意频数，呕恶，冷汗，曾休克不省人事，历时半小时始苏，此后常感左腰酸痛，并多次发作。1956 年 4 月 13 日下午复发时，处猪苓汤两剂，服后尿下黄豆大结石一枚，续服两剂后痊愈，迄未复发。

（陈玉林，《浙江中医》，1958）

※乳糜尿：鞠某，男，二十五岁。1975 年 10 月始见尿呈白色，伴有尿频，尿急，腰痛，住卫生所治疗，好转出院。两个月后症状再现。舌质淡，苔白，脉沉细，左肾区有叩击痛，血微丝蚴阴性，嗜酸性粒细胞 10%，尿蛋白（+++），白细胞 1~3 个，红细胞（+++），乳糜（+）。诊断为乳糜尿。服猪苓汤十剂，尿化验转为正常，乳糜尿转阴。

（崔锡君，《中医学报》，1978）

※某，男，三十余岁。先觉小便刺痛，尿频急，继则发现血尿，下腹胀痛，压之尤甚，口干，大便难，舌红苔中、根微黄，脉滑疾。经尿检，诊断为急性膀胱炎，湿热下注膀胱，拟猪苓汤加味：

阿胶 9 克	猪苓 9 克	滑石 12 克	赤茯苓 12 克
泽泻 9 克	大小蓟各 9 克	生地黄 12 克	大黄 6 克
血余炭 3 克	三七粉五分		

服两剂，血尿止，小便刺痛与频急亦减，原方去大黄、三七，加白茅根 12 克，再服四剂而安。

（谷振声，温州医科大学）

三、下利伤阴虚火上浮

"少阴病，下利，咽痛，胸满，心烦者，猪肤汤主之。"

猪 肤 汤

猪肤一斤，以水一斗煮取五升，去滓，加白蜜一升，白粉五合熬香，和令相得，温分六服。

方解 本方乃滋润平补之剂，猪肤咸寒入肾，滋肾水而清热润燥，白蜜甘寒润肺，清上炎之虚火而利咽，白粉甘缓和中，扶脾止利，使下利止，津液来复，虚火降敛，则咽痛胸满心烦诸症均可消除，为治疗少阴热化、津液下泄、虚火上炎之良方。

【辨证要点】

少阴邪从热化，邪热下注则下利，利则阴气更伤，因而虚火上炎，产生咽痛、胸满、心烦等症。少阴经脉入肺，循喉咙，其支别者，从肺出络心，注胸中。现在下利之后阴分虚损，肾火不藏，循经脉而上攻于阳分，故出现上述症状。

本证的咽痛乃属虚证，咽部多不太红肿，唯觉干痛，痛势也不剧烈，不若风热实证之红肿而痛甚。虚火炎上，故心胸部有烦满而闷的感觉。此证不可用苦寒之品直抑其火，故用猪肤汤润燥培土，除烦利咽。本证下利与少阴虚寒证下利完全不同。

喻嘉言：阳微用附子温经，阴竭用猪肤润燥。

周禹载：仲景于少阴下利心烦，主用猪肤汤，于咽痛者，用甘草桔梗汤，一以导热滋阴，一以散火开郁，上下分治之法，亦之尽矣。

今于下利、咽痛、胸满、心烦四证兼见，则另立猪肤汤一法者，其义安在？彼肾开司阖，热耗除液，则胃土受伤，而中满不为利减，龙水上结，则君火亦炽，而心主为之不宁，故以诸物之润，莫猪肤若。

【六经医案】

※徐君素禀阴虚多火，且有脾约便血证。十月间患冬温，发热咽痛，医用麻仁、杏仁、半夏、枳壳、橘皮之类，遂喘逆倚息不得卧，声飒如哑，头面赤热，手足逆冷，右手寸关虚大微数，此热伤手太阴气分也，与葳蕤、甘草等均不应。为制猪肤汤一瓯，令隔汤顿热，不时挑服，三日声清，终剂而痛如失。

（《张氏医通》，张石顽医案）

第三节　少阴咽痛证治

一、甘草汤及桔梗汤证

"少阴病，二三日，咽痛者，可与甘草汤；不差，与桔梗汤。"

甘草汤

甘草

方解　张隐庵：本论汤方甘草俱炙，炙则助脾土而守中，唯此生用，生则和经脉而流通，学者不可以其近而忽之也。

许可忠：甘草一味单行，最能和阴而清冲任之热，每见生便痈者，骤煎四两，顿服立愈，则其能清少阴寒热可知，所以为咽痛专方也。

【辨证要点】

手足少阴经脉，皆循咽喉部位，故咽喉病变，亦属少阴病范围。

本条咽痛，为少阴客热，并非虚火上炎，而是少阴客热，咽喉部当有轻度红肿，但仅是单纯咽痛，不兼其他症状，而且病情浅轻，故只用一味甘草以清火解毒，如果服后病势不减，是肺气不宣而客热不解，所以加桔梗以开达肺气，气机宣泄，则客热自能透述。

本方应用范围

（1）《金匮玉函经》：附遗治小儿撮口发噤，用生甘草二钱半，水一盏，煎六分，温服令吐痰涎后，以乳汁滴儿口中。

（2）《备急千金要方》：甘草汤治肺痿涎唾多，心中温温液液者。

（3）《圣济总录》：甘草汤，治热毒肿，或身生瘭浆者。又治舌卒肿起，满口塞喉，气息不通，顷刻杀人。

（4）《方机》：甘草汤，治病逼迫，及咽急痛者。

（5）《仁斋直指方》：炙甘草汤，痈疽漏疮，通用神妙。粉草以山泉溪涧长流水一小碗，徐蘸水，漫火炙，水尽为度，称一两，上锉粗末，用醇酒三碗，煎二碗，空心随意温服，最活血清毒。

又：诸痈大便秘方，生甘草一两，上锉碎，井水浓煎，入酒调服，能疏导恶物。

（6）危亦林《世医得效方》：治小儿遗尿，大甘草头，煎汤，夜夜服之。

（7）姚和众《延龄至宝方》：治小儿尿血，甘草二两二钱，水六合，煎二合，一岁儿一日服尽。

（8）《崔元亮海上方》：治发背，甘草一大两，微炙捣碎，水一大升浸之，器上横一小刀子，置露中经宿，平明以物搅令沫出，吹沫服之，但是疮肿发背，皆可服，甚效。

（9）《洪氏集验方》：治肿毒发背，一切痈疽经验方，便痈，肠痈皆治。横纹甘草一两，炙干，碾为细末，分为三服，无灰酒调一服，如人行一里，再一服，三服并食。鄱阳徐刚忽患右足赤肿，三日不能履地，医治无效，才服此药，须臾之间，即能移步，再服痊愈。

（10）范中林治验：长期服药中药毒，舌质、边缘色乌紫，甚者夹黑而润，服诸药皆不效。生甘草半斤，每日煎一剂，取汁一大碗，频频服之，直至吞不下为止。力解药毒，便下黑渣、乌黑状污秽，即清除肠胃污浊，并能通利关窍，对证用之，常获奇效。

【六经医案】

※ 1972 年 11 月 24 日，范老从陆军医院出诊回家，晚上开始发病。因天冷外受风寒，内有伏热，寒热交感，再加进食多有油荤，特别是羊肉，蓄有食积，病遂引发。身觉发热，咳嗽甚厉，吐风泡泡痰，间有浓痰，咳剧时满脸通红。舌鲜红，苔满白较厚腻。

自诊后处方：先服平胃散，再服养阴清肺汤，服后热稍退，但咳未止。继服三拗汤加川贝母，其间还单服川贝一二两，服后咳止，浓痰亦去，但过后又咳嗽。遂停药细心观察，12 月 1 日以后几天内，病情传变甚速，一日变化几次。有时晚上发病，忽觉胸肋部异常疼痛，似觉里面长疮，刺痛难忍，时而又觉筋脉扯痛，欲收缩状，时而又觉腰背痛，不能俯仰。自觉热甚，衣服被褥都觉穿盖不住。遂服一剂清瘟败毒散，石膏一两，服后热退，但诸症未减。

前日深思良久，忽然想起多年来服药不少，从未加清理，必定是药物中毒，五脏六腑关窍堵塞，蕴久成实，到处发病，诸药皆无大效。遂拟方：甘草八两，浓煎连服两剂，大便解出两盆稀粪，是大量泫状夹杂乌黑块、黑粒等污秽，日泄五次，顿觉全身爽然，诸病顿除大半，续再进：

生甘草 240 克   法半夏 15 克

服后又进生甘草 240 克两剂，病遂痊愈。

注：此时范老已 76 岁高龄。

桔 梗 汤

桔梗一两   甘草二两

方解 本方甘草清火解毒，桔梗宣肺开结，与甘草汤并为治咽喉痛的祖方，后人在本方的基础上，根据不同的症状，有不少加味方剂，但都不出本方精神。又本方桔梗不独宣开肺气，且有排脓除痰的功用，观其用于肺痈吐脓，即可证明。

本方应用范围

(1)《金匮要略》：咳而胸满，振寒脉数，咽干不渴，时出浊唾腥臭，久久吐脓如米粥者，为肺痈，桔梗汤主之（即本方）。

(2)《肘后备急方》：喉痹专用神效方：桔梗、甘草（炙）各一两，二味切，以水一升，煮取服即消，有脓即出。

(3)《备急千金要方》：治喉痹及毒气方，桔梗二两，水三升，煮取一升，顿服之。

(4)《太平惠民和剂局方》：如圣汤治风热毒气上攻咽喉，咽痛喉痹，肿塞妨闷，及肺痈咳嗽，咯唾脓血，胸满振寒，咽干不渴，时出浊沫，气息腥臭，久久吐脓，状如米粥，即用本方。

(5)《御药院方》：甘梗汤治胸中结气，咽喉不利，下一切气，于本方加杏仁二两。

（6）《经验秘方》：治咽喉郁结，声音不闻，大名安提举神效方，于桔梗汤内加诃子各等分，生熟亦各半，为细末，食后沸汤调服，又名铁叶子如圣汤。

（7）《兰室秘藏》：桔梗汤治斑已出，时时与之，快咽喉，宽利胸膈咽。

（8）《玉机微义》：桔梗汤治心脏发咳，咳则心痛，喉中介介如梗状，甚则咽肿喉痹。

二、苦酒汤证

"少阴病，咽中伤，生疮，不能语言，声不出者，苦酒汤主之。"

苦 酒 汤

半夏（洗，破如枣核）十四枚　　鸡子一枚（去黄，内上苦酒，着鸡子壳中）

上二味，内半夏，著苦酒中，以鸡子壳置刀环中，安火上，令三沸，去滓，少少含咽之，不差，更作三剂。

方解　王晋三：苦酒汤治少阴水亏，不能上济君火，而咽生疮，声不出者，疮者，疳也，半夏之辛滑，佐以鸡子清之甘润，有利窍通声之功，无燥津涸液之虑。然半夏之功能，全赖苦酒摄入阴分，劫涩敛疮，即阴火沸腾，亦可因苦酒而降矣，故以名其汤。

钱天来：非辛温滑利，不足以开上焦痰热之结郁，故用半夏为君……以辛凉滑窍之鸡子白为臣，清气治伏热……用味酸性敛之苦酒为佐，使阴中热淫之邪敛降。

【辨证要点】

咽中伤有二义，一是咽喉部受到外来的创伤，一是咽喉部发生破溃，不问创伤或破溃，总的说来，绝不是单纯的红肿疼痛，由于咽中创伤破溃，进一步发展成溃疡，不但言语受到影响，就连发声都很困难，这时自不是甘草汤、桔梗汤所能胜任，所以用苦酒汤主治，即取其敛疮消肿，利窍通声。

徐灵胎：咽中伤生疮，疑即阴火喉癣之类……此必迁延病久，咽喉为火所蒸腐，此非汤剂之所能疗，用此药敛火降气，内治而兼外治法也。

注：生疮：是指喉部的疮疡，如喉蛾，喉痈等。

苦酒：就是酸醋。

本方应用范围

（1）《备急千金要方》：治舌卒肿满口，溢出如吹猪胞，气息不得通，须臾不治杀人，方：半夏十二枚，洗熟，以醋一升，煮取八合，稍稍含嗽之，吐出，加生姜一两佳（《千金翼方》：半夏戟人咽，须熟洗，去滑尽，用之，勿咽汁也）。

（2）《外台秘要》：古今录验鸡子汤，疗喉痹方，半夏末方寸匕，上一味，开鸡子头，去中黄白，盛淳苦酒令小满，内半夏末着中，搅令和鸡子，着刀子令稳，炭上令沸，药成置杯中，及暖稍咽之，但肿即减。

（3）《太平圣惠方》：治咽喉中如有物咽唾不得，宜服此方。半夏十七枚，破，如棋子大，汤洗七遍去滑。上以鸡子一枚，打破其头，出黄白，内半夏，并入醋于壳中令满，微火煎，去半夏，候冷，饮之即愈。

（4）《验方新编》：喉内戳伤，饮食不下，鸡蛋一个，钻一小孔，去黄留白，入生半夏一个，以微火煨热，将蛋白服之。

三、半夏散及汤证

"少阴病，咽中痛，半夏散及汤主之。"

半夏散及汤

半夏　桂枝　炙甘草

方解　徐灵胎：治上之药，当小其剂，本草半夏治咽肿痛，桂枝治喉痹，此乃咽喉之主药，后人以二味为禁药，何也。

很多人治喉痛，喜用甘凉清润，恶用温燥，读徐氏之注，当知其谬。

【辨证要点】

甘草汤、桔梗汤所治的咽痛，邪气轻微，疼痛不甚，无表里证，属于客热所致。苦酒汤所治的咽痛生疮，是少阴水亏，阴火沸腾，而本条所指的咽痛，乃阴寒外束，阳邪郁聚不得伸达，郁而化火，所以本证除咽痛之外，应伴有恶寒、气逆、欲呕等症状，故用半夏散及汤主治。后世所谓喉风、急喉痹等症，可能属于本证同一范畴。

成无己：甘草汤主少阴寒热咽痛，外邪入里，阳不得伸，郁而化火，上灼咽痛，仍用辛温开达，使邪外解，则内火散，此推本而治也。若见咽痛而投寒凉，则反闭其邪，必致更重。如温病咽痛，脉证不同，治法亦异，此邪之来源，所当辨也。

尤在泾：少阴咽痛，甘不能缓者，必以辛散之；寒不能除者，必以温发之。盖少阴寒邪，郁聚咽嗌之间，既不得出，复不得入，设以寒治，则聚益甚，投以辛温，则郁反通。《内经》"微者逆之，甚者从之"之意也。半夏散及汤，甘辛相合，而辛胜于甘，其气又温，不特能解客寒之气，亦能劫散咽喉怫郁之热也。

本方应用范围

（1）《伤寒总病论》：伏气之病，谓非时有暴寒而中人，伏毒于少阴经，始虽不病，旬月乃发，便脉微弱，法先喉痛似伤，次则下利。喉痛半夏桂枝甘草汤主之；下利有诸证，用通脉四逆汤主之。此病三二日便瘥，古方谓肾伤寒是也。即本方加生姜等分作汤。

（2）《肘后备急方》：治霍乱心腹胀痛，烦满短气，未得吐下，桂、半夏等分，末，方寸匕，水一升，和服之。

（3）治喉痹卒不得语方：浓煮桂枝，服一升，亦可末桂着舌下，渐咽之良。

（4）《类方准绳》：半夏桂枝甘草汤，治暴寒中人咽痛，即本方三味，各二钱半，加生姜五片。

【六经医案】

※ 治一女。伤风咳嗽。先前自用疏风润肺止咳之药，不应，转加呕渴

咽痛。石顽诊之，六脉浮滑应指，因与半夏散三啜而病如失。

或间咳嗽咽痛而渴，举世咸禁燥剂，今用半夏辄效，何也？曰：用药之权衡，非一言而喻也，凡治病必求其本。此风邪夹饮之暴咳，故用半夏、桂枝，开通经络，迅扫痰涎，兼甘草之和脾胃而致津液，风痰散，营卫通，则咽痛燥渴自已。设泥其燥渴而用清润，滋其痰湿，经络愈壅，津液愈结，燥渴咽痛，愈无宁宇矣。

法半夏6克　　桂枝6克　　炙甘草6克

（张石顽医案）

第四节　少阴病类似证辨治

一、四逆散证

"少阴病，四逆，其人或咳，或悸，或小便不利，或腹中痛，或泄利下重者，四逆散主之。"

四 逆 散

炙甘草　枳实　柴胡　芍药

咳者，加五味子、干姜各五分，并主下利；悸者，加桂枝五分；小便不利者，加茯苓五分；腹中痛者，加附子；泻利下重者，先以水五升煮薤白三升。煮取三升，去滓，以散三方寸匕内汤中，煮取一升半，分温再服。

方解　费晋卿：四逆散乃表里并治之剂，热结于内，阳气不能外达，故里热而外寒，又不可攻下以碍厥，故但用枳实以散郁热，仍用柴胡以达阳邪，阳邪外泄，则手足自温。

张令韶：凡少阴四逆，俱属阳气虚寒，然亦有阳气内郁，不得外达而四逆者，又宜四逆散主之。枳实形圆臭香，胃家之宜品也，所以宣通胃络；芍药疏泄经络之血脉，甘草调中，柴胡启发阳气而外达，阳气通，则四肢温矣。

【辨证要点】

此证病机为阳郁不伸，气机不宣。

寒化证中四肢厥逆、吐利、烦躁，为阴盛阳虚的常见症状。但此等症状亦可因其他原因所引起，因此对四肢厥逆、吐利、烦躁等症，便不能一概认为阴盛阳虚而用姜附之剂。如少阴篇中的四逆散证和吴茱萸汤证，仅是在现象上都与少阴寒化证近似，而实质上并非阳虚阴盛，须很好辨证。

本证四肢逆冷，和以上的几条阴盛阳虚的四肢逆冷，其性质是根本不同的。此证四逆，乃由于肝气郁结，阳郁于里，不能通达四肢，所以逆冷，然而在程度上并不严重，且无其他虚寒见证。

本条少阴病三字，不能拘泥地看作是有无热恶寒，脉微细，但欲寐的病状，其列入少阴病的道理，只因本证也有四肢逆冷；根据本证的病理机转，当有腹中痛、泄利下重等症状。因为肝木有病，每易侮土，腹痛、泄利下重，正是木邪乘土、肝气不舒的表现，所以用四逆散宣畅气机，透达郁阳。

柯韵伯认为"泄利下重"四字，应该列在四逆句之后，理由很正确。至于或然证中的咳，是肺寒气逆，故加五味、干姜以温肺而收逆气；悸为饮邪侮心，故加桂枝通阳，以益心神；小便不利，乃水气不化，故加茯苓以利水；由于本证下重为气郁不舒，故加薤白以利气滞；如果确系虚寒腹痛，附子亦可酌量加入，如纯系木邪侮土之腹痛，不须加附子。

※ 范中林治验：四逆散证，小便不利者，妇女多患此证；总想小便，又便不出，证情重者，滴几点，甚则一点都滴不出；尿时觉疼痛，有的一个钟头便几十次，皆以此散主之，重加茯苓、桔梗，如证情重，须重用，其效甚著。

【六经医案】

※ 祝某，始周身骨节疼，胸腹胀满，目闭肢厥，爪甲青紫，医以伤寒治之，七日昏沉弗效，此得之怒火与痰相搏，予四逆散加芩连泻三焦火而愈。

（《医学入门》）

※《蕉窗什话》曰：某妇，年四十余，病十八年。头痛眩冒，胁痛拘挛，帷席上行步耳。面苍白无血色，骨瘦如柴，月经亦七年不行，脐旁有疝块，胁肋之下亦甚拘挛。即用四逆散加良姜、牡蛎、刘寄奴服之，日施针灸风市、三里、三阴交各穴，始终不转方。尚未期年，胁腹渐大宽，肌肉渐长，如无病时，头眩等症如洗，月信亦逍悄至矣。

※一老人患鼻渊已三年，诸医以为肺虚，百治不效。后应东武之役，过京师，求治于余时，其人两鼻流浊涕极多，与四逆散加吴茱萸、牡蛎，使服之。翌日自京出发而东去，于途中日服三帖。至品川之前日，浊涕鼻水已停止而不流矣。此证自古以来，均作肺部之病，多用辛夷、白芷之类。又有云成自风邪后之余邪者，均误也。是皆由肝火上逆于肺，上下之气隔塞而成也。

※《橘窗书影》曰：一人年十四，气宇闭塞，颜色青惨，身体羸瘦，医以为劳瘵，胸中动悸，自左胁下至鸠尾烦闷，为痃疾，以四逆散加鳖甲、茯苓，数日烦闷去，拘急解，气宇大升，唯四肢无力，倦怠，因予《千金》茯苓汤，数旬而愈。

一女子脊骨六七椎之上，突起如覆杯，胸膈亦高张，气分因而郁塞，不能工作，腹里拘急，背觉强硬，伸曲不灵。余与四逆散加钩藤、羚羊角，兼用大陷胸丸，经过旬日，胸膜宽快。但气色不甚旺，益进前方，脊骨凹没，身体如故。

※和田东郭曰：疫病兼痫，甚则谵语烦躁发呃逆等证，用陶氏散火汤之类无效者，用本方即验，因不必用呃逆之药也，即用四逆散方。

（《皇汉医学》）

※周某，女，四十岁。1973 年 5 月，患腰痛，小便不利。先后经两处医院检查：尿液混浊，有大量白细胞，少许红细胞，少量尿蛋白，血象白细胞计数增高。均诊断为"肾盂肾炎"，服中西药三月余，病势未减。

初诊：1973 年 8 月 29 日。近月来病情逐渐加重，小便短涩，频数，色黄，欲解不尽，点滴刺痛，并痛引小腹，腰痛尤甚，头痛恶寒，无汗，手足不温，面色略萎黄，舌质淡红，苔薄黄。

此为淋病，证属少阴，兼太阳伤寒之邪，交织蕴结。法宜先从太阳入手，发表散寒，开腠逐邪，以甘草麻黄汤加味主之。

处方：

麻黄 10 克　　甘草 30 克　　葱白 60 克

两剂。

复诊：头痛、恶寒明显好转，腰痛减轻，小便短涩、频数略减，余证如前。薄黄苔已退。太阳表证已解，宜抓住少阴之枢，宣通气机，化阴通腑，以四逆散加味主之。

处方：

柴胡 10 克　　枳实 12 克　　白芍 12 克　　甘草 3 克

茯苓 30 克　　桔梗 30 克

连服三剂，小便通畅，尿转阴性，余证皆平。1979 年 11 月随访，几年来坚持重体力劳动，病未复发。

※ 王某，女，六十七岁。患者十多年来，经常小便频急，重则淋沥涩痛，点滴不尽，曾多次验小便，均属正常。先后服大量抗生素和利尿西药，并以补肾气，除湿热等法论治，时好时坏，近来病情加重，转来求诊。

诊治：1978 年 12 月 5 日，近一月来，约隔半小时解小便一次，量极少，一昼夜排尿总量仅 300 多毫升，色黄如浓茶，小便灼热，欲解不尽，四肢不温，少腹胀满疼痛，日夜不宁。舌质淡红稍暗，苔白滑。此为淋病，邪入少阴，阳郁不伸，水气不化。法宜宣通气机，化阴通腑。以四逆散加味主之。

处方：

柴胡 10 克　　白芍 10 克　　枳实 10 克　　甘草 3 克

桔梗 15 克　　茯苓 20 克

服后小便通利，病遂痊愈。

1979 年 5 月 15 日随访，其女告知，病愈后已回山东老家，最近来信，病未复发。

（范中林医案）

※洪某，女，七十六岁。诊为急性胆囊炎，肝脓肿。寒战，高热40℃已六七天，面色暗滞，痛楚病容，两目微黄，腹部膨胀，右上腹疼痛拒按，厌食，小便短赤，大便多日未解。舌质暗红，苔黄腐浊，脉沉弦数，宜通腑导滞，清利湿热，四逆散合茵陈蒿汤加减：

柴胡 12 克	大黄 15 克	玄明粉 9 克（冲）	茵陈蒿 30 克
黄芩 12 克	蒲公英 30 克	栀子 9 克	槟榔 15 克
枳壳 12 克	赤芍 9 克		

一剂。

并以二柏散调鸡蛋清敷上腹部。药后泻下酱秽粪水九次，约一痰盂，寒热未发，腹部消软大半，胆区疼痛消失，面显悦色，脉弦缓，腐苔化薄。三诊愈，迄今五年无反复。

（汪洋，三明医药，1979）

※金某，女，六十五岁。患慢性胆囊炎多年，发作时自服止痛片、氯霉素即能缓解。此次胁痛五天，伴腹中转气阵痛，纳谷不馨，大便自调，自服西药无效。证属肝胆气滞，拟予疏解，用四逆散加味：

柴胡、枳壳、白芍、香附、延胡索各10克	青皮6克
炙甘草5克　茵陈蒿15克　金钱草30克	

四剂，病状解除。

（金维，温州医科大学附属第一医院）

※熊某，女，成年。近一月来上脘部刀绞样疼痛，并向背部放射，曾服驱虫药，吐蛔三次，便蛔三十余条，疼痛仍不止，服解痉药及食米醋后症状稍减。

两天来频发剧痛，服药、食醋均无效，伴发热恶寒。妊娠已七个月，体温37.8℃，苔薄白，脉弦滑数，白细胞总数 11×10^9/L，中性粒细胞78%，淋巴细胞22%，诊为胆道蛔虫症合并感染，方用四逆散加大黄、茵陈蒿、法半夏、黄芩，服两剂病减，体温正常，原方加减再服七剂，脘痛减退，以柴芍异功加驱虫调理而愈。

（赖裕达，中医临床经验，1979）

※ 以加味四逆散为主，治疗胆道蛔虫症 41 例，疗效良好。

（李传方，《新医药学杂志》，1977）

※ 蛔虫性肠梗阻：

郑某，男，十八岁。脐周挛急钝痛三天，伴呕吐及吐蛔虫数条，大便两日未解。急重病容，神清，苔厚浊，脉弦急，体温 37.8℃，腹部压痛，可见肠形，扪到条索状物，肠鸣音减弱，白细胞正常，诊为机械性肠梗阻，而予四逆散加味：

柴胡 6 克　　　枳实 12 克　　　白芍 18 克　　　大黄 30 克

玄明粉 24 克　　代赭石 15 克　　甘草 2 克

服药二剂，腹部挛急稍缓，呕吐已停，随用甘油灌肠，排出宿便半小盆，蛔虫数条，第二天梗阻稍缓解，但仍见肠形，腹痛未止，认为除虫未净，按原方加使君子、川楝根皮各 30 克，第三天连续排出蛔虫二百余条，梗阻症状顿失。

（张琴松，《福建中医药》，1975）

※ 林某，男，四十二岁。患胃十二指肠溃疡八年，反复疼痛。近日精神受刺激，症状又发，疼痛放射至右胁，口干微苦，寐劣多梦，便秘尿黄，服西药痛不解，上腹拒按，舌尖边红，苔白厚，脉弦数，属肝郁型。

处方：

柴胡 12 克　　白芍 12 克　　枳实 9 克　　炙甘草 9 克

厚朴 9 克　　　郁金 9 克　　秦艽 12 克　　党参 15 克

服一剂后，痛解。

（陈庆全，《新医学》，1974）

※ 侯某，男，二十六岁。右下腹持续性疼痛四五天，诊为急性阑尾炎，服过中药三剂（方中有当归，赤芍，蒲公英，金银花，乳香，没药等）未见效。疼痛加重，并感恶寒，肢冷，食欲不振，轻度恶心，心烦，口苦，口干不欲饮，舌红苔薄黄，脉弦数略沉。

处方：

柴胡 9 克　　　芍药 12 克　　枳实 9 克　　延胡索 9 克

川楝子 9 克　甘草 9 克

五剂，诸症消失，随访两年未复发。

（《伤寒解惑论》）

※ 杨某，女，四十二岁。突然腹胀如鼓，坐卧不安，平素心烦易怒，大便欠畅，纳呆，夜不得寐。西医诊断：胃肠神经症（胃肠功能紊乱）。面晦无泽，脉沉弦有力。属肝郁气滞，脾运失权，枢机不畅，升降失常，法当疏肝理气，用四逆散合四磨饮化裁：

柴胡 9 克　　白芍 9 克　　枳壳 12 克　　甘草 6 克

木香 9 克　　乌药 9 克　　槟榔 9 克

水煎服，并以莱菔子半斤，大葱（连根须）一斤，橙子叶半斤，生姜60 克，上药切碎捣烂炒熟（略加白酒），布包（分两包），轮换外敷胸腹。用药数剂，症状大减，后经理脾胃收功。

（陈源生，《新医药学杂志》，1975）

※ 赵某，五岁。三个月前因发热两天开始左足膝部关节红肿疼痛，游走性，不能走动，局部灼热，疼痛于晚上尤甚，屈伸不利，饮食如常，无寒热，唇舌红，苔薄黄，脉弦，此为风痹。

处方：

柴胡、白芍、枳实、炙甘草各 12 克　　桑枝 30 克　　秦艽 18 克

木瓜 12 克　　威灵仙 12 克

药后当日下午症状缓解，乃照原方秦艽改为 12 克，服六剂愈。

（钟跃奎，《广东医学》，1965）

※ 黄某，女，四十二岁。断奶后右乳房胀痛四个多月，局部红肿热痛，拒按，伴发热，恶寒，纳差，肿块渐变硬，舌淡尖边红，苔薄黄。诊断：慢性乳腺炎。辨证：肝郁气滞。用四逆散加味：

柴胡 9 克　　芍药 9 克　　枳壳 9 克　　炙甘草 9 克

麦芽 30 克　　山楂 15 克　　穿山甲 12 克　　王不留行 9 克

生牡蛎 30 克　　当归 9 克

服一剂后，流出宿乳甚多，肿块消减十之六七，再用此方加减，调理

五剂而愈。

（陈庆全，《新医学》，1974）

※ 痴呆症：

胥某，男，四十九岁。因郁怒引起痴呆，反复发作已两年。每发作前，自觉有气自心下上冲至咽喉，遂即口不能言，体不能动，但心中尚能明了。发作期最长持续 10 分钟，每日可发一二次或 5 ~ 20 次不等。

发作将止时，有吐出大量痰液的幻觉，精神逐渐清爽。发作后有头痛感半天。按癫痫治疗，久服中西药无效。常感身冷，手足凉，胃脘略觉胀满，心烦，口干能饮，进食尚可，二便正常，舌红，苔黄厚，脉沉弦有力。

处方：

柴胡 9 克　　　白芍 9 克　　　枳实 9 克　　　草决明 12 克

生赭石 18 克　　半夏 9 克　　　甘草 3 克

复诊两次，服药九剂，因湿热已除，气机已畅，乃以平陈汤加减续服，巩固疗效。此后再未发作。

（《伤寒解惑论》）

二、吴茱萸汤证

"少阴病，吐利，手足逆冷，烦躁欲死者，吴茱萸汤主之。"

吴茱萸汤

吴茱萸一升（洗）　　人参三两

生姜六两（切）　　大枣十二枚（擘）

上四味，以水七升，煮取二升，去滓，温服七合，日三服。

方解　吴茱萸大辛大热，温中散寒，下气止痛，故以为君；生姜辛温，散逆止呕，使胃浊随吴茱萸而下泄，故以为臣；大枣、人参甘温以益气和中，共奏温降开胃、补中泻浊之功，一方可统治三证：厥阴头痛、胃寒呕吐和少阴吐利四肢逆冷。

【辨证要点】

吴茱萸汤，在阳明篇中，是以食谷欲呕而用之；厥阴篇中，是以干呕、吐涎沫而用之；本条则是因吐利而用之。可知吴茱萸汤证是以呕吐为主症，下利厥冷不是必具症状。

三证的病理机转，都是中虚肝逆，而浊阴上犯，与阴盛阳虚不同，故本证虽有下利，也不是太严重的；其所以烦躁欲死，正是呕吐太甚所致。本证用吴茱萸汤温中补胃，泄浊通阳。

本证与四逆汤证的主要区别，彼是脾胃虚寒证，以下利厥逆为主；此是胃虚肝逆证，以呕吐为主。

本方应用范围

（1）《金匮要略》：呕而胸满者，吴茱萸汤主之。

（2）《医方集解》：本方加附子，名吴茱萸加附子汤，治寒疝腰痛，牵引睾丸，尺脉沉迟。

（3）《圣济总录》：人参汤（即本方）治心痛。

（4）《伤寒论类方汇参》：仲景治头痛如破，用吴茱萸者，以此物速降，性不上头，且能降肝胃之寒，使不上冲于头，此为治脏腑而经脉自治也。

脑髓寒痛：肝脉入脑，故仲景用吴茱萸汤治疗脑寒痛。

寒霍乱：此汤治少阴吐利厥逆，烦躁，亦治厥阴寒犯阳明，食谷即吐之症。

【六经医案】

※ 刘某。一日至寓求诊，云患呕吐清汁，兼以头痛不能举，医者率以风寒发表药，服之益剧，已逾月矣。舌苔白而湿滑，口中和，脉之，沉。与吴茱萸汤，一剂知，二剂疾如失。

吴茱萸6克　　生姜15克　　人参9克　　大枣6克

（萧琢如医案）

第五节　少阴病兼证

一、兼太阳表实证

"少阴病，始得之，反发热，脉沉者，麻黄细辛附子汤主之。"

麻黄细辛附子汤

麻黄　细辛　附子

方解　钱天来：麻黄发太阳之汗，以解其在表之寒邪；以附子温少阴之里，以补其命门之真阳；又以细辛之气温味辛，专走少阴者，以助其辛温发散。三者合用，补散兼施，虽发微汗，无损于阳气矣，故为温经散寒之神剂云。

【辨证要点】

此为少阴两感证，即后贤所谓少阴与太阳两感证。

尤在泾：此寒中少阴之经，而复外连太阳之证，以少阴与太阳为表里，其气相通故也。少阴始得本无热，而外连太阳则反发热，阳病脉当浮而仍紧，脉不浮而沉，故与附子、细辛专温少阴之经，麻黄兼发太阳之表，乃少阴温经散寒、表里兼治之法也。

本方应用范围

（1）《医贯》：有头痛连脑者，此系少阴伤寒，宜本方。

（2）《证治准绳》：麻黄附子细辛汤，治肾脏发咳，咳者腰背相引而痛，甚则咳涎。又治寒邪犯脑齿，致脑齿痛，宜急用之，缓则不救。

（3）《张氏医通》：暴哑声不出，咽痛异常，猝然而起，或欲咳而不能咳，或无痰，或清痰上溢，脉多弦紧，或数疾无伦，此大寒犯肾也，麻黄附子细辛汤温之，并以蜜制附子噙之，慎不可轻用寒凉之剂。

（4）《十便良方》：指迷附子细辛汤（即本方加川芎、生姜）治头痛，痛连脑户，或但头角与眉相引，如风所吹，如水所湿，遇风寒则极，常欲得热物熨。此由风寒客于足太阳之经，随经入脑，搏于正气，其脉微弦而紧，谓之风冷头痛。

（5）《中医眼科六经法要》：眼白珠血丝作淡红色，涕如水，泪涌如泉，畏光甚，无眵，两眉头痛，而脉沉紧者，麻黄二钱，熟附子四钱，细辛一钱。

【六经医案】

※ 春月病温，误治二旬，酿成极重死证，壮热不退，谵语无伦，皮肤枯涩，胸膛板结，舌卷唇焦，身踡足冷，二便略通，半渴不渴，面上一团黑滞……求救于余，余曰：此证与两感伤寒无异，但两感证日传二经，三日传经已尽即死，不死者，又三日再传，一周定死矣。此春温证不传经，故虽邪气留连不退，亦必多延几日，待元气竭绝乃死。

观其阴证阳证，两下混在一起，治阳则碍阴，治阴则碍阳，与两感证之病情符合。于是以麻黄附子细辛汤，两解其在表阴阳之邪，果然胸前柔活，人事明了，诸症俱退，次日即思粥，以后竟不需药，只此二剂起一生于九死，快哉！

（《医宗金鉴》）

※ 陈汝明病痢，发热如蒸，昏沉不食，重不可言，至第三日，危急将绝，方请余诊，其脉数大空虚，尺脉倍加洪盛，谓曰：此两病而凑于一时之证也，内有湿热与时令外热相合，欲成痢证，尚不自觉，又犯房劳而为骤寒所乘，以故发热身重，不食昏沉，皆属少阴肾经外感。

少阴受邪，原要下痢清白，此因肠中湿热，已蒸成猪肝鱼脑败浊之形，故色虽变而下痢则同也，再用痢疾门药一剂，即刻不救矣。遂急以麻黄附子细辛汤连进二剂，热退身轻能食，改用黄连理中丸，服至旬日而全安。

（《寓意草》）

※ 曾治一少年，时当夏季……当窗酣睡，值东风骤至，天气忽变寒凉，因而冻醒，其未醒之先，又复梦中遗精，醒后遂觉周身寒凉抖战，腹中隐隐作疼，须臾觉疼浸加剧，急迎为延医，其脉微细若无。为疏

方，用：

麻黄一钱　　　　　乌附子三钱　　细辛一钱　　熟地一两

生山药、净萸肉各五钱　　　干姜三钱　　公丁香十粒

煎汤一大盅，温服，温复取汗，勿令过度。将药服后温复，过一点钟，周身微汗，寒战与腹痛皆愈。

（《医学衷中参西录》）

※ 蒋妻，六十二岁。严冬之时，肾阳衰弱，不能御寒；致寒深入骨髓、腰痛、身发热、恶寒甚剧，曾厚衣重被，其寒不减，舌苔黑润，六脉沉细而紧，此古人名肾伤寒，宜麻黄附子细辛汤温下散寒：

生麻黄一钱　　淡附片一钱　　北细辛七分

一剂汗出至足，诸症即去。屡治有效。

（《全国名医验案类编》）

※ 刘某，男。染上疟疾，初则三日寒热往来，恶寒甚剧，虽衣重裘，其寒不减，发作后沉迷嗜卧，延治八个月无效，形体消瘦，面色苍白微黄，精神疲乏，舌淡苔白滑，脉沉细而紧。此乃少阴兼久病，元气不足，即以交通阴阳，开发腠理，豁邪外出之法：

麻黄4.5克　　附子9克　　细辛3克　　人参4.5克

防己9克

两剂微汗出，寒热减，连进三剂，症状消失，改用六君调和脾胃而健。

（高州市人民医院，《广东中医》，1962）

※ 某男，年四十许，患黄疸，经西医诊治两个月，急性病状消失，深黄不退，食物无味，精神较差，但欲嗜卧，舌苔淡白，尖部薄润，脉沉，诊断为寒湿郁闭于太阳之表，不得发越；阴邪内蕴于少阴之里，阳气伏藏，用麻黄附子细辛汤两剂，小便畅行，胃欲振作，肤黄大见消退，继以原方加减，目黄锐减，小便渐清，迅速痊愈。

（肖熙，《江苏中医》，1959）

※ 某女性，下肢内侧经常出现青色血斑，自诉少年时即患此症，脉象

沉弦，尺部独浮，舌苔薄白带润，证属阴寒伏于少阴，游移于肤表间，即以本方，连服两剂，瘀斑减退，再循前意，遂告愈可。

※ 某男，年三十余，患感冒咳嗽迁延一月未愈。体温37.5℃，喉痒，咳嗽，痰白而稀，量少，神形憔悴，声微嘶，困倦嗜卧，舌薄白苔，脉沉弦，而尺部独浮，始服麻黄附子细辛汤两剂，微热退清，咳止声扬，后以原方出入，兼予调理，体力健复。

（同上）

※ 三叉神经痛（风寒型）：多因冷天发作，或痛时头冒冷气，手足清冷或凉麻，或自汗，或溲清长，脉沉细或沉迟，舌质淡，苔白滑或润，共治10例。

如丁某，女，四十岁。左侧三叉神经Ⅲ支痛两年，经针灸、服药无效，经常自发小痛，每因谈话、吃饭、受风冷及经前引发剧烈疼痛，气短、自汗、眠差、手足凉麻、舌质淡、边有齿痕，左脉沉细，右脉沉滑。

处方：

麻黄、附子、细辛各9克　　防风、香附各6克

当归、桑寄生各12克　　生牡蛎、川芎、龙胆草各15克

四剂后，仅说话、咀嚼食物时感微痛，唯仍自汗、少痒，上方加生黄芪9克，糯稻根30克，远志、菖蒲各6克，夜交藤15克。

继服十五剂，疼痛消失，随访一年未复发。

（哈孝贤，《天津医药》，1978）

※ 发作性运动神经麻痹症（发作性运动障碍）：郭某，间发性瘫痪，病逾半年，初期十余日一发，后3～5日一发，发作时不痛，不厥冷，不躁，不仁，只觉头晕、身蜷、乏力、神志清，发必6～10余时后恢复。用麻黄附子细辛汤小剂，两剂后无汗而感身体轻快，脉沉细稍复，乃以黄芪桂枝五物汤加参附，进七剂后发作停止。

（赵惕蒙，《江西中医药》，1954）

※ 冉某，女，七十二岁。1975年4月，感冒后忽鼻内出血，在某医院诊为肺热，连服清热解表剂，病势不减。家人急用云南白药塞鼻内，用三

四瓶，血仍渗出不止，延至第六日，到某医院五官科诊治无效，遂来就诊。

初诊：鼻衄已十日，卧床不起，由家人护送前来。鼻腔出血仍阵阵外渗，血色暗红，面色苍白，饮食难下，四肢逆冷，恶寒身痛，微咳。舌质暗淡，苔白滑，根部微黄腻。

阳虚之人，外感寒邪，正气虚弱，血失统摄，阳气被遏脉络瘀滞，血不循常道而外溢。此属太阳少阴证鼻衄，法宜解表助阳，温经摄血，以麻黄附子细辛汤加味主之：

麻黄 10 克　　　制附片 60 克（久煎）　　辽细辛 3 克

炮姜 30 克　　　荷叶 10 克（醋炒）　　　甘草 20 克

复诊：上方服一剂，出血减，两剂后，血全止。因年迈体弱，难以复之，再以四逆汤加益气之品续服：

制附片 30 克（久煎）　　炮姜 15 克　　　炙甘草 10 克

党参 10 克　　　　　　　上桂 10 克（冲服）　大枣 30 克

三诊：精神好转，饮食增加。但气血亏甚，嘱其以羊肉加生姜、当归、黄芪炖服调补。

1979 年 2 月追访：患者已七十六岁，病愈后，身体尚好。

※ 宋某，女，三十六岁。体质素弱，常患感冒，1977 年 5 月，患外感咳嗽，服中药清热止咳剂后，表证解，但越数日，忽发现颈部左侧有一包块，约 2cm×3cm，触之稍硬，随吞咽活动，无痛感，自觉心累，无其他明显症状。曾注射青霉素，服消炎药，后加服中药。同年 6 月，在某医学院附院，诊断为"甲状腺左叶囊肿"，建议手术治疗。患者未接受，同年 7 月初特来求诊。

初诊：左侧颈部出现包块已两个月，神疲乏力，食欲不振，入夜难寐，手足清凉，恶寒，头昏。舌暗淡，苔淡黄而腻。此为瘿病，主证在少阴，兼太阳伤寒之表，法宜扶正祛邪，温经解表，以麻黄附子细辛汤加味主之：

麻黄 10 克　　制附片 60 克（久煎）　　辽细辛 6 克

桂枝 10 克　　干姜 30 克　　　　　甘草 30 克

复诊：上方服三剂后，包块开始变软，心累乏力略有好转。药证相符，重剂方能速效。上方姜、附、草三味加倍，再服三剂。包块明显变小，舌质稍转淡红，苔黄腻减，又以初诊方续进十剂，包块逐渐消失。

1979 年 7 月 13 日，患者来信称：服药十余剂，颈下包块消失，食欲睡眠大为好转，两年来未再复发。

※ 陈某，女，三十二岁。1976 年 8 月，妊娠期外感，头疼，身痛，失眠，尤以胸背疼痛、胸中满闷为甚，因怕服药动胎早产，未治疗。产后七日，正值地震，露宿于外，病势加剧。先后到省市数家医院胸透，作心电图、超声波等检查，均无异常，诊为"神经症"，1977 年 11 月初来诊。

初诊：胸部疼痛年余，痞满不舒，呃逆气阻，畏寒头昏，耳如蝉鸣，骨节酸痛，纳差，多梦，行经腹痛，瘀块甚多。舌质偏淡，苔黄滑。此为产前感受外邪，产后血海空虚，又受寒湿侵袭，寒凝气滞，胸阳痹阻，清阳不升，故出现上述诸症，俗称之为"月后寒"。法宜助阳化气，温经散寒。以麻黄附子细辛汤加味主之：

麻黄 10 克　　制附片 60 克（久煎）　　辽细辛 6 克　　桂枝 10 克

炮姜 30 克　　大枣 20 克　　　　　甘草 15 克　　吴茱萸 10 克

复诊：上方服三剂后，胸痛减，头晕、耳鸣好转，仍觉身痛，经前小腹冷痛。少阴阳虚，风寒湿郁闭未解，原方加减，兼佐活血化瘀之品以调其经血。处方：

桂枝 10 克　　　　　炮姜 30 克　　炙甘草 12 克　　麻黄 10 克

制附片 30 克（久煎）　吴茱萸 10 克　　血余炭 30 克　　当归 10 克

嘱此方服至经行即止。

再诊：上方服至四剂，月事来潮，经色、经量、疼痛均大有好转，诸症皆明显减轻。原方加减再进：

桂枝 10 克　　生姜 30 克　　　　　炙甘草 12 克　　大枣 20 克

麻黄 10 克　　制附片 30 克（久煎）　辽细辛 3 克　　茯苓 15 克

当归 10 克

上方服 10 余剂后，病愈。1979 年 7 月 20 日追访，近年来身体一直良好。

（以上范中林医案）

"少阴病，得之二三日，麻黄附子甘草汤微发汗，以二三日无里证，故微发汗也。"

麻黄附子甘草汤

麻黄　炙甘草　附子

方解　本方熟附子护阳气，以防阳气随汗外泄，甘草缓麻黄发汗的力量，勿令发汗太多太骤，以求微汗而解。

【辨证要点】

此为少阴两感而证势较缓之证。

前证用附子温经，麻黄发汗，本证也用麻黄、附子，也应有反发热、无汗、脉沉等症状。无里证，对少阴发汗，有非常重大的意义，所谓无里证，即指无吐利等症而言，只有在无里证的情况下，才能发汗与温经并用。如兼有里证，则虽有表证，亦当以温里为急。前证病势稍急，故以细辛之升，温经散寒，本证病势稍缓，故以甘草之缓，取其微汗。

《卫生宝鉴·补遗》：病人寒热而厥，面色不泽，冒昧，两手忽无脉，或一手无脉，此是将有汗，宜用麻黄附子甘草汤以助其汗，汗出则愈。

陈修园：麻黄甘草汤上宣肺气，中助土气，外行水气。加附子之方与伤寒原方略异，即以温经散寒之法变为温经利水之方。

【六经医案】

※ 唐君春龄，盛夏畏冷，以麻黄三分　附子三分　甘草一分，强之服，一服解一裘，两服而重裘皆驰矣。

（陆九芝医案）

※ 康某，男，五十岁。胃痛、浮肿多年，面部、双眼睑、双腿皆浮肿，心累无力，畏寒，记忆力显著减退。在北京遍请各家医院诊治无效。

此证为战争时期，风餐露宿，寒湿之邪深入，积久成痼疾，阴盛阳衰，加之外邪不除，一味蛮补，病邪愈补愈深愈紧，致全身到处发病。此少阴太阳兼证，须姜附以温脾胃之阳，消阴寒之气，复用麻黄以解太阳未尽之邪，使阳气宣达，驱邪外出。处方：

麻黄9克　　制附片60克（久煎）　　干姜30克　　生姜60克

甘草30克　　葱白120克（后下）

服三剂后，面部、双眼睑浮肿已退，双腿尚微肿，心累显著好转，体力增强，记忆力较大恢复，畏寒亦著减，只觉胃部尚有点痛。

以原方进退再服几剂后，遂病愈。

※ 何某，女，六十余岁。

初诊：头晕，有时耳鸣，心累，上肢关节疼痛，身上时觉发麻。舌鲜红，苔黄白，微腻。寒湿之邪阻滞，上犯心脑，累及关节清窍，太阳伤寒未解，宜先解表除寒通阳为治；拟麻黄甘草汤加葱白，两剂。

复诊：服药后病情显著变化，虚热顿失，寒象毕露，现太阳少阴兼证，予麻黄附子甘草汤加味：

麻黄9克　　附片30克（久煎）　　生姜60克　　葱白120克

甘草18克

三剂。

服药后，病愈。

（范中林医案）

二、兼阳明里实证

"少阴病，得之二三日，口燥咽干者，急下之，宜大承气汤。"

此为少阴热邪亢极，津伤邪结。

钱天来：此条得病才二三日，即口燥咽干，而成急下之证者，乃少阴之变，非少阴之常也。然但口燥咽干，未必即是急下之证，亦必有胃实之证，实热之脉，其见证虽少阴，而有邪气复归阳明，即所谓阳明中土，万物所归，无所复传，为胃家实之证据，方可急下而用大承气汤。

"少阴病，自利清水，色纯青，心下必痛，口干燥者，可下之，宜大承气汤。"

此为少阴热化成实，热结旁流。

本条所谓少阴病，其本质是已经化热入腑，涉于阳明燥实的范围。其所以仍称少阴，可能病由少阴而来，或者说大实有羸状。总之，本节少阴病三字，不能以脉微细、但欲寐之虚寒证看待。

少阴病原有下利证，但少阴虚寒下利，必稀清如鸭溏，质薄而气腥，或下利清谷。本条自利清水，与鸭溏或清谷迥异。少阴虚寒下利，虽然清稀，犹有食物渣滓，本证则很少渣滓，纯属清水，这是因为燥屎阻结，不能自下，故所下仅似清水而已。后贤所谓热结旁流，颇足说明本证病理。

由于少阴化热入腑，则胃腑大实大热，同时少阴水亏则肝胆木火必炽，肝胆疏泄太过，胆汁因而大量混入肠胃，于是所下之水，颜色纯青，木火上干，心下必痛，口干燥尤为火盛水竭的确据，故宜急下实邪，遏燎原之火，救垂竭的阴液。本证治法，已经下利，复用攻下，似为通因通用，要知所下之水愈多，则燥屎内结愈甚，因此实质上仍是通因塞用，故用大承气汤。

"少阴病，六七日，腹胀，不大便者，急下之，宜大承气汤。"

此为少阴热化，腑气壅塞。

钱天来：少阴病而至六七日，邪入已深，然少阴每多自利，而反腹胀不大便者，此少阴之邪复还阳明也。所谓阳明中土，万物所归，无所复传之也，故当急下，与阳明篇腹满痛者急下之，无异也。以阴经之邪，而能复归阳明之腑者，即《灵枢·邪气脏腑病形》所谓邪入于阴经，其脏气实，邪气入而不能客，故还之腑，中阳则留于经，中阴则留于腑之义也。然必验其舌，察其脉，有不得不下之势，方以大承气下之耳。

少阴病用大承气急下共三条。都是热伤津液，复传阳明，燥结成实，急下存阴的方法。但是也有人认为这是一种阳明里实证而所表现的症状，却类似少阴病，所谓"大实有羸状"的证候。

少阴转归阳明的证候，和阳明腑实证，在病情上又不尽相同，其正虚阴耗的现象，一般比较显著，如口燥咽干，即是少阴阴液亏虚；腹胀硬痛，大便秘结，乃属阳明燥屎内结。总的说来，阳明实热亢盛，少阴津液又虚，为本证的特点。

第六节 少阴病的预后

少阴病，无论阳虚寒化证或阴虚热化证，总是阴阳偏衰的疾患，在六经证候中病势最为严重，特别是寒化证的病情尤为险恶，稍或不慎，每致亡阳厥脱；因此，对寒化证的预后如何，必须胸有成竹，才能预测它的吉凶。总的来说是"阳存则生，阳亡则死"。

大凡少阴病寒化证，由原来的四肢逆冷转为手足温暖；恶寒蜷卧，转为时觉心烦欲去衣被；原来的下利清谷，逐渐停止，这些都是阳气已经回复，阴寒逐渐消散，正胜邪却的标志；其预后多良好。反之，如见恶寒身蜷益甚，下利不止，手足逆冷，呕吐躁烦，脉搏不至或大汗淋沥等症，大都是阴寒极盛，阳气欲绝的死候。

亦有病势虽危急，但阳气尚未脱绝，还可救治。若在厥利以外，又出现烦躁、脉不至、息高、大汗出等症，则为真阳涣散于外、生气告绝于内的表现，若下利止而见头眩，时时自冒，则脏阴内竭，无液下泄而下利自止，阴竭则孤阳无依，脱散于上，而致头目眩晕，时时昏蒙，阴阳已经离决，为不治之死候。

【少阴篇评注】

少阴证的传变基本上有两种转归，一是寒化证，一是热化证。寒化证是阴盛阳衰；热化证则恰恰相反，是阴虚阳亢，前者是少阴证的正局，后者是少阴证的变局。这是一种深刻的辩证法思想。

唯物辩证法矛盾论认为：宇宙间一切事物，气象万千，变化莫测，但它有一个基本规律，就是任何事物都是矛盾的对立统一体，矛盾对立双方，既相互斗争，又相互依存，在一定条件下又相互转化，从而推动事物的发展变化。对立斗争双方的相互依存，就是所谓"本是同根生"，因此在对立面斗争中，又互相联系，互相制约。

中医学辩证法，从《黄帝内经》到《伤寒论》，深刻地掌握这种辩证法思想，其重要特点，就是把这种思想，深入地贯彻到中医理论和临床实践之中；或者说，这种辩证法思想，实际上就是从长期的医疗实践中提升起来，总结概括出来的。用中医学辩证法、中医理论的术语，就叫"阴阳互根"；这个根只要不破裂，阴阳矛盾对立双方始终就处在人体或病证的统一体中。

这不仅是一种抽象的、纯粹的理论，它也具体应用在《伤寒论》六经辨证中，例如在少阴证中，具有十分重要的意义，它明确告诫医家在临床辨证的时候，要避免两种误判：一是不能误认为少阴证只有阴盛阳衰的寒化证，忽略了还有正好相反，同属少阴证这个统一体中的热化证；二是不能误判少阴证中，无论寒化证和热化证，只有一种成因，而是有多种成因，少阴热化证就有两种成因：一是从阳经传入，一是少阴客邪化热。

同样，少阴寒化证也可能从阳经传入，或者相反，可能转归阳证，其他还有假热真寒的转归等。正因为《伤寒论》掌握了这种深刻的辩证法思想，所以在理论和临床上，深入地揭示伤寒六经辨证，特别是在少阴证中，疾病处于十分严重甚至在生死边缘的危急状态中，揭示了病证转归变化的本质规律，从而制定出一系列正确的、十分有效的治疗方法。

正因为少阴证无论寒化证或热化证，都是阴阳偏衰的病证，在六经中病势最为严重，尤其是寒化证的病情最严重、最险恶。所以在少阴证的理法方药中，几乎都是针对各种疑难证、急重证，或者特别危重的病证而设立的，这在中医学从古至今，具有特殊重大的理论和临床意义，在近代西医药进入中国以前，中华民族的众生，无论皇亲贵族，还是黎民百姓，尤其是广大劳苦群众，身患各种严重危急的疾病，全靠中医药来救治，这是中华民族几千年来繁衍生息的基本保障之一。在诸多中医理法方药之中，《伤寒论》六经辨证，特别是少阴证、三阴证的方药，起着特别突出的作用。

历代医家在其医著和医案中，不断地用惊叹的语言来描述：诸如"神效""神剂"云云。钱天来称：麻黄附子细辛汤"故为温经散寒之神剂"；
《证治准绳》云："宜急用之，缓则不救。"《医宗金鉴》云："某人春月病
温，误治二旬，酿成极重死证……于是以麻黄附子细辛汤……诸症皆退。"
"只此二剂而起一生于九死，快哉！"

　　在本书选录的上述许多医案中，多有类似情况，实际上这仅是千百年
来大量未记录在案的无数良效医案中之九牛一毛而已。即使到了当代，在
西医对急重症几乎一统天下的情况下，《伤寒论》六经辨证，尤其是少阴
篇针对多种疑难证、急重证的理法方药，仍然占据重要地位。多年来，中
医逐渐退出急重症舞台，这是数典忘祖，是没有根据的。

第六章　厥阴病

厥阴病属于寒热错杂证。由于厥阴是三阴之尽，又是阴尽阳生之脏，病情演变多趋极端，不是寒极就是热极，而阴极则生阳，阳极则生阴，因此，它的症状特点是寒热混同出现。究其机转，不外两端：一是上热下寒，因阴阳各趋其极，阳并于上则上热，阴并于下则下寒。二是阴阳胜复，由于阴阳之消长与邪气之鸥张，所以表现出厥热往复的证象。

阴阳胜复的辨证。

阴阳胜复是厥阴病的主要机转之一，因而也是厥阴病的主要证型之一。具体表现在四肢厥冷与发热的相互演变。厥与热时间的长短，为决诊阴阳胜复的依据，一般说来，阴胜则四肢厥逆，阳复则厥回发热，根据厥与热的时间长短，可以有四种不同的病情：

（1）发热与四肢厥冷的时间相等，象征阴阳已渐趋平衡，是将要向愈的佳兆。如伤寒病四肢厥逆五天，发热亦五天，照理第六天又当出现四肢厥逆，如果不发生厥逆，就是将愈的现象。如"伤寒病，厥五日，热亦五日，设六日，当复厥，不厥者自愈，厥终不过五日，以热五日，故知自愈。"

（2）发热的时间多于四肢厥冷的时间，这是阳能胜阴，病邪行将退舍的现象。"伤寒发热四日，厥反三日，复热四日，厥少热多者，其病当愈。"就是根据热多厥少，测知正气恢复，阳盛阴衰，从而决诊为病退的转归。

（3）厥冷的时间多于发热的时间，象征着正气衰退，阳衰阴盛，为疾病趋向恶化的现象。

（4）厥回之后，发热不止，为阳复太过，亦为病进。阴证厥回发热，固然是阴退阳复的确据，然而阳气来复太过，同样是病情的发展，不能断为痊愈。

关于阳复太过，在症状上有两种现象，一种是热伤上焦气分，为汗出、咽痛、喉痹；另一种是热伤下焦血分，为大便脓血。如"伤寒先厥后热，下利必自止，而反汗出，咽中痛者，其喉为痹。发热无汗，而利必自止，若不止，必便脓血，便脓血者，其喉不痹。"

注：其喉为痹，是指喉部痛而红肿的疾患。

在治疗上，历代医家看法不尽相同，常器之主张喉痹可用桔梗汤，便脓血可用桃花汤；汪苓友谓桃花汤内有干姜，过于辛热，不宜使用，主张黄芩汤可借用；张路玉谓便脓血可与白头翁汤等。

第一节　厥阴病正治法

一、乌梅丸证

"厥阴之为病，消渴，气上撞心，心中疼热，饥而不欲食，食则吐蛔，下之利不止。"

此为厥阴病上热下寒证的提纲。

【辨证要点】

厥阴病是六经传变最后一个阶段，也是患者出生入死、危急存亡的关头。古称厥阴为三阴之尽，盖阴之初尽，即阳之初生，且与少阳为表里，禀风木而内寄相火，下连寒水，为乙癸同源，是其本；上接君火，成子母相应，是其标。由此可见，它的本身就是一个阴阳寒热俱备的经脏，所以厥阴病大多寒热错杂。

然而它的证候，尽管错综复杂，但归纳起来，主要不外以下两种类型：一是厥与热的互相胜复，正气如能胜邪，则厥冷变为发热；若正气衰退，不能战胜病邪，则又转为厥冷；这是阴阳消长、正邪相互进退的表现。另一类型是上热下寒，既有热证，又有寒证，这是病邪深入，阴阳错乱，失却了正常的调节所致，所以成为上热下寒。巢氏病源说得比较扼要："阳并于上则上热，阴并于下则下冷。"如消渴、气上撞心，心中疼热，就是上热的表现；饥而不欲食，食则吐蛔，下之利不止，就是下寒的表现。

消渴是因水亏不足以涵木，木火燔炽，津液被其消耗，故时欲引水自救，而消渴不已。肝为将军之官，喜柔恶燥，木少雨露滋荣，则横逆莫制，故气上撞心。且厥阴的经脉夹胃上贯膈，其气太甚，即化为火，而循经上扰，故心中感到灼热疼痛。木横侮土，脾胃受病，故胸中嘈杂似饥而不欲食，且亦不能食。胃中空虚，蛔闻食臭，则窜动而上出于口，所以食则吐蛔。临床上如果把消渴、气逆、心中疼热等症状，当作实证，而误用苦寒攻下之剂，不但上热不能因下而除，相反会使中气损伤，下焦虚寒更加严重，因而发生下利不止的变证。

张卿子曰：尝见厥阴消渴数证，舌尽红赤，厥冷脉微，渴甚，服白虎黄连等汤皆不救，盖厥阴消渴，皆是寒热错杂之邪，非纯阴亢热之证，岂白虎、黄连等药所能治乎。

沈尧封曰：此厥阴证之提纲也，然消渴气上撞心，心中疼热，饥不欲食，食则吐蛔之外，更有厥热往来，或呕，或利等症，犹之阳明病胃家实之外，更有身热汗出，不恶寒反恶热等症，故阳明病必须内外证合见，乃是真阳明，厥阴证亦必须内外证合见，乃是真厥阴。其余或厥或利或呕，而内无气上撞心，心中疼热等症，皆似厥阴而实非厥阴也。

"伤寒脉微而厥，至七八日肤冷，其人躁，无暂安时者，此为脏厥，非蛔厥也。蛔厥者，其人当吐蛔，今病者静，而复时烦者，此为脏寒，蛔上入其膈，故烦，须臾复止，得食而呕，又烦者，蛔闻食臭出，其人常自吐蛔，蛔厥者，乌梅丸主之，又主久利。"

脏厥：是指内脏真阳极虚，而引起的四肢厥冷。

蛔厥：是因蛔虫而引起的四肢厥冷。

脏寒：是指内脏虚寒而言，亦作胃气虚寒。

此条为蛔厥和脏厥的辨证，以及蛔厥的治疗。

乌 梅 丸

乌梅 细辛 干姜 黄连 当归 附子 蜀椒 桂枝 人参 黄柏

方解 尤在泾：古云蛔得甘则动，得苦则安。又曰：蛔闻酸则静，得辛热则止，故以乌梅之酸，连柏之苦，姜归附椒桂之辛，以安蛔温脏而止其厥逆，加人参者，以蛔动中虚，故以之安中而止吐，且从御冷热诸药之悍耳。

程郊倩：名曰安蛔，实是安胃，并主久利，见阴阳不相顺接，厥而下利之证，皆可以此方括之也。

【辨证要点】

喻嘉言：脏厥者，正指肾而言；蛔厥者，正指胃而言。脉微而厥，则阳气衰微可知，然未定其为脏厥、蛔厥也。唯肤冷而躁无暂时安时，乃为脏厥，脏厥用四逆及灸法，其厥不回者死。若蛔厥则时厥时烦，未为死候，但因此而至胃中无阳则死矣。乌梅丸中酸苦辛温互用，以安蛔温胃，久利而便脓血，亦主此者，能解阴阳错杂之邪故也。

柯韵伯：伤寒脉微厥冷，烦躁者，在六七日，急灸厥阴以救之，此至七八日而肤冷不烦而躁，是纯阴无阳，因脏寒而厥，不治之证矣。然蛔厥之证，亦有脉微肤冷者，是内热而外寒，为脏厥而不治也。其显证在吐蛔，而细辨在烦躁，脏寒则躁而不烦，内热则烦而不躁，其人静而时烦，与躁而无暂时安者迥殊矣。此与气上撞心，心中疼热，饥不能食，食即吐蛔者，互文以见意也，看厥阴诸症，与本文相符，下之利不止，又与久利句合，则乌梅丸为厥阴主方，非只为厥蛔之剂矣。

本方应用范围

（1）蛔虫动作，上入膈中，烦闷呕吐，时发时止，得食即呕，常自吐蛔，有此证候，谓之蛔厥。（《太平惠民和剂局方》）

（2）治胃腑发咳，咳甚而呕，呕甚则长虫出。（《医方集解》）

（3）腹痛饮冷，睾丸肿痛，颠顶痛。（《伤寒类方汇参》）

【六经医案】

※治一人。渴甚，饮水不能止，胸中热痛，气上冲心，八九日矣。或

作中暍；或作奔豚。予诊之，曰：证似厥阴，曾吐蛔虫否？曰：昨曾吐蛔。予曰：审如是，厥阴证也。可喜者脉来沉而缓迟耳。仲景云："厥阴之为病，消渴，气上撞心，饥不欲食，食则吐蛔。"又曰："厥阴病，渴欲饮水者，少少与之愈。"今病人饮水过多，乃以茯苓桂枝白术甘草汤治之，得止后，投以乌梅丸，数日愈。

（许叔微医案）

※ 河道尾某，年二十余，久患虫疾腹痛，易医数人，不治，上吐下泻，羸困颇甚，用乌梅丸汤剂十余剂而愈。

（《伤寒论串解衍义》）

※ 一人气上冲胸，胸中热痛，脉形沉细，呕吐特甚，四日来昼夜不已，肢末时凉，吐物味酸涩，断为厥阴病，为寒热错杂之证，予乌梅丸加味施治而愈。处方：

黄柏、党参、桂枝、炮附子、细辛各六分　　黄连一钱六分　　全当归、炒蜀椒各四分　　乌梅、干姜各一钱　　清半夏一钱二分

（吴匊方医案）

※ 李某，男，十二岁。阵发性上腹剧痛 25 天，伴呕吐及吐蛔虫，腹软，心窝部压痛明显，诊断为胆道蛔虫症而手术治疗，从胆总管及两侧肝管、胆管中取出蛔虫共 37 条，症状完全消失。但术后第十四天，又发生术前完全相同症状，又吐蛔虫，诊为蛔虫再度钻入胆道，给乌梅丸治疗，每次 15 克，每天三次。第一天症状减轻，三天后症状完全消失。再予山道年驱虫，解出蛔虫 40 余条，经半年观察，未再发病。

※ 李某，男，二十六岁。阵发性上腹疼痛五天，伴呕吐，吐出蛔虫数条，腹软，心窝部压痛明显，诊断为胆道蛔虫症，即予乌梅丸，每日三次，首次 9 克，其后每次 3 克，服一天症状减轻，第四天症状消失。共服八天，完全治愈。

（殷慕道等，《福建中医药》，1958）

※ 黄某，女，二十岁。常有右上腹及剑突下阵发性疼痛，一二日发作一次，并向右肩发射，痛时两眼巩膜发黄。近四天，上腹痛加剧，伴频繁

呕吐及吐蛔虫。所见急性病容，痛苦貌，巩膜皮肤明显黄染，腹部隆起，脐上一指处可触及妊娠子宫，剑下及右上腹中等紧张，明显压痛，无反跳痛，墨菲征阴性。尿胆红素（＋＋），尿胆原、尿胆素（＋）。白细胞10.4×10^9/L，中性粒细胞70%。十二指肠引流液中有蛔虫卵。西医治疗无效，乃用针刺期门、阳陵泉、内关穴，并服乌梅丸3克，每天三次。翌日腹痛减轻，呈隐痛，一周后痛消失，再十日后愈。

（抚州医院外科，江西中医院，1959）

※ 胆道蛔虫症10例，应用乌梅汤加减：

乌梅10克	黄连10克	蜀椒6克	木香6克
槟榔10克	石榴皮10克	川楝子10克	白矾15克
丁香2克	吴茱萸6克	苦楝根皮10克	雷丸10克
延胡索6克			

煎汁300mL，分三次温服。十例均在十五天内治愈。

（郑显理等，《天津医药》，1965）

※ 乌梅丸（汤）加味，每天1～3剂，治疗胆道蛔虫病144例，除14例手术治疗外，其余130例均服药痊愈。方法是：痛重而无火象者，可加重制附子、细辛、蜀椒用量；热重则加重黄连、黄柏用量，或另加金银花、连翘等清热解毒药；对湿热明显而有黄疸者，可加茵陈、龙胆草等清热利胆药；热重而里实者加大黄、芒硝等攻下药。

（郑显理等，《天津医药》，1965）

※ 阮某，男，三十二岁。13年来，每天泄泻2～4次不等，稍食肥肉，便次增多，均属稀烂便，常伴赤白冻，诊断为慢性结肠炎。经各种治疗，均未见效，遂予乌梅丸内服，三天后症状好转，连服40余天痊愈。

（朱慎修，《广东中医》，1959）

※ 范某，男，三十岁。三年来大便溏结不定，或质坚如栗，外裹黏液，或便下如鱼脑，完谷不化。不时腹泻，临便腹痛下坠不爽，晨起胃脘攻撑不舒，近腹中气胀如鼓，食欲不振，头昏神倦，肢困无力，夜寐不安。大便脓细胞（+++），白细胞（++），黏液（++++），未消化食物

（++++）。肠道钡剂检查未见器质性病变。诊为过敏性结肠炎，曾经中西医治疗，仍反复发作，乃给乌梅丸加柴胡。服三剂痛泻渐止，连服30余剂痊愈。

（陶君仁，《中医研究通讯》，1963）

二、干姜黄芩黄连人参汤证

"伤寒本自寒下，医复吐下之，寒格更逆吐下，若食入口即吐，干姜黄芩黄连人参汤主之。"

寒格：指上热为下寒所格，至饮食入口即吐，故称寒格。

此为误治形成寒格的变证及其治疗。

干姜黄芩黄连人参汤

干姜　黄芩　黄连　人参

方解　章虚谷：仲景云：伤寒本自寒下，医复吐下之，寒格，更逆吐下，是本来中宫虚寒，误行吐下，反动厥阴相火，与寒气格拒，更逆吐下，故以人参干姜温中助气，芩、连泻三焦之相火，使阴阳气和，则吐下自止。此但中焦受伤，故不用附子，与少阴之格阳证不同也。

王晋三：厥阴寒格吐逆者，阴格于内，拒阳于外而为吐，用芩、连大苦，泄去阳热，而以干姜为之向导，开通阴寒，但误吐亡阳，误下亡阴，中州之气索然矣，故必以人参补中，俾胃阳得转，并可助干姜之辛，冲开阴格而吐止。

【辨证要点】

此证素体中阳不足，因而感受寒邪后，脾气即出现下陷之象。医者治疗，不审查下利的属虚属实，而径投吐下之剂，以致里气益虚，阳气益陷，寒盛于下，阳被格拒而不得入，所以不但下利反甚，并且增加了吐逆的症状。

在治疗上，照理应当用四逆汤一类的方剂，扶阳抑阴，但为什么又用干姜黄芩黄连人参汤呢？其中辨证关键，就在于"食入即吐"一句，王太仆说："食入即吐，是有火也。"说明此证不但是下焦有寒，而且上焦有热，所以在祛寒剂中，加入清热之品。

大凡有热而呕吐，都是食入即吐，不像脾胃虚寒运化不健的呕吐，要隔一段较长的时间，这是二者的辨证要点。本证由于寒热格拒，胃中之津液为邪热所蒸腐，所以呕吐的气味多酸臭浑浊，与虚寒性的呕吐物清稀多涎完全不同。

本方应用范围

（1）黄仲理曰：翻胃之初，亦可用，止呕而和中也。

（2）呕家夹热者，不利于香、砂、橘、半，服此方而晏如（柯韵伯），凡呕吐有热邪者，服之无不奏效。

（3）治膈间有热、中焦虚寒之噤口痢。

【六经医案】

※ 治一人，年逾六十，形色紫，平素过劳好饮，病膈，食至膈不下，则化为痰涎吐出，食肉过宿吐出，尚不化也。初卧则气壅不安，稍久则定。

医用五膈宽中散，丁沉透膈汤，或用四物加寒凉之剂，或用二陈加耗散之剂，罔效。

汪诊之，脉皆浮洪弦虚，曰：此大虚证也。医见此脉，以为热证，而用凉药，则愈助其阴，而伤其阳；若以为痰为气，而用二陈香燥之剂，则益耗其气而伤其胃，是以病益甚也。况此病得之酒与劳，酒性酷烈，耗血耗气，莫此为甚，又加以劳伤其肾，且年逾六十，气血已衰，脉见浮洪弦虚，非吉兆也。处方：

人参9克　　白术、归身、麦冬各3克

白芍2.4克　　黄连0.9克　　干姜1.2克　　黄芩1.5克

陈皮2.1克　　香附1.8克

煎服五帖，脉敛而膈颇宽，饮食亦进矣。

（汪君山医案）

三、麻黄升麻汤

"伤寒六七日，大下后，寸脉沉而迟，手足厥逆，下部脉不至，喉咽不利，唾脓血，泄利不止者，为难治，麻黄升麻汤主之。"

麻黄升麻汤

麻黄　升麻　当归　知母　黄芩　葳蕤（一作菖蒲）

芍药　天冬　桂枝　茯苓　甘草（炙）　石膏　白术　干姜

方解　方有执：邪深入而阳内陷，寸脉沉而迟也，故用麻黄升麻升举以发之；手足厥逆而下部脉不至也，故用当归、姜、桂温润以达之。然芍药敛津液，而甘草以和之，咽喉可利也。葳蕤、门冬以润肺，而黄芩、知母以降热，脓血可止也。术能燥土，茯苓渗湿，泄利可愈也。石膏有彻热之功，所以为斡旋诸佐使，而妙其用焉。

麻黄、石膏、甘草，越婢汤主药，发越内郁之阳；桂枝、白芍、甘草，桂枝汤主药，调和营卫；黄芩、知母、天冬、升麻，升阳解毒，清上热；白术、干姜、茯苓，补脾利水，温下寒；当归、葳蕤，滋养营血，且防发越之弊。

【辨证要点】

本条由于误下后，所形成的上热下寒、虚实互见的复杂证候，脉象寸部沉而迟，下部脉不至，是阳陷于里、郁而不伸的象征，而不是阳虚所致；下后阴阳两伤，阳气并于上，阴液奔于下，故上有咽喉不利、吐脓血的热实证，下有泄利不止的虚寒证；阴阳之气不相顺接，故手足厥冷。所谓难治，治寒则遗其热，治热则碍于寒，补虚则助其实，泻实则碍其虚；在此正虚邪实，上热下寒，难以着手的复杂情况下，必须以复方治疗。麻黄升麻汤，滋养营血，清上温下，调和营卫，发越郁阳，面面俱到。

柯韵伯：寸脉沉迟，气口脉平矣。下部脉不至，根本已绝矣。六腑气绝于外者，手足寒；五脏气绝于内者，利下不禁；咽喉不利，水谷之道绝矣。汁液不化而成脓血，下濡而上逆，此为下厥上渴，阴阳离决之候，生气将绝于内也。麻黄升麻汤，其方味数多而分量轻，重汗散而畏温补，乃后世粗工之技，必非仲景方也。此证此脉，急用参附以回阳，尚恐不救，以治阳实之品，治亡阳之证，是操戈下石矣，敢望其汗出而愈哉？绝汗出而死，是为可必。

【六经医案】

※ 李梦如子，曾两次患喉痰，一次患溏泄，治之愈。今复患寒热病，历十余日不退，邀余诊，切脉未完，已下利二次，头痛，腹痛，骨节痛，喉头尽白而腐，吐脓样痰夹血，六脉浮中两按皆无，重按亦微缓，不能辨其至数，口渴需水，小便少，两足少阴脉似有似无。

诊毕无法立方，且不明其病理，拟排脓汤，黄连阿胶汤，苦酒汤，皆不惬意，复拟干姜黄连黄芩人参汤，终觉未妥；又改拟小柴胡汤加减，以求稳妥。

继而雨阻，寓李宅附近，然沉思不得寐，复讯李父，病人曾出汗几次？曰：始终无汗，曾服下剂否？曰：曾服泻盐三次，而至水泻频仍，脉忽变阴。余曰：得之矣，此麻黄升麻汤证也，病人脉弱易动，素有喉痰，是下虚上热体质。新患太阳伤寒而误下之，表邪不退，外热内陷，触动喉痰旧痰，故喉间白腐，脓血交并，脾弱湿重之体，复因大下而成水泻，水走大肠，故小便不利，上焦热盛，故口渴，表邪未退，故寒热头痛，骨节痛各证仍在。热闭于内，故四肢厥冷，大下之后，气血奔集于里，故阳脉沉弱，水液趋于下部，故阴脉亦闭歇。

本方组织，有桂枝汤加麻黄，所以解表发汗，有苓术干姜化水，利小便，所以止利，用当归助其行血通脉，用黄芩知母石膏以消炎清热，兼生津液，用升麻解咽喉之毒，用玉竹以祛脓血，用天冬以清利痰脓，明日即可照服此方。

李终疑脉有败证，恐不胜麻、桂之温，欲加丽参。余曰：脉沉弱肢冷，是阳郁，非阳虚也。加参转虑掣消炎解毒之肘，不如勿用。经方以不加减为贵也，后果愈。

（陈逊斋治案）

四、白头翁汤证

"热利下重者，白头翁汤主之。"

白头翁汤

白头翁　黄柏　黄连　秦皮

方解　钱天来：白头翁，《神农本草经》言其能逐血止腹痛。陶弘景谓其能止毒痢，东垣曰：仲景治热利下重，用白头翁汤，盖肾欲坚，急食苦以坚之，即成氏之说也。又云治男子阴疝偏坠，盖亦厥阴专经之药，故仲景用之为君，以治厥阴热利；黄连苦寒，能清湿热，厚肠胃；黄柏泻下焦之火，若中气虚寒，及寒湿下利者最忌，热利则非此不可，故以为臣；秦皮亦属苦寒，李时珍云：梣皮色青，气寒，味苦，性涩，乃厥阴肝少阳胆经药也，治下痢崩滞，取其收涩也。

【辨证要点】

此为厥阴热利的主症及治法。这种热利，应作热痢看。痢疾，古称滞下，《黄帝内经》谓之肠澼，所下赤白冻腻，带有脓血。由于热邪下迫，所以必觉下重，是下重为热痢的特征，本条举出下重一症，实为辨证的要点。

"下利欲饮水者，以有热故也，白头翁汤主之。"

厥阴的下利，有寒证、热证之分。由于阴寒盛者，必手足厥冷，下利清谷，如得阳复厥回，利亦必自止。由于阳亢热盛，灼伤血分，则便下脓血，里急后重，成为热利。但也有虚寒下利，因阳复太过，以致阳气过亢，热反不除，热伤血分而变成热利的。本条补充前证热利的又一辨证要点是渴欲饮水，如果患者既有下重，又有渴欲饮水，就不难确诊其下利属热。

钱天来：夫渴与不渴，乃有热无热之大分别也，里无热邪，口必不渴，设或口干，乃下焦无火，气液不得蒸腾，致口干无津液耳。然虽渴亦不能多饮，若胃果热燥，自当渴欲饮水，此必然之理也。

前论中有"下利有微热而渴，脉弱者，今自愈"，又"下利脉数而渴者，今自愈"，此二条都以下利口渴为欲愈，本证亦下利口渴，何以用白头翁汤治疗？要知该二条都属阴证转阳，阳气来复，所以下利见到口渴为欲愈。本条是热利辨证的补充说明，除了下利口渴外，一定还有里急后重、大便脓血等情况，故用白头翁汤治疗。

本方应用范围

（1）《三因极一病证方论》：治热痢、滞下、下血，连月不差。

（2）治肠风下血。

（3）《临证指南医案》：温邪经旬不解，发热自利，神识有时不清，此邪伏厥阴，恐致变痉，宜白头翁汤加生芍药。

（4）《伤寒论译释》：脉数，数则为热，热伤血分，致成血痢，夫脱肛者，湿热盛也，干呕者，火毒冲胃也，宜防噤口之虞，宜白头翁汤加味，加滑石、赤茯苓、荷根、薏苡仁根汁、陈仓米（炒）。

（5）《类聚方广义》：热痢下重，渴欲饮水，心悸，腹痛者，白头翁汤治也。又治眼目郁热赤肿，阵痛，风泪不止者，又为洗煎剂也效。

（6）《王氏医案三编》：产后患泻，秋季娩后泻如漏水，不分遍数，恶露不行，感虑其脱，脉左弦而数，右大不空，口苦不饥，无溺，苔黄，非虚证也，宜白头翁汤。

【六经医案】

※ 朱女，七十八岁。热利下重，两脉大，苔黄，夜不成寐，治宜白头翁汤加味：

白头翁三钱	秦皮三钱	黄连五分	黄柏三钱
大黄三钱（后下）	枳实一钱	桃仁泥三钱	芒硝三钱（另冲）

患者年虽高，然体实气壮，加之脉证俱实，方与证合，自收良效。

（《伤寒论译释》）

※ 一妪，患面肢体浮肿，肠鸣，腹痛，便溏，饮食日减，医用理中肾气多剂，病趋日重，脉沉弦细数，舌绛口干，肿处赤痛，溺少而热，乃阴虚肝热，郁火无从宣泄而成此病，如再服温燥，火益甚，故宜白头翁汤加

味：即加金银花、玄参、丹皮、绿豆衣、栀子、冬瓜皮数剂，证减知饥，渐佐养血充津之品而愈。

（《王氏医案三编》）

※某女，产后泻利口渴，便时后重，饮食如常，身无寒热，症延数月，服药无效。诊脉虚大，为虚热下重，宜白头翁汤：加炙甘草二钱，阿胶二钱，煎服四剂而愈。

（胡万魁医案）

※急性细菌性痢疾：

一、对有发热、口渴、腹痛、下利脓血等症的29例热痢患者，用白头翁汤加味治疗，全部治愈。处方：

白头翁15克	黄连6克	秦皮9克	黄柏9克
生甘草6克	金银花15克	生白芍9克	广木香3克
生地榆12克			

二、若病慢性休息痢，原方中加槟榔、苦参各9克。舌苔白腻不渴者，加苍术、厚朴各6克。有表证者加荆芥、防风、薄荷、连翘等。腹痛拒按，下利脓血中夹有干粪者，可加大黄、玄明粉。

如金某，男，三十五岁，患热痢，下利脓血已四天，一夜间50多次，里急后重，腹中鸣痛，泛恶欲吐，饮食不进，口渴欲饮，舌苔薄黄，脉来细数，体温39.5℃，大便检查脓细胞（++），红细胞（++++），拟清热化湿解毒，处方：

白头翁18克	黄芩9克	秦皮9克	生地榆15克
生甘草6克	生白芍9克	花槟榔9克	苦参片9克
香连丸9克			

服两剂体温降至36.8℃，腹痛、下痢均减，饮食能进，又继服两剂而愈。

（刘景辉，《江苏中医》，1960）

※急性细菌性痢疾，用白头翁汤加味治疗，对照应用合霉素治疗（注1）及磺胺类治疗（注2）白头翁汤之疗效均优于合霉素组及磺胺类组。

（注1）：张良意等，《广东医学》，1965。

（注2）：孙寿山，《辽宁医学杂志》，1960。

※ 阿米巴痢疾：

（一）急性阿米巴痢疾：何某，女，二十岁。腹泻6天，大便每日4～10次，初为稀便，后则血便，伴里急后重，体温40℃。大便检查：有脓细胞，红细胞，找到溶组织阿米巴滋养体。当日即服白头翁汤，晚上体温降至38℃，次日晚体温降至正常，各种症状消失，五天后，大便检查恢复正常。

（吴鹰杨，《广东中医》，1959）

（二）慢性阿米巴痢疾急性发作：

赵某，男，痢下四年，腹痛，便脓血，里急后重，便后肛门灼热，大便日夜达十多次，确诊为阿米巴痢疾。处方：

白头翁9克　　黄柏6克　　黄连4.5克　　秦皮6克

水煎服，干鸦胆子十粒（用桂圆肉包吞），日服两次，共服十二剂症状消失而愈。

（万孟仪，《江西医药》，1966）

（三）慢性阿米巴痢疾：

某患慢性阿米巴痢疾已十五年之久，经用各种抗阿米巴药物治疗无效，而改用白头翁汤加减保留灌肠两剂（两次）而痊愈，追踪一年未复发。

（戴利华，《新中医》，1974）

※ 溃疡性结肠炎：

某男，三十五岁，于一个月前开始腹痛，腹泻5～6次/日，便有黏液带血，并有里急后重，而下腹部有压痛，无块状物，经大便培养28次，找阿米巴原虫5次，大便孵化等检查均为阴性，乙状结肠镜检查，见肠黏膜充血，有大小不等的糜烂面，并有出血及白色膜状物附着，诊断为溃疡性结肠炎。

经用各种药物治疗四个月无效，改用白头翁汤加阿胶、甘草口服及石榴皮煎剂保留灌肠。四天后，大便次数减少，出血亦有改善，治疗一个月左右，大便已无血，但肠内镜检仍有小溃疡。治疗至 53 天，复查已无溃疡，症状已除，追踪一年半未复发。

（徐庆诚，《浙江医学》，1962）

※ 陈某，男，十一岁。患儿眼目红赤肿痛，眵泪较多，诊断为急性结膜炎。中医辨证：风热眼病，眼睑高度浮肿，形如荔枝，球结膜极度充血，视物模糊，大便不畅，小便短赤，舌质红，苔黄，脉弦数，系肝肺两火俱盛，乃予白头翁汤。处方：

白头翁 30 克   黄连 4.5 克   黄柏 6 克   秦皮 9 克

服三剂肿痛随即消除而愈。用本方治疗多例，疗效满意。

（何斯恂，《新中医》，1973）

※ 叶某，女，三十一岁。患者原有盆腔炎，小腹偶有发胀，日来下腹阵痛连腰，带下如注，色黄脓样，气味甚臭，体温 37.8℃，苔黄腻，舌质偏绛，脉象稍数，诊断为急性附件炎。此为湿热稽留胞中成毒所致，宜白头翁汤加味，即加鱼腥草 30 克，升麻 3 克。两剂热降，下腹痛缓和，带下仍多，以原方为基础，升麻倍量，两剂，热退痛止，带下明显减少，再以原方加厚朴 6 克、薏苡仁 30 克，连服三剂，症状全消，妇科复查已愈。

（吴国栋，温州市中医院）

五、当归四逆汤证

"手足厥寒，脉细欲绝者，当归四逆汤主之。"
此为血虚营寒的厥逆证治。

当归四逆汤

当归   桂枝   芍药   细辛   炙甘草   通草   大枣

方解 吴坤安：凡伤寒手足厥冷，脉细欲绝者，此寒伤厥阴之经，但当温散其表，不可遽温其里，当归四逆汤主之。盖厥阴相火所寄，脏气本热，寒邪只得外伤于经，而不内伤于脏，故止用桂枝以解其外邪，当归以和肝血，细辛以散寒，大枣以和营，通草以通阴阳，则表邪散而营卫行，手足温而脉自不绝矣。

邵仙根：阳虚血弱，用此方行营卫而散表邪最效。

唐容川：此因脉细，知其寒在血分，不在气分，故不用姜附，而但用桂辛以温血也。

【辨证要点】

本证的手足厥冷，既不同于阳微阴盛的四逆汤证，亦不同于热深厥深的白虎汤证，而是血虚有寒，所以用补血、散寒、温通经脉之品。它的辨证，主要在于脉细欲绝，细为血少，由于血虚寒郁，不能荣于脉中，而四肢失于温养，所以手足厥寒。如果不是脉细欲绝，而是脉微欲绝，那就是非本方所能主治，必须用通脉四逆汤，着重回阳救逆。本证大都是平素血虚，外感寒邪，气血被寒邪所遏，流行不通畅所致，故用当归四逆汤以益营而温通血脉。

伤寒邪传阴经而为四逆，属于虚寒的，治以四逆汤；属于热郁的，治以四逆散；热郁深重的，治以白虎汤或承气汤，在临床上各有脉证可辨。

本证治以当归四逆汤，柯韵伯疑有错误，认为既名当归四逆汤，当是在四逆汤中加入当归，殊不知此证手足厥冷，主要是血虚寒郁所致，与阴盛阳虚的厥逆完全不同。

本方不用姜附回阳而亦四逆名汤者，正像四逆散一样，以其能治四肢逆冷之故。郑重光：手足厥冷，脉细欲绝，是厥阴伤寒之外证，当归四逆，是厥阴伤寒之表药耳。

本方应用范围

（1）手足寒，脉细欲绝。

（2）治寒入营络，腰股腿足痛甚良。（王旭高）

（3）治寒凝气滞的月经期腹痛，及手足冻疮等疾患。

（4）下肢瘫痪无力，股骨、臀部周围一圈胀痛，此因血分有寒，用当归四逆汤加苏叶、防风、牛膝、木瓜。（范中林）

（5）下肢瘫痪，小儿瘫，用当归四逆、理中之类，如新患者，用当归

四逆汤即可；如病重时间长，脚已很冷，宜用四逆汤加细辛，再用理中汤加肉桂，重加大枣，最后再用当归四逆汤。（范中林）

【六经医案】

※ 少腹之痛未痊，手足挛急而疼，舌苔灰浊，面色不华，脉象弦急，此寒湿与痰，内壅于肝经，而外攻于经络也。现在四肢厥冷，宜当归四逆汤加减。

当归（小茴香炒）	白芍（肉桂炒）	木通	半夏
苡仁	防风	茯苓	橘红

药后少腹痛止，余证手足挛急而疼，以蠲痹汤去防风合指迷茯苓丸调理而愈。

（曹仁伯医案）

※ 刘某，男，六十岁。患者右脚不能屈伸，不能下地行走，已经数年，过去认为关节炎，治疗无效。舌红带青紫，苔白，脉象紧细，此由厥阴伏有久寒，主当归四逆汤：

当归9克	桂枝9克	白芍9克	细辛3克
木通9克	甘草6克	生姜9克	红枣30克
苏叶6克	防风9克	牛膝9克	

服两剂后，右脚即能屈伸，亦能行走。

复诊：右脚疼痛已痊愈，唯年过花甲，久病体衰，须培补元气，以附子理中汤加味调理：

附片30克	干姜12克	白术12克	炙甘草15克
肉桂3克	泡参12克		

两剂。

服药后精神转佳，身体逐渐康复。

※ 郝某，男，七十岁。曾有风湿性关节炎病史。1973年冬，臀部及右腿冷痛难忍，不能坚持正常生活。经某医学院附院检查，诊为"坐骨神经痛"。于1974年3月中旬来诊。

初诊：少腹及下肢发凉，膝关节以上微肿，行走困难，自右侧臀部沿腿至足抽掣冷痛。神疲，头昏，舌质淡红，稍乌暗，苔白滑腻满布，脉细弱。证属厥阴寒痹。宜当归四逆汤加味，养血活络，温经散寒为治：

当归 12 克　　桂枝 15 克　　白芍 12 克　　辽细辛 5 克

木通 12 克　　炙甘草 6 克　　大枣 20 克　　牛膝 12 克

木瓜 12 克　　独活 10 克

三剂。

复诊：服上方后，肢痛减轻，原方再进四剂。

再诊：患者可缓步行走，疼痛大减。仍守原方，加苏叶 10 克，入血分散寒凝；加防风 10 克，祛经络之风邪，再服十剂。

后诊：半月后，疼痛基本消失，神疲、头晕显著好转，滑腻苔减。唯下肢尚稍有轻微麻木感，时有微肿。寒邪虽衰，湿阻经络之象尚未全解，上方酌加除湿之品，以增强疗效，嘱其再服五剂。

当归 12 克　　桂枝 10 克　　白芍 12 克　　木通 12 克

炙甘草 6 克　　牛膝 12 克　　茯苓 15 克　　白术 15 克

苍术 10 克　　薏苡仁 15 克

一个月后，病愈，步履正常。

1979 年 7 月 15 日追访，七年来病未复发。

（范中林医案）

※ 骆某，十年患疝，形容枯槁，右胁有形大如臂，以热水握之沥沥有声，甚至上攻于心，闷极者久之，此为厥病，用当归四逆汤，半载积块尽消。

（《医宗必读》）

※ 玄道翁，治冻疮，用当归四逆汤，神效。

（《汉药神效方》）

※ 一妇人，三十岁许，左足拇趾，紫黑溃烂，自踵上及脚膝，寒热烦疼，昼夜苦楚，种种施治无效。予当归四逆汤，外用破敌中黄膏，一月余痊愈。

（《皇汉医学》）

※ 某男，三十二岁。三个月来头顶每日阵发性掣痛，胸闷不适。予当归四逆汤加熟枣仁 12 克，服十剂头痛逐日减轻，原方加火麻仁 9 克，生地黄 9 克，三剂，头痛告愈。

※ 寒疝：徐某，男，五十一岁。少腹两旁疼痛，痛剧则吐。当归四逆汤加乌药、茯苓各 9 克，小茴香 4.5 克，沉香 2.4 克，三剂症除。

※ 肠梗阻：吴某，少腹左侧起一硬块，约四寸长，痛剧，吐黄水，以当归四逆汤加肉桂、小茴香、广木香、香附、莪术、生姜。服后痛止。

（朱春庐等，《中医杂志》，1964）

※ 黄某，男，三十岁。身痛肢痛已历数月，主当归四逆汤加黄芪 30 克，服两剂后，病势减半，有微寒，原方加淫羊藿 30 克而安。

（陈源生，《新医药学杂志》，1978）

※ 张某，八十岁。膝盖以下凉，色紫暗，表面有不少小溃疡，疼痛。予当归四逆汤加红花，服一剂，发凉减轻，色转红润，再服两剂，溃破点也愈。

（《伤寒解惑论》）

※ 小儿麻痹症：杨某，男，两岁。患病已月余，四肢厥冷，上下肢均呈运动障碍，服当归四逆汤，一个月愈。

（雷声，《中医杂志》，1965）

※ 硬皮病：曾用当归四逆汤加黄芪，治疗硬皮病 1 例，痊愈，随访十年，未见复发。

（庞视如，杭州市上城区中医院）

"若其人内有久寒者，宜当归四逆加吴茱萸生姜汤。"

当归四逆加吴茱萸生姜汤

当归　芍药　炙甘草　通草　桂枝　细辛　生姜　吴茱萸　大枣

方解　王晋三：厥阴四逆证，有属络虚不能贯于四末而为厥者，当用归、芍以和营血。若久有内寒者，无阳化阴，不用姜附者，恐燥劫阴气，变出涸津亡液之证，只加吴茱萸从上达下，生姜从内发表，更以清酒和之,何患阴阳不和,四逆不温也耶?

柯韵伯:是方桂枝得归、芍,生血于营,细辛同通草,行气于卫,甘草得枣,气血以和。且缓中以调肝,则营气得至手太阴,而脉自不绝;温表以逐邪,则卫气行四末而手足自温。不须参、术之补,不用姜桂之燥,此厥阴之四逆与太少不同治,而仍不失辛甘发散为阳之理也。

若其人内有久寒者,其相火亦不足,加吴茱萸之辛热,直达厥阴之脏,生姜之辛散,淫气于筋,清酒以温经络,筋脉不沮弛,则气血如故,而四肢自温,脉息自至矣。此又治厥阴内外两伤于寒之剂也。冷结膀胱而少腹满痛、手足厥冷者宜之。

【辨证要点】

上条手足厥寒,脉细欲绝,用当归四逆汤治疗;本证又兼内有寒饮宿疾,故又加散寒涤饮降逆温中之吴茱萸、生姜以治其久寒。张锡纯谓"内有凝寒,重加吴茱萸、生姜,温通经气",并辅以清酒,扶助药力,散久伏的寒凝。根据临床所见,本证常有兼颠顶痛,干呕、吐涎沫,或寒疝癥瘕等症状。

陈平伯:厥阴肝脏,藏营血而应肝木,胆腑内寄,风火同源,苟非寒邪内犯,一阳生气欲寂者,不得用辛热之品,以扰动风火;不比少阴为寒水之脏,其在经之邪,可与麻、辛、附子合用也。是以虽有久寒,不现阴寒内犯之候者,加生姜以宣泄,不取干姜之温中,加吴茱萸以苦降,不取附子之助火,分经投治,法律精严,学者所当则效也。

六、吴茱萸汤证

"食谷欲呕,属阳明也,吴茱萸汤主之。得汤反剧者,属上焦也。"

食谷欲呕:当进餐时气逆作呕。

属阳明:指胃家虚寒。

本条有两个辨证内容:其一,食谷欲呕,这是胃家虚寒的特征,虚则不能纳谷,寒则胃气上逆,所以决诊为属阳明,故以吴茱萸汤温中降逆。其二,食谷欲呕,病位固然绝大多数属于中焦,但也间有属于上焦,如果属上焦，服吴茱萸汤会相反使病情增剧。

《医宗金鉴》：得汤反剧，非中焦阳明之胃寒，乃上焦太阳之表热也。吴茱萸气味俱热，药病不合，故反剧也。治当从太阳阳明合病，不下利但呕之例治之，宜葛根加半夏汤。

陈修园：得汤反剧者，人必疑此汤之误，而不知阳明与太阴为表里，其食谷欲呕者，是阳明虚甚，中见太阴，为中焦之胃气虚寒也。服吴茱萸汤后反剧者，是太阴虚回，中见阳明，为上焦之胃口转热也，此为从阴出阳、寒去热生之吉兆，可以析其疑曰：太阴湿土，喜得阳明之燥气，其病机属上焦而向愈也。书曰：若药不瞑眩，厥疾不瘳，其斯之谓欤！

魏念庭曰：中焦固然有寒，上焦但亦有热，吴茱萸、人参辛温，本宜于中焦之寒者，但不合与上焦之有热，此吴茱萸之所以宜用，而未宜全用耳，宜以黄连炒吴茱萸、生姜易干姜一法。

"少阴病，吐利，手足逆冷，烦躁欲死者，吴茱萸汤主之。"

（见少阴篇）

"干呕，吐涎沫，头痛者，吴茱萸汤主之。"

此为肝胃虚寒、浊阴之气上逆。

以上吴茱萸汤主治的三条，均是寒气上逆的证候。三条中间，当以本条为主症，叙述也较具体。由于寒伤厥阴，下焦浊阴之气，上乘于胸中清阳之位，厥气上逆，以致产生干呕、吐涎沫、头痛等症状。所谓吐涎沫，是吐出清涎冷沫，与痰饮不同，其头痛大多在颠顶部位，与三阳经头痛有别，前者是厥阴寒郁于胃，胃阳不布，因此产生涎沫，随厥气上逆而吐出，后者因厥阴的经脉与督脉会于颠顶，所以阴寒之气，能够随经上逆而为头痛。太少二阴均无头痛，独厥阴具有，就是这个缘故。

【六经医案】

※ 治一人。伤寒，不发热，干呕吐沫。医用川芎、藁本不应。吴曰：此厥阴中虚之症。干呕、吐涎沫，厥阴之寒，上干于胃也；头痛者，厥阴与督脉会于颠，寒气从经脉上攻也。用人参、大枣益脾以防木邪；吴茱萸、生姜入厥阴，以散寒邪，且又止呕，呕止而头痛自除。设无头痛，又

属太阴，非厥阴为病矣。

（吴孚先医案）

※ 一人初患头痛，次日腹痛而呕，手足厥冷，大汗如流，正气昏冒，时或上攻。气急息迫，不能语言，予吴茱萸汤，诸症顿除。

（《皇汉医学》）

※ 谢某，女，五十岁。头痛三四年，伴头晕、耳鸣、胸胁苦满、心烦懊侬，项颈及肩背酸痛，胸痛。予吴茱萸汤，七天痊愈。

（绪方玄芳，《汉方临床》，1978）

※ 万某，男，五十一岁。患高血压多年，最高 240/140mmHg，头晕、颠顶时痛，呈沉重感，头皮麻木，两目迎风流泪，四肢发麻无力，疲倦，受凉则胸胃隐痛，脉弦迟，证属厥阴头痛。方用：

吴茱萸 15 克　　生姜 15 克　　大枣 15 克　　党参 9 克

黑锡丹 3 克

服五剂后头晕减轻，精神转佳，血压 220/120mmHg。继原方加青木香 15 克，五剂后，头晕减轻痛消，头皮已不麻木，血压 160/110mmHg。后以原方加减，连服二十余剂，诸症消失。

（万友生，《江西医药》，1963）

※ 原发性青光眼：某女，三十三岁。两眼得病半年，初起感觉头痛眼花，干呕，以后逐渐视力模糊，受诊前一个月右眼失明。检查：右眼无光觉，眼压：72mmHg，左眼视力为 0.2，眼压：53mmHg。中医诊断：右眼青风内障，左眼黑风内障。舌质胖嫩，脉细软而迟。属气虚火衰，阴寒上乘随厥阴经脉上于清窍所致。用吴茱萸汤并滴缩瞳剂，共治三周，头痛眼痛消失，左眼视力增进为 0.9，右眼仍看不见，眼压两眼皆为 20mmHg。

（姚芳尉等，《广东医学》，1965）

※ 某男，三十岁。起病三年余，呈规律性呕吐涎沫，先后曾用多种药物治疗无效，经胃肠造影诊断为瀑布型胃。方用：

吴茱萸 24 克　　党参 30 克　　生姜 30 克　　红枣 5 个

半夏 12 克

服一剂呕止，原方再服二十余剂，观察两个月余未见再发。

（张金山等，《浙江医学》，1960）

※ 一例两个月大的婴儿，呕吐 50 余天，吐物清淡无臭，诊为"幽门痉挛"。方用：

吴茱萸、党参各 0.6 克　　　生姜 1.2 克　　　红枣 1 枚

黄连 0.3 克

服两剂呕吐减轻，继进两剂，以巩固疗效。

（陈宝义，《新医药杂志》，1979）

※ 姚某，男，四十三岁。呃逆每发于食后，吐物皆为积食痰涎，历两月余，面色苍黄，精神萎靡，形体消瘦，食不甘味，脉来细迟，舌苔白润，舌质淡胖，察其病机，实为胃肠虚弱，寒饮内停，浊阴上犯之故，宜温中化饮，降逆止呕，方用：

吴茱萸 9 克　　　党参 15 克　　　生姜 15 克　　　大枣 5 枚

半夏 6 克　　　茯苓 9 克

服三剂，呕逆渐平，再服原方四剂获愈。

（李阆候，乐清县城关卫生院）

第二节　厥阴病变证治法

一、小柴胡汤证

"呕而发热者，小柴胡汤主之。"

此为厥阴病转出少阳的症状与治法。厥阴与少阳相为表里，少阳病进，可以转入厥阴，厥阴病衰，也可转出少阳，本条即是厥阴病还出少阳的证候。虽然叙述很简单，而少阳的主症已具，自当治以小柴胡汤。呕而发热是少阳主症之一，如"伤寒五六日，呕而发热者，柴胡汤证具"，就是一例。然而太阳病中亦有呕与发热的症状，如太阳伤寒有呕逆，太阳中风有干呕，但麻黄汤证必具有恶寒无汗、体痛、脉浮紧等主症，桂枝汤必有恶风汗出、脉浮缓等主症，本证只是呕而发热，别无其他表证，为厥阴

之邪，转出少阳无疑，故用小柴胡汤治疗。

往来寒热，是少阳的主症，但厥阴转出少阳后，只要是发热而不兼表证的，就是属于少阳，不一定见到往来寒热，才能作为少阳经病。厥阴病在正气来复的情况下，病邪最易假少阳为出路；反之，少阳病在正气衰退的时候，病邪亦最易内传厥阴，这在临床上是比较多见的。

二、小承气汤证

"下利谵语者，有燥屎也，宜小承气汤。"

患者肠胃素有积滞，厥阴邪热外出，与之相结，食滞化燥，成为阳明热结旁流的腑实证。本条叙述简略，在临床上，当不仅此谵语下利的症状，还当参考承气汤的所有脉症，如脉搏滑数有力，腹部按之鞕痛，潮热，口渴，舌苔黄燥干厚，小便赤涩等，方为里实的确据。

三、栀子豉汤证

"下利后更烦，按之心下濡者，为虚烦也，宜栀子豉汤。"

本条下利后更烦，在文中没有提到四肢厥冷、脉微欲绝、汗出而喘等阳虚欲脱症状，可知这种烦，不是虚阳郁冒的烦，而是阳复太过、热邪扰攘胸膈的烦。从按之心下濡来看，也不是里有实邪之烦，所以断言"为虚烦也"。与太阳汗吐下后，心中懊侬，虚烦不得眠，以及阳明下早以致虚烦的机转是一致的，故也用栀子豉汤轻宣之剂，以肃余热。

第三节　厥逆证辨治

厥逆是厥阴病的主要症状之一，因为厥阴为阴之尽、阳之始，故厥阴病阴阳略有偏胜，就容易发生厥逆的症状。但导致阴阳偏胜而成厥逆的病因，是多方面的，在论中有寒、热、饮、蛔、脏等的不同。

一、寒厥证治

症状：下利厥逆，大汗出，身微热而恶寒，小便利，脉微欲绝。

"大汗出，热不去，内拘急，四肢疼，又下利厥逆而恶寒者，四逆汤主之。"

"大汗，若大下利，而厥冷者，四逆汤主之。"

"呕而脉弱，小便复利，身有微热，见厥者，难治，四逆汤主之。"

阴寒内盛，阳气衰微，内不能温运脏腑，外不能宣达四肢，所以下利厥逆，小溲清利而恶寒。虚阳外越，卫气不固，故反见汗大出，身微热的微热现象。脉微欲绝，呈衰微之阳气将绝，为阴盛阳衰的一大佐证。总的机转，是阴盛阳虚，且已出现阳越的现象，为寒厥中的严重证候。

二、热厥证治

脉症：伤寒脉滑而厥，口干舌燥，烦渴引饮，小溲黄赤。

"伤寒，脉滑而厥者，里有热，白虎汤主之。"

邪热深入，郁结在里，阳气被阻，不能外达于四肢，成为热深厥深的证候。四肢虽然厥冷，而身反恶热，邪热内炽，灼烁津液，故出现口干舌燥，烦渴引饮，小便黄赤等里热症状，与寒厥口不干，舌不燥，不烦不渴，小溲清利等症，可以作为对比。

三、蛔厥证治

脉症：伤寒脉微而厥，肤冷，病者静而复时烦，须臾复止，得食而呕又烦，常自吐蛔。

胃气虚寒，蛔虫内动，动则烦扰不舒。静则安宁如常。由于蛔虫动静无常，所以患者一会儿烦扰，一会儿安宁，饮食后谷气四溢，蛔闻食臭而动，患者又烦扰不舒，肝气上逆则呕，蛔虫从上而越，所以常自吐蛔。四肢禀气于脾胃，胃寒则阳气不能实于四肢，故发为肢厥肤冷。阳虚气弱，故脉搏微弱无力。

寒厥的厥冷，是阴寒内盛，阳气衰微，正达到垂绝的阶段，本证的厥冷是胃气虚寒，胃阳不能外达于四肢，所以同一虚寒性的厥冷，但在程度上就有很大的差别。至于决定它是寒厥还是蛔厥的辨证关键，就在于得食而呕，又烦，时静时作，常自吐蛔等症。由于胃寒蛔动，肝气上逆，故当以乌梅丸降逆止呕，温胃安蛔，为治疗蛔厥的主方。

四、脏厥证治

脉症：伤寒脉微而厥，肤冷，躁无暂安时。

本证厥冷，是真阳衰微已呈脱厥的阶段，是厥证中最严重的证候。手足厥逆，肤冷如冰是体表之阳将绝，躁扰不停，是无根之虚阳，已至飞越的境地，整个机体，有阴无阳，仲景未出方治，故历来注家，大都认为这是不治之证。

脏厥与蛔厥，很易混淆，所表现的脉微而厥，肤冷等症，为两者所共有，但蛔厥吐蛔，是其特点，然在未吐之前，还是很难得出结论，因而烦躁一症是两者在辨证上的区别要点。脏厥的躁，是无根的虚阳欲脱，所以躁无暂安时；蛔厥的烦是蛔动则烦，不动则不烦，所以时作时止，且烦是心中烦乱不宁，属阳；躁是手足躁扰不安，属阴。这对临床鉴别是有很大价值的。

本证仲景未出方治，根据上述证情，可试投四逆辈，以及灸气海、关元等穴，或可挽救于万一。

五、水饮致厥证治

症状：伤寒厥而心下悸。

"伤寒厥而心下悸者，宜先治水，当服茯苓甘草汤，却治其厥；不尔，水渍入胃，必作利也。"

本条致厥的原因，是水饮内停，故除厥逆而外，有心下悸的主症。从《金匮要略·痰饮咳嗽病脉证并治第十二》"水停心下，甚者则悸"来看，可知心下悸是水饮停聚所致。由于水饮内停，则阳气被遏，所以四肢厥冷，用茯苓甘草汤以温阳化水，方中茯苓淡渗，桂枝温阳，生姜温胃，甘草和中，四物配伍，温胃散水之功最佳，为治水气停中，不烦不渴，心下悸的四肢厥逆的有效良方。

六、痰厥证治

症状：患者手足厥冷，心下满而烦，饥不能食，脉象乍紧。

"病人手足厥冷，脉乍紧者，邪结在胸中，心下满而烦，饥不能食者，病在胸中，当须吐之，宜瓜蒂散。"

邪：指停痰食积等致病因素。

胸中：概指胸胃而言。

瓜 蒂 散

瓜蒂一分（熬黄） 赤小豆一分

方解 本方瓜蒂极苦，性升催吐；赤小豆味酸性泄，兼能利水消肿。两味合用，有酸苦涌泄之功，再加香豉的轻清宣泄，更能加强催吐的功效。如服后不吐，可少少加之，得快吐乃止。诸亡血家，不可与瓜蒂散。

【辨证要点】

手足厥冷，在脉搏方面的辨证，如脉滑者，为里有热，用白虎汤。脉细欲绝者，为血虚有寒，用当归四逆汤。脉微欲绝者，为阴盛格阳，用白通加猪胆汁汤。本条脉乍紧，是为胸中邪实，故用瓜蒂散引吐。

【厥阴篇评注】

厥阴病的证治，从始到终，论述的辩证法内容，十分丰富和深刻。所谓"寒热错杂"，就是矛盾的交叉，矛盾的复杂性；所谓"三阴交尽""阴尽阳生""阴极则生阳""阳极则生阴"，就是矛盾发展规律的"物极必反"，矛盾对立双方在一定条件下，必然要向对立面转化；也是质量互变规律事物量变到一定程度，达到一定的临界点，就要发生质的转变，产生"飞跃"。这是宇宙间一切事物发展变化的普遍规律。

在社会现象中，革命转折时期，社会变革时期，战争激烈关头，是非常普遍常见的现象。在《伤寒论》厥阴篇中，这种变化转归就是厥阴证的主症，或主要矛盾的表现。这里就不仅仅是哲学理论、抽象的辩证思维，而是在大量临床实践中总结升华出来的辨证论治理论，对临床治疗起着十分重要的指导作用。

它在辨证上，与其他各经有显著不同的特点：既不是太阳的表证，也不是阳明的里热实证，既不是少阳的半表半里证，也不是太阴、少阴的阴盛阳虚证，而是阴阳寒热错杂，不是寒极就是热极，同时还有寒热混同出现；既有上热下寒，又有阴阳胜复，厥热往复。到具体的临床辨证，更要区分正治法和变证治法。最后，其治禁和预后，都具有十分鲜明的特点。

在变证治法中，由于厥阴与少阳相为表里，若少阳病进，可转入厥阴；反之，厥阴病衰，亦可转出少阳。这是什么意思呢？这是清楚地表达了否定之否定规律。少阳病进转入厥阴，这是第一次否定；厥阴病衰又转出少阳，这是第二次否定。与前述太阳证转入少阳；少阳证又可转入阳明；阳明热衰又可能复转太阳；同时，太阳阳衰阴盛，可转入少阴；少阴阳复又可回转太阳等，都是仲景学术思想中，在《伤寒论》的三阴三阳辨证中，实际上在用中医的特定语言和方式，阐述否定之否定规律以及其他辨证规律的生动体现。

因此，读《伤寒论》，到了厥阴证，更充分看到《伤寒论》中包含的唯物辩证法内容，十分深刻丰富和生动。这里我们还特别注意到，厥阴病的各种理法方药，在临床疗效上，也像伤寒其他各经一样，都十分显著。由于厥阴病病情复杂、错杂，包含许多疑难证、急重证以及稀奇古怪的病证，临床表现尤为纷纭、变幻莫测，仲景多有"难治""死候"的警句，说明厥阴病到了阴阳转变的极期，危象不断出现。

仲景正是依据辩证法规律和辨证施治理论的深刻分析，抓住各种复杂病变的内在病机和传变规律，尽力挽救病家于生死一线之间。历代医家在诠释和论述这些理论和临床医案治验中，常常发出诸如"神效""一剂显效"、数剂"诸症顿失"等赞誉，说明《伤寒论》为代表的中医理论和临床，应对各种疑难病、急重病具有突出的贡献，并在近两千年来的医疗实践中得到证明。

第四节　厥阴病治禁

一、不可攻下

攻下一法，施于正盛邪实的病证，确有立竿见影的效力，但必须邪热归聚胃腑，化燥成实，方能一下而愈。厥阴病是邪正相争的最后关头，也是疾病进入了最严重的阶段，此时正气胜邪，即能祛邪外出，其病预后多吉；正不胜邪，即会溃于厥阴，其病预后多凶。因而从厥阴病本身来讲，不管正邪的胜负如何，都不能使用攻下方法。论中说："诸四逆厥者，不可攻下，虚家亦然。"当然，这里所指的厥阴病本身的厥逆，是由于虚寒所引起，若阴证转阳，回出阳明，属实邪为患的厥逆，同样可以采用攻法。如本篇运用小承气汤，就是一例。"伤寒，五六日，不结胸，腹濡，脉虚复厥者，不可下，此亡血，下之死。"这又指出亡血虚家不可攻下的禁例。

二、不可发汗

病邪外袭太阳，太阳居表，固可一汗而解。厥阴属里，病邪侵袭，不论属寒属热，如果仍用汗法，非但邪不得解，必然反致产生很多不良变证。"下利清谷，不可攻其表，汗出必胀满""伤寒一二日至四五日，厥者，必发热，前热者后必厥，厥深者，热亦深，厥微者，热亦微，厥应下之，而反发汗者，必口伤烂赤。"前条是属虚寒性的下利，阳气已极度衰惫，如果使用汗法，则阳气更伤，阴寒更盛，浊阴填塞，腹胀为必然的变证；后条是邪热深入，郁结在里，即热深厥深的证候。

如果是有形的实热，就当以攻下，故说"厥应下之"；如果是无形的邪热，就当用清泄之剂，这才是正治之法。总之，不论有形无形，均不可使用汗法。如果误攻其表，则汗出伤津，阳热更甚，邪热上窜，故产生口伤舌烂的变证，所以厥阴病无论寒证、热证，以及寒热错杂证，均禁忌发汗。

三、呕家有痈脓不可治呕

呕,是机体抗病能力的具体反映。凡是病邪侵袭到机体的内部,往往会引起呕的症状产生,所以在治疗上,只须祛除其入侵的病因,就能达到止呕的目的。如胃气上逆的呕,予以镇逆之剂;热邪内犯的呕,给以清泄之剂;水饮内停的呕,须以利水之治,凡此种种,皆是以说明祛除病邪,即为治疗呕证的最根本方法。

本证呕吐痈脓,提出不可治呕,因为导致本证呕吐的原因,是内部痈脓,痈脓内蓄,不得排除,病就不能痊愈。今呕吐痈脓,正是机体抗邪外出的具体表现,邪得外泄,脓尽自然呕止。仲景提出不可用止呕的药物,正是防止招致逆其所治而产生其他不良后果的戒言。所以同一呕吐,由于机转不同,故治法亦随之而异。否则,强施止截,则脓蓄于中,必导致毒攻肺腑,其后果必危殆。

第五节　厥阴病的预后

一、愈不愈,脉证辨

厥阴病是邪正相争的最后关头,因而对预后的生死决诊,有特别重要的意义。它的证情,虽然错综复杂,但仍不外正邪进退所反映的症状作为判断的根据。掌握症状,分析辨证,不但可判断生死,而且对病势的进退、转归,亦可得出预后的结论。

如:"伤寒热少微厥,指头寒,嘿嘿不欲食,烦躁,数日小便利,色白者,此热除也,欲得食,其病为愈。若厥而呕,胸胁烦满者,其后必便血。"指出了厥阴病机胜复的一个局面,前半节是叙述热微厥微的自愈机转,其中烦躁一症,是正气抗邪,郁阳伸展的现象。辨证眼目,在于"数日小便利,色白,欲得食",证明里热已退,胃气已和,所以其病自愈;后半节是热深厥深的证候,由于邪热内郁,故现厥逆的假象,当此时机,如不急清彻其热,必致迫伤营阴,导致便血的结果,可见同一热厥,其转归各有不同。

厥阴病，凡是寒邪侵袭，必然出现脉细欲绝的脉象，如果脉象转阳，即为阳气来复的佳兆，虽见下利、肢厥等阴寒现象，亦可预断其病将自愈。如："厥阴中风，脉微浮为欲愈，不浮为未愈。"就是阴病见阳脉，病将转愈的脉候。但微浮的脉象，必须轻缓柔和，方是正气渐复，若浮而空大无根，那是虚阳外越的现象，危在顷刻，就不是欲愈的脉象了。阴病阳气来复，固为转愈之机，但阳复太过，亦为病进之兆，如果不是微浮而是浮大的脉象，即是阳邪亢盛，病势发展，却非欲愈之征。在临床上，必须脉证合参，方为稳妥。

二、死候脉证

厥阴病生死，决定于阳气的存亡。如何来测知其存亡，以提高诊断的正确性，就必须根据临床的具体症状来决定。在阳气将绝的时候，对证候的辨别，其重要性可以想见，在阳气垂绝的时候，它所反映的症状，是多方面的，在临床上比较常见，如下利、手足厥冷、脉微欲绝等症，但是这些症状，虽然阳气已呈极度衰惫的状态，然而仍未至竭绝的阶段，倘能及时抢救，犹有挽回危局的希望，如果坐失时机，或治疗不当，病情进一步恶化，阳气进一步消亡，以致出现躁不得卧，身热，汗出，微喘，脉无等症时，则阳气飞越，正气脱绝，到此地步，就很难挽救了。

"伤寒六七日，脉微，手足厥冷，烦躁，灸厥阴，厥不还者，死。"

注：灸厥阴，即灸厥阴经的孔穴。据张令韶称，可灸厥阴经的行间和章门穴。

此厥阴脏厥之重证。

"伤寒发热，下利厥逆，躁不得卧者，死。"

此阴极阳脱的死候。喻嘉言：厥阴证但发热则不死，此发热则邪出于表，而里证自除，下利自止也。若发热下利厥逆，烦躁有加，则其发热又为阳气外散之候，阴阳两绝，必主死。

"伤寒发热，下利至甚，厥不止者，死。"

此为阴阳竭绝的死候。成无己：《金匮要略》曰：六腑气绝于外者，手足寒；五脏气绝于内者，利下不禁。"伤寒发热，为邪独甚，下利至甚，厥不止，为脏腑气绝，故死。

"伤寒六七日不利，便发热而利，其人汗出不止者，死，有阴无阳故也。"

此发热、下利、汗出，是阳气外脱的死证。

"伤寒五六日，不结胸，腹濡，脉虚复厥者，不可下，此亡血，下之死。"

此血虚致厥的脉证及其禁例。

"下利手足厥冷，无脉者，灸之。不温，若脉不还，反微喘者死；少阴负趺阳者，为顺也。"

少阴负趺阳：少阴即太溪脉，趺阳即冲阳脉。少阴负趺阳，谓太溪脉小于趺阳脉。常器之："当灸关元、气海二穴。"可供参考。除灸法外，可用白通加猪胆汁汤以回阳救急。此病手腕部无脉，故须诊察足部之脉，以判断吉凶。少阴负趺阳者为顺，少阴为肾经，属水，其脉连太溪穴；趺阳为胃经，属土，其脉在趺阳穴；少阴负趺阳，则脾胃的谷气犹盛，其病虽危，而正气仍可奋起抗邪，故为顺；相反，如趺阳负于少阴，则脾胃的谷气已绝，必无法救治。

"下利后脉绝，手足厥冷，晬时脉还，手足温者生，脉不还者死。"

晬时：一昼夜时间。

"伤寒下利，日十余行，脉反实者死。"

脉反实：实脉是长大而有力，多见于大实大热的证候，虚证而见实脉，所以说反。

此为下利脉证不符的死候。这是胃气已经败绝，即《黄帝内经》所说"真脏脉独见"，故为死候。

【本书著者医话（六经评注）】

《伤寒论》全书，特别是六经辨证，包含着丰富的、深刻的唯物辩证法内容，尤其是辩证法的三大规律，不仅都接触到，而且有十分深刻而生动的描述。我们在前述各有关部分，都做了比较详细具体的论述，现在，再做简要的概括。

如前所述，仲景在《伤寒论》全书中，用辩证思维的观点和方法，深入阐述伤寒病的理法方药、六经辨证的时候，并没有明确讲到唯物辩证法的基本概念、术语，并没有像黑格尔那样"猜到"了辩证法的三大规律，但是，以张仲景学术思想为代表的中医学辩证法的理论，其鲜明的特征，就是用中医学理论特定的语言和方式，却详细而深入地阐述着唯物辩证法的三大规律所具有的基本内涵和含义。现在就这个问题做一点简要的对照。

第一，唯物辩证法的矛盾对立统一规律认为：矛盾的范畴是客观存在的，辩证的矛盾，其有同一性和斗争性，是推动事物发展的动力，它具有普遍性和特殊性，包含主要矛盾和其他次要矛盾，以及主要矛盾方面和非主要矛盾方面，并在一定条件下相互转化等。

中医理论使用的语言和方式是：人体和疾病，包括每一个具体的病证，都是一个客观存在的对立面统一体，包含着阴阳、寒热、表里、虚实、邪正这些基本的对立面双方，既相搏、相争，又紧密联系在一起，互相依存、互相渗透。当双方相争达到一定的程度，或者走到极端，就会相互转化，疾病证治的阴阳、寒热等对立面双方就会换位，变成另一种性质不同的疾病证治中双方的相互对立。

疾病和每一个证治的发展变化，并不是什么外来的东西推动，而是六淫六邪侵入人体，引起人体内部肌体产生的生理、心理或神志的各种变化反应，通过阴阳、寒热等诸矛盾的内部对立双方相搏相争，从而推动发展变化。这些矛盾是普遍存在的，无一例外。如阴阳、寒热诸对立面双方，处于相对平衡的状态，称为阴阳调和，属人体健康、正常的状态，或是疾病在某一阶段暂时平稳的状态；如果相搏、相争，阴阳、寒热等诸对立面双方出现阳盛、阴盛、正衰、邪衰等不同变化，双方平衡被打破，就会朝向顺或向逆的不同方向转归，疾病或证治就会产生新的性质不同的变化。

疾病证治过程中，都有主要矛盾，中医理论称为主要脉证，主要病情，任何理法方药中，都包含主症、君药、君臣佐使的配伍；阴阳寒热诸对立双方，总有一方是决定证治病情的主要因素、主导方面，在一定条件下，它们也要相互转化。

任何疾病证治中，六淫外邪侵入是病因，但决定病情变化转归的不是外因，而是人体正气强弱这个根本因素。因此，《伤寒论》强调，阳明证虽然来势汹汹，常病情危急，但预后一般良好，就是因为病家阳气盛，正气旺，这是战胜凶险病情的有利条件；反之，三阴证，或素体阳虚正衰的病家，病情发展往往十分危殆，预后多不良，多有难治和死证，就因为阴盛阳虚，正气衰弱，无力抵抗外邪。所以中医理论十分强调扶正祛邪，这具有重要的普遍性的意义。

以《伤寒论》为代表，中医理论用自己特定的术语，对矛盾对立统一规律，做了独特的系统概括：阴静阳动；对立互根，相反相成；阴中有阳，阳中有阴，阴阳之中再有阴阳；阴阳调和为适，失调为病；重阴必阳，重阳必阴；阳化气，阴成形；阴为阳之基，阳为阴之统等，形成了中医学辩证法的矛盾观、对立统一观。

第二，唯物辩证法认为，质量互变是客观的，普遍的，它的表现丰富多彩，错综复杂，既有形式的多样性，又有相互渗透；其变化形式的多样性，还表现为两种形式：爆发式飞跃和非爆发式飞跃。量变和质变的相互渗透，量变中渗透着质变，质变中也渗透着量变，在量的变化过程中，还包含部分质变等。

量变到质变，质量互变，在中医理论和临床中客观地、普遍地存在，它所用的术语是：用大小、盛衰、强弱来表示阴阳、寒热、虚实、邪正等矛盾对立面双方发生的量的变化。伤寒之邪侵入人体，引起各种证候，这些证候都是由浅入深、由小到大、由初到盛，或者相反，从而形成不同的转归。

太阳证寒邪积聚到一定程度，或由阳盛传变到阳明，或由阴盛传变到少阴；反之，阳明热衰，又可转回太阳；少阴阳复，亦可转回太阳。这些都是量变引起的质变。这种从量变到质变形式的复杂性，同样存在两种基本形式：如果阳气衰竭到了极点，超过一定度的界限，阴阳寒热对立双方的平衡被打破，顷刻间生命解体，就是爆发式飞跃；反之，在六经中，病邪比较缓慢地发展，量变是非爆发式地演变，亦普遍存在。

量变到质变过程中，部分质变也大量存在。如前所述，麻杏石甘汤证、麻黄附子细辛汤证等，都是太阳证与阳明证之间、太阳证与少阴证之间部分质变的典型例证。

质量互变中，量变和质变的相互渗透，在伤寒六经证治中都有表现，尤其在厥阴证中最突出。厥阴证的主症和基本特征，就是寒热错杂，上热下寒，阴阳胜复，以及寒热混同出现，这就是中医理论的术语所概括的：阴中有阳，阳中有阴，阴阳之中再有阴阳。

厥阴证中的阴阳胜复，可以有多种不同的病情：如发热与四肢厥冷的时间相等，象征着阴阳已渐趋平衡，这是时间长短引起寒热病情的量变中，产生的一种质变的阴阳平衡；如发热时间多于四肢厥冷的时间，这是阳能胜阴、病邪即将退却的现象，就是发热时间多于厥冷的量变过程中，引起阳能胜阴的又一种质变等。反之，在阴阳平衡或阳能胜阴的质变过程中，同样也包含着病邪量的变化。

第三，唯物辩证法认为：事物的辩证发展过程，普遍存在辩证的否定过程，即事物通过自身的否定，实现"自己运动"、自我发展。它的规律性表现在一般要经历两次否定、三个阶段，呈现出波浪式前进或螺旋式上升的曲折道路，它呈现前进的周期性和回归性；周期最后一个环节即否定之否定阶段，重复第一个环节阶段的某些特点，似乎又回归原来的出发点，但这并不是简单的循环，而是体现着前进和曲折的统一。

前面我们曾经强调说，《伤寒论》不是讲一阴一阳，也不是二阴二阳，而是三阴三阳，这具有重要意义，什么意思呢？因为正是伤寒六经，三阴三阳，恰好清楚地表现辩证否定的周期过程：太阳证，这是肯定；由太阳证传变为阳明证，这是第一次否定；由阳明证又转归太阳证，这是第二次否定，正好是一个完整的三阶段的周期，它"似乎回归"到原来的出发点，但又不是，因为这种转归只是有某些个别症状与初始的太阳证相似，实际上这时病已向愈。同样，由太阳证传变少阴证，又由少阴证复归太阳证；由阳明证传变太阴证，又由太阴证转归阳明证；由少阳证传变厥阴证，又由厥阴证转归少阳证；此外，还有多种错综复杂的传变与转归等，都是生动的例证。

至于有关原因和结果，必然性和偶然性，可能性和现实性，内容和形式，现象和本质等基本范畴，以及辩证思维与逻辑思维，还有类似系统论、信息论与控制论的理论与方法等，《伤寒论》乃至中医理论都有涉及，这里不再一一论述。

辩证唯物主义的认识论，最核心、根本的原理，是以实践为基础的能动的反映论，实践在认识中起决定作用，实践是检验真理的唯一标准。这个原理，在《伤寒论》乃至中医理论和临床中表现得十分突出。

中医学辩证法从《黄帝内经》到《伤寒论》以来，历代医家奉行的基本宗旨和原则，就是反复强调一切中医理论，理法方药，都是从医疗实践中，从具体的临床亲身体验中，总结升华起来的；同时又要反复经过临床实践的检验，去粗取精，弃伪存真；更重要的还要用这种理论，进一步指导临床实践，经过两千多年漫长的历史，持续不断地实践——认识——再实践——再提高，才逐渐形成以《黄帝内经》《伤寒论》的理论和辨证施治的临床体系为核心，包括《金匮要略》《温病条辨》、各家学说精华，以及民间医术的优秀成果，汇集成博大精深的中医药学体系。

几千年来，中华民族从皇家到芸芸众生，之所以信任中医，离不开中医，就是它能治病，治好病，能治好许许多多千奇百怪的疑难证、急重证，救死扶伤，救人于生死一线之间。如果没有坚实的、深厚的临床实践基础，中医理论就只是空谈、纸上谈兵，没有实际意义，就不可能有强大的生命力。

中医学的辩证思维方法，形成了独具特色的中医学方法论，《伤寒论》将之系统运用于临床，具有开启和奠基的意义。仲景强调说："观其脉证，知犯何逆，随证治之。"一切从实际出发，具体问题具体分析，用发展变化的观点和方法，统揽六经辨证，这是《伤寒论》辩证方法论的核心。

《黄帝内经》在治病法则上，强调在动态演变中具体分析，突出随证论治的重要意义。指出："病之始起也，可刺而已；其盛，可待衰而已。故因其轻而扬之，因其重而减之，因其衰而彰之。形不足者，温之以气；精不足者，补之以味。其高者，因而越之；其下者，引而竭之；中满者，泻之于内；其有邪者，渍形以为汗；其在皮者，汗而发之；其慓悍者，按而收之；其实者，散而写之。审其阴阳，以别柔刚，阳病治阴，阴病治阳，定其血气，各守其乡；血实宜决之，气虚宜掣引之。"（注1）

仲景发展了《黄帝内经》这种随证论治的重要思想，使之贯穿于《伤寒论》全书之中、贯穿于六经辨证之中，在动和静、常和变之中，正确处理静态和动态，常法和变法的辩证关系，通过具体分析，在千头万绪、千变万化中，总结出规律，这种具体矛盾具体分析的思想，清楚表明：疾病不断变化，证治错综复杂，不能呆板僵死地偏执成法成方，必须因人因地因时制宜，一切从实际出发，进行六经辨证施治。

《伤寒论》全书，分经辨证，因证立方，可以说病有常形，治有常法，医有常方；除原出之病、正治之法外，又有多变的证候，因此，又因其变而立法立方，也可以说病有变形，治有变法，医有变方；但是在千变万化中，任何常法常方，变法变方，都不可能完全对证，因而必须"观其脉证，知犯何逆，随证治之"，所以我们还可以说：病无常形，治无常法，医无常方，药无常品，唯变所适。（注2）

（注1）：（《素问·阴阳应象大论》）。

（注2）：参看谢永新．中医学的方法论问题［J］．成都中医学院学报，1980（4）：9.。

因为以《伤寒论》为代表的中医学辩证法，具有如此丰富而深刻的唯物辩证法的内容，才能创造出博大精深的中医理论和临床的科学体系。大科学家钱学森在晚年，十分关注中医学，在多次讲演和多篇论文中，对中医给予很高的评价，称中医学代表着医学的未来。

除上述以外，《伤寒论》还具有以下重要特征：

第一，《伤寒论》六经辨证的理法方药，临床疗效十分显著，疗效快，疗程短。

第二，《伤寒论》六经辨证，大部分，甚至绝大部分都涵盖了大量多发、常见病，覆盖了大量疑难证和急重证，在许多濒临生死一线的紧急关头，常能起死回生，起到救一生于九死之神奇功效。

第三，伤寒方一般皆少而精，避免了大剂大包、久治无效的弊病，因而医药经费相对大大降低，甚至相当低廉。

以上特点，具有重大意义。对此，我们将在本书的后论中，再专题进行具体的论述。

附：
伤寒辨证心法综述

所谓辨证心法，就是辨证论治方法中，辨证要点规律性的概括。《伤寒论》六经辨证心法，是历代《伤寒论》医家和大师，包括我们的太老师，在长期六经辨证的实践中，深入研讨，细心揣摩，心领神会，总结大量临床经验与教训，提升出比较系统的、行之有效的辨证规律性的要点。但是，这不能简单地看作"灵丹妙药"，包医百病。对每位医生，尤其是初学的后生，这只是先辈们总结的理论和方法，重要的还必须自己亲身实践和体验，逐渐变成自己掌握的辨证精华。

第一节　太阳证辨证心法

凡用表药，须视其人之元阴元阳，若病人平素惯服椒姜，大便常溏者，元阳素亏也，麻桂方中宜加生姜、附子，温经助表，方可得汗；如其人平素喜食生冷，大便常结者，元阴素不足也，方中宜加生地黄、当归，滋阴御表，得汗不致伤液，且无化热化寒之变证。

又如病人肺胃素有蓄热痰火之证，宜另以煅石膏渍取轻清之汁，兑入表药中，自无壅遏之敝。酒客病，服桂枝汤则呕，以酒客湿热重，甘动满也。凡湿热素盛之人，皆可例此。方中宜重用生姜，或加夏、砂、蔻之类，药无不效。如兼喘属实者，加杏仁、厚朴，虚者加茯苓、半夏。又如素禀盛者，脉长喜劳，外邪难入，入则难出，汗吐下之法尽量而施。若素禀弱者，外邪易入，入亦易出，解肌消导法中，均须固其元气。

若变证，失汗下，阴与阳，随所化。

太阳变证，有从阴化、从阳化之不同，要皆汗下失宜所致。汗下太过，伤正而虚其阳，阳虚则从少阴之阴化者多，以太阳、少阴为表里也。大要有五：

（1）不应下而下之，续得下利清谷，身疼痛，宜四逆救身疼痛之里，合桂枝汤救身疼痛之表。

（2）病后烦热头痛，脉反沉，若不瘥，身疼痛，主四逆汤救里。

（3）大汗大下，利而厥逆者，主四逆汤。

（4）太阳发汗太过，遂漏不止，其人恶风、小便难，四肢微急，难以伸屈者，桂枝加附子汤主之。去芍加桂枝、附子，主风胜湿之证，身疼不能转侧。

（5）发汗太过，动其营血，卫邪反内伏，其人仍发热，心下悸，头眩，身𰀲动，振振欲擗地者，真武汤主之。

汗下失宜，热炽而伤其阴，阴伤则从阳明之阳化者多，以太阳阳明递相传也，计六条：

（1）阳盛于内，误投桂枝汤，大汗大烦，大渴不解，脉洪大者，白虎人参汤主之。

（2）吐下后七八日不解，热结在里，表里俱热，时时恶风大渴，舌必干燥而烦，欲饮水数升者，亦以白虎人参汤主之。

（3）伤寒六七日已属里证，头疼身热，又呈表证，外不解，由于内不通，下之里和，表自解，与承气汤。

（4）病烦热，汗出不解，又如疟状，日晡时发热，属阳明也。脉实宜下，与承气汤；脉虚宜汗，与桂枝汤。

（5）发汗后恶寒者，虚也；不恶寒，但恶热者，实也，主和胃气，与调胃承气汤。

（6）病不解，脉阴阳俱停，但阳停者宜汗，阴停者宜下。停者，脉不起也。

太阳为寒水之经，风寒之邪中伤，驱其水气以外出，则为汗解，驱其水气以下出，由后阴则为黄涎蓄水；由前阴则为小便利，治法唯此两门。

按邪之初伤，必须发汗，其法有五：

（1）麻黄汤发皮肤之汗。

（2）桂枝汤发肌腠经络之汗。

（3）葛根汤发经枢之汗。

（4）小青龙汤发心下之汗。

（5）大青龙汤发胸中内扰之汗。

若汗之而不尽者，则为水，水在心下，干呕而咳，主小青龙。发热而渴欲饮水，水入则吐，名曰水逆，主五苓散。

汗后心下痞硬，干噫食臭，胁下有水气，腹中雷鸣，下利者，病势虽在腹中，病根犹在心下，主生姜泻心汤，此水气在上焦，在上者因而汗之。

泻心汤诀：下利雷鸣干噫痞，主生姜泻心（太阳解后利水行气）；下利完谷胃虚痞，主甘草泻心（阳明胃虚邪陷）；满而不痛少阳痞，主半夏泻心（少阳升清降浊）；心下汗濡邪实痞，主大黄泻心（阳明实痞）；寒热错杂汗出痞，主附子泻心。

第二节　阳明证辨证心法

阳明病，脉大身发热，不恶寒，前额连眼眶胀痛，鼻干，眠不得，唇焦不欲漱水，此在经之邪也。

若见恶热，前额连眼眶胀痛，鼻筑气而流涕，此风热也，主金沸散以疏利之，若鼻塞声重，为风热壅盛，主辛凉法银翘散之类。

白虎知甘粳石膏，阳明大热汗滔滔，加参补气生津液，逼汗阳亡此法超。高云：以麦冬代之亦可消渴。

徐曰：亡阳之症有二，下焦之阳虚飞越于外，而欲上脱，则用参附等药以回之；上焦之阳盛，逼阴于外，而欲上泄，则用石膏以收之。

阳明在经之邪，未离太阳宜汗；既离太阳宜清，在经腑之界，汗清下均不可施，唯栀豉汤可开阳明之阖，行无行之逆气，为阳明表里兼病之神方。病不在膈不吐。

栀豉汤：汗下虚烦不得眠，阳明经腑界方传，七枚栀子三钱豉，先栀后豉依法煎。少气加炙甘草二钱，呕加生姜二钱。

阳明病，脉浮而紧，表里兼病，咽燥口苦，发热、汗出、不恶寒，反恶热，身重、腹满而喘是也，主栀豉汤。若汗之则躁，心愦愦谵语，烧针必怵惕，烦躁不得眠，若误下则胃中空虚，客气动膈，心中懊侬，舌上苔，均以消息之。服栀豉汤不解，更渴欲饮水，口舌干燥者，白虎人参汤主之。

如脉浮发热，渴欲饮水，如前证，又加小便不利，为燥侵脾，主猪苓汤。此方与五苓迥别，五苓主太阳腑邪，故以桂枝温之；此主阳明少阴热结，以甘凉润之。若汗出多者，猪苓汤又不可与，以汗伤津，必胃燥，又利水更伤津，仍以白虎人参汤主之，加天花粉，阿胶，生地黄滋津液，或重用生地黄亦妙。阳明经腑之界，不可执一，用法当如转环也。

又阳明误下证，外有热，手足温，不结胸，心中懊侬，饥不能食，但头汗出者，此热邪伏内，阳明主合，郁而不出也，主栀豉汤交通上下，以开其合。

按误汗谵语，主调胃承气法；误烧针主栀豉法，皆宜加减或详兼证消息之。

若入腑，即入胃，胃为水谷之海，海有潮汐，邪入胃，故见潮热，日晡热更潮，手足腋下濈濈然汗出，腹满谵语如狂，大便硬秘，七八日不通，外见张目不眠，口臭气粗，身轻恶热之象，此胃家实也。各证具，不吐不下为胃不虚，但心烦甚而便秘，以胃络上通于心，阳明之燥火与少阴君火相合，胃虽不虚，却不和，宜调胃承气汤以和之。腹大满，不见潮热，宜小承气下燥屎，以手按小腹，拒痛者有燥屎也。

若舌苔干燥，芒刺灰黑，喷热如火，腹寒闷为痞，胀满按痛实，如石坚硬，外见阳证，或热盛神昏目赤，鼻如烟煤，及狂谵无伦者，主大承气汤。傅青主云，正虚邪实，主四磨饮。

阳明主胃，其气有三：燥气，胃气，悍气也。燥气为在经之本气；胃气为燥湿调和之真气；悍气为水谷之悍气。唯胃气虚者，不可攻也，虽实证，不可径攻。阳明证具，心下硬满，尚未及腹，虽痛，按之稍好，此水谷空虚，胃无所养，不可攻，若误攻，则谷气尽，胃气愈败，必利不止，此虚而假实之证也。

如未攻前，宜竹茹、陈皮等法和之；如误攻利不止，主理中类。阳明证具，面合赤色，不可攻，误攻则面赤变黄，发热小便赤，此外实内虚之证也。如未攻前，宜栀豉汤加茵陈，若误攻发黄，主茵陈蒿汤。阳明病，发黄腹满，头汗至颈而还，小便短赤者，可服茵陈蒿汤。

叶天士增液汤：玄参、麦冬、生地黄，此益水增升之法，虚人用之极妙，合承气汤亦可。

按：调胃承气和胃以清里；小承气微荡其实，大小肠交相贯通，又通小肠；大承气下大热内结，有起死回生之功，若证已实，徒以滋润行之，非法且有害。

阳明病，不能食，攻之必哕，以胃中虚冷，其人中气虚寒也，宜温中降逆开枢。

如汗后津液枯，胃干燥，大便虽硬不可攻，须验其小便，若小便先多后少者，津液当自还也。凡胃实多由汗伤津液而致，如审系津亏，宜用增液汤，润枯行液，大便自调，较脾约丸妙，屡验而稳。

悍气病，祸最烈，须急下之。经云，卫气者，水谷之悍气，慓滑悍疾，不入于脉，循皮肤之中，分肉之间，重于盲膜，散于胸腹。灵枢云，胃气上主肺，其悍气别走阳明，上冲头，循喉走空窍，循眼系入脑络，循牙车下合阳明，阴阳上下，其动若一。伤寒六七日，已经一周，悍气上走空窍，目中不了了，睛不和，无表里证，大便不硬，只觉其难，身无大热，只感微热，此悍气之实也，急下之，主大承气汤。按目中不了了，视物不明也，睛不和，病人之眼光或昏或散乱也。此证初看似轻，若不急下，八九日多死。

悍气发热汗多者，此悍热内出，通其津液外亡也，急下之，宜大承气汤。按只发热，无硬实等症，唯热势炎炎，大汗不止，则知悍气为病也。

悍热为病，阳盛必阴亏，反发汗伤其津液，病不解，其悍热之气内陷于腹，而为腹满痛者，急下之，宜大承气汤。按此证与秋燥邪陷入腹相似，宜参之。

又有腹虽不痛，而常满者，久而不减，此病无形之悍气，从肓膜以聚于有形之胸腹，与阳明本燥之病不同，亦主大承气汤。

转系证与合病证。

凡太阳病过汗亡津液，胃中干燥，转系证极多。亦有本太阳证，发汗未尽，传入阳明，为脾弱证，此标阳与燥气相合也，主脾弱丸：麻仁一两、白芍、枳实各五钱，大黄、厚朴、杏仁各一两。舒氏用阿胶、生地黄、酒军、枳实、胡桃肉、黑芝麻，尤妙。

本少阳证，发热无汗，呕不能食，已属胃不和，又乘相火与胃燥相合，而转系者，为大便难，以导法主之。

按三阴证也有转系阳明者，老人尤多，此以津液枯、胃燥故也。宜于承气汤中重用生姜，如系少阴，加附子；如系太阴，则合理中汤；属厥阴，可合吴茱萸汤。

三阳合病，腹满、身难转侧，此为热合于前后左右，见证口不仁，面垢谵语，遗尿，热合三阳，汗吐下均不可施，若自汗者，与白虎汤，不自汗者，三经表里合治。

吴茱萸汤主吐逆枯槁，营卫涩，五脏结，食不入口，大便如羊屎，神效。

二阳合病，太阳表已归阳明，潮热，手足汗出，谵语，大便难，主调胃承气汤。少阳与阳明合病，必下利，脉滑而数，有宿食也，与小承气汤。一经见证，即用一经之法，经腑兼见，表里两解。

阳明病，贵于转枢，若合于胸胃腹之间，机息则死。阳明发潮热，大便应硬，今反溏，小便自利，知热在胸膈，胸膈满而不去者，宜从枢以达于外，主小柴胡汤。阳明病，胁满不大便，而呕，舌上白苔者，三焦之气不和也，主小柴胡汤。上焦通，津液下，胃气因和，自汗而解。

阳明中风，脉弦浮大，三阳并见，宜可开枢矣。然阳明主阖，不得枢开，而见短气，腹满，胁下及心下作痛，久按之气不通，鼻干不得汗，嗜卧，一身及面目悉黄，小便难，潮热时时哕，耳前后肿，皆枢合不开也，至十日脉仍浮，三阴无病可知，主小柴胡转枢则愈。

阳明以胃为主，实者主清下二法，但虚寒亦不少。胃主纳谷，食谷欲呕者，属阳明也，吴茱萸汤主之。若得汤反剧者，以中见之湿土得湿土之合，为从阴出阳之兆，病必自愈。胃虚寒必见呕逆、渴欲饮热之症。

若病不在阳明之经腑，而在络者，下后又有瘀血与便脓血之症，下后脉数不解，是络热不除，反乘下后胃虚而作热，胃热则消谷善饥，至七八日又值阳明主气之期，不大便者，热得燥气而横，血因燥气而凝，身黄小便自利，善忘如狂，主抵当汤下之。

若六七日脉浮已解，脉仍数，但下利不止，是血为热逼而下奔，协肠胃之热，而为便脓血之症，热势盛者，主白头翁汤，寒以坚之。热势轻者，主桃花汤，温以固之。两方为一温一凉之对子，宜视其本气，分其虚实以消息之，极妙。白头翁汤并主厥阴中见热利下重、渴欲饮水之症。

第三节　少阳证辨证心法

少阳病，头痛在侧，耳聋喜呕，胸胁苦满，心烦默默不欲食，往来寒热，此为经枢之病，主小柴胡去芩和之。

若脉弦而沉，沉而有力，相火结热也，去参加大黄、枳实、白芍，名大柴胡汤。

少阳腑为胆，胆腑清净，热邪干之，故胆火上行空窍，而见口苦、咽干、目眩之病，主小柴全方，以小柴最清腑热也。

本论以此三证为提纲，若三证未见一证，黄芩慎不可用，按邪郁空窍，是气化病，故汗吐下之法禁用，唯小柴和解一法为妥。

少阳中风，耳聋目赤，胸中满而烦者，为自受之风邪，不可吐下，若误吐下，则悸而惊，小柴胡主之。

少阳伤寒，脉弦、头痛、发热者，不可发汗，汗之则谵语，此属胃，胃和则愈；胃不和则悸而烦，与小柴胡，如已误汗，谵语，主调胃承气汤。

又有转系一证，本太阳病不解，太阳之标阳合相火，转系少阳，胁下硬满，干呕不能食，往来寒热者，主小柴胡。少阳为枢而运，此枢而使之转者，则属胃气，胃和则枢转而病愈。不和则三焦胆腑之火协热内逆，非调胃承气不足治误汗谵语之逆。小柴胡方中之参枣即辅正转枢法。

柯韵伯：少阳病虽无寒热往来于外，而有寒热相搏于中，有痞、痛、利、呕四证，因呕而痞不痛者，主半夏泻心汤；胸中有热而欲呕，胃中有邪气而腹中痛，主黄连汤；邪已入里，胆火攻于脾而自利，主黄芩汤；脾火上逆于胃而呕，主半夏生姜汤。以上寒热攻补，总不出少阳和解一法。

黄连汤，方即小柴胡以黄连、桂枝、干姜易柴胡、黄芩、生姜，寒热攻补并用，为少阳和里妙法。

黄芩汤，主治太少合病下利，若不下利，单见呕吐，再加生姜、半夏以遂升降。

少阳病，心悸为胆虚热乘，小柴胡加琥珀、远志、竹茹如神。

柴胡龙骨牡蛎汤，是救逆驱邪转枢法。凡少阳坏证极多，驱邪则所以辅正，凡误汗下均属坏病。论曰：伤寒八、九日，胸胁满烦惊，小便不利，一身尽重，不可转侧，此方主之。此正虚邪陷，故扰三阳，现证错杂，如此方即随证救之，加减之法按经，神而明之。

牡蛎四钱　柴胡、龙骨、茯苓、半夏、桂枝、黄芩各二钱　生姜、大黄各二钱　大枣二枚　铅丹一钱半

龙氏曰：汗吐下温针四禁，误犯即为坏病，以少阳枢折生气受伤也。知犯何逆，依法治之。①误汗主人参甘草汤。②误吐主大半夏汤。③误下主二加龙牡汤：白芍、生姜各二钱，炙甘草、白薇各一钱半，龙骨三钱，牡蛎四钱，附子五分，红枣三枚。④误温针主白虎人参，调胃承气。

妇人中风，寒热往来，恰值经期，或经水断，或旦轻暮发谵语，如见鬼物，此热入血室也，主柴归饮子：

柴胡四钱　人参、当归、羚羊、青皮、万年霜各二钱　桃仁、红花各

一钱　甲珠一钱

若舌干口臭，大便秘结，再加大黄三钱。

按少阳目眩，乃风火上炎，目中时见红影灯光，视有红晕，此热乘肝胆也，小柴加羚羊以清目，若邪入妇人血分，宜加当归、香附。

若妇人中寒，经水适断，此为寒入血室也，法主：人参、白术、肉桂、附片、干姜、山楂、没药以温导之。若遇中寒而经水适来，或经期已过者，均不必顾虑其血，但当温散其寒，此一定之法也。

第四节　太阴证辨证心法

太阴为湿土，纯阴之脏，寒湿侵之，则病腹满而吐，食不下，自利益甚，口不渴，时腹自痛，手足自温，主理中汤。不愈宜四逆辈，凡通脉四逆、四逆、吴茱萸汤皆主之。

太阴本湿标寒，中见阳明，外应肌腠，即为太阴之表，如不得中见之热化，则为脏寒寒湿。以上诸症，如中见太过，又为湿热相并，而见黄疸诸症，凡饮邪皆湿盛，法属太阴；凡泄皆夹湿，法属太阴。按阳明为燥土，太阴为湿土，太阴腹不满即为阳明证，胃实则脾虚也。阳明胃不实，即是太阴病，脾实则胃虚也。虚为正虚，实为邪实，太阴自利不渴，厥少二阴利必兼渴，亦有水泻而渴者，此脾不输津也，主理中倍术加花粉，外有热加桂枝。

肌腠为太阴之表，太阴证具，脉浮者，与桂枝汤，以脉浮有向外之势也。太阴证未罢，误下因而腹满时痛者，邪内陷也，主桂枝加芍汤。若满甚为大实，常痛不止者，此脾胃相连，不从太阳之升，反从阳明之合也，主桂枝加大黄汤，开阳明之捷径，导腐秽下行自愈。

按加芍法为出太阳入太阴法，加大黄法，为入阳明出太阳法。总而言之，太阴证具，若自利不渴，四逆辈在所必须，脉浮兼表，桂枝汤为治外正法。腹满痛者，桂枝加芍汤以行阳，大实痛者，桂枝汤加大黄以行阴，皆太阴之通用也。若脉虚者，芍黄又不可与，须止泻温经醒脾制逆，如：

理中加白蔻，砂仁、半夏、广香、橘皮、厚朴之类，皆活法也。凡泄泻属太阴，不可滋阴，阴愈长则阳愈消，宜主止法。若水暴泻，以局方胃苓汤为分利之稳方。

桂枝倍芍汤：桂枝倍芍重和营，开提阳分腹痛宁。

桂枝大黄汤：桂枝、炙甘草、生姜、大黄各三钱，白芍六钱，红枣四枚，枳实一钱。

局方胃苓汤：炒苍术二钱，厚朴、陈皮、茯苓、猪苓、泽泻、白术、桂枝、炙甘草各一钱，生姜三片，红枣二枚。

若四肢烦痛，脉阳微阴涩而长者，此饮邪外溢也。若误以风治，以消风活血之剂，酿成痿废者多矣，主理中加虎骨、灵仙，在手加姜黄，在足加附子，神效。

又有行痹、着痹二种，与溢饮相似而实不同，溢饮不赤热不肿，二痹则赤热肿痛，为火旺津亏，热结经隧，主解热润枯法。

清热润津汤：人参、干地各四钱，阿胶、麦冬、天冬各三钱，玉竹四钱，在上加桑枝八钱，在下加细桑根八钱。

凡痛在一处为着痹，游走无定为行痹。

若胸膈不开，饮食无味，兼咳嗽者，乃留饮为患。舒氏以芪术建立中气，姜半砂蔻畅膈醒胃，则饮邪自除，佐姜枣亦可。

建中醒胃汤：黄芪、白术各三钱，砂仁、蔻仁、生姜、半夏各一钱，生姜八分，红枣二枚，人参、茯苓均可加入，据症加减，主留饮如神。

若由胃而下大肠间，沥沥有声，微痛作泻者，名水饮，即予前法加肉桂、附子。

若由胃而上走胸，咳逆倚息，短气不得卧者，名支饮，主前法加故纸益智，更用斩关丸以下痰。

若由胃而旁流入胁，咳引刺痛者，名悬饮，主前法加芫花、草果，以搜筋缝之痰。

若由胃而溢出四肢，痹软酸痛者，名溢饮，主上法，无不神效。

若发黄，分阴阳，金匮法，仔细商。

若身目发黄而小便不利，不恶寒者，为阳黄，主茵陈五苓散以利之。五苓散去桂加茵陈、桔梗。

若身目发黄，症见腹痛，厥逆身重，嗜卧者，为阴黄，主茵陈附子汤（附子汤加茵陈）。

按：麻黄连翘赤小豆汤主太阳病无汗、瘀热发黄；栀子柏皮汤主太阳阳明之间，身黄、发热无他症者，用以消火。若在阳明之腑，身黄如橘色，腹微满，头汗出，至颈而还，小便短，主茵陈蒿汤，以逐秽蓄之热邪从小便出。

按：食入于胃，借脾气之能以转枢，脾气不舒，湿与热逆，必相得而为黄，茵陈蒿荡涤肠胃，主谷疸之妙方也。

金匮硝矾散：硝石熬黄，矾煅，各等分为末，大麦粥和服。二便下恶色，小便正黄，大便黑为度。主女劳黄疸，身黄额黑，膀胱急，小腹满，足下热，日晡潮热之神方。

栀子大黄汤：栀子四钱，大黄、枳实、淡豆豉各二钱。主酒客疸、心中懊侬或热痛者，凡素有湿热皆例此。

猪膏发煎：猪膏八两，乱发鸡子大二枚。同煎，发消药成，分二服，病从小便出，或下燥屎，主诸黄，腹胀大便坚。

大黄硝石汤：硝石、大黄、栀子、黄柏各四钱，主表和里实，黄而腹满，小便赤涩，自汗之证。

小半夏主误治作哕之逆证。如中虚发黄，理中、真武加茵陈主之，如神。

小柴胡主诸黄腹痛而呕，极效。

小建中主男子中虚，小便自利之黄疸，虚极者，四逆辈可与间服。

桂枝加黄芪汤主脉浮在表之证。

《千金》麻黄酒：麻黄三钱、酒五杯，煮七分顿服。春日去酒，水煮亦可，主表实无汗之疸，非此雄军不足以驱肌表之湿。

茵陈五苓散为两解之巧方，务在分辨阴阳，以消息之。

再按：脾与胃同居腹中，腹痛腹满，两皆有之。但痛满属太阴，心下满属阳明，阳明证亦有腹满者，病由与热同化，兼见潮热自汗不大便之症也。太阴则与湿同化，兼有发黄，暴烦，下利，下利秽腐之症耳。

太阴证，汗出不解，腹满痛，外见阳证，主大承气攻之，热化太过也。风燥热为阳邪，邪犯阳明；寒与湿为阴邪，邪干太阴。阳邪犯阳，则能食而不呕；阴邪犯阴，则不能食而吐。阳邪则不大便；阴邪则自利。证皆相反。凡提纲诸症，皆里虚不固、湿盛外溢之病，脾虚则胃亦虚，食不下，胃不主纳也。

第五节　少阴证辨证心法

少阴肾为水火同宫之脏，手足少阴心肾上下相连，外邪传入，随人本气为寒化、热化之证，均以但欲寐、脉微细为提纲。

按心病于神，脉微，肾病于精，脉细，欲寐为阴病，不得眠为阳病。今欲寐而不得寐，故曰欲寐，统少阴手足标本水火阴阳之气见于脉证者，于象外立法也。少阴为枢，枢机不利，故但欲寐。但欲寐，即不得眠，但欲寐是病情，乃问而知之。不得眠是病形，可望而知之。欲寐为阳虚，不得眠是烦躁，故治法不同。

他经提纲，仲师皆指邪气盛则实；本经提纲仲师均指正气夺则虚立论。以少阴为人身之根本也。按百病之极，羸必及肾，及肾，危候也。有大承气之急下法，有桃花汤之温固法，有四逆、白通之回阳法，有猪苓、黄连鸡子黄之救阴法，有真武之行水法，有附子之温补法，皆所以救其危也。

舒氏曰：病人真阴素乏，阳亢是其本气，外邪传入，则必协火而动，其证心烦不眠，肌肤干燥，神气衰减，小便短而咽中干，宜解热润枯，使初病太阳于表解中，知其喜冷恶辛，大便常结者，早用归地滋阴助汗，必不传变。

又曰：病人真阳素亏，虚寒是其本气，外邪传入，则必协水而动，阳热变为阴寒，其证目瞑嗜卧，身蜷声低，息短少气懒言，身重恶寒，四肢厥冷，腹痛作泻，宜温经以散其邪，回阳止泻，使初病太阳于表解药中，察其惯服辛温，大病常溏者，早用附子、生姜，温经御表，何至于此。

外邪协水而化为虚寒，脉沉细而微，但欲寐，背恶寒，口中和，腹痛，下利清谷，小便清白是也，主回阳法，而回阳中又有重温经、交阴阳、微发汗，共成三法。

少阴病，寒邪始伤，是当无热，反发热者，为太阳之标阳外呈，脉沉者，是少阴之生气不升，恐阴阳内外不相接，主麻辛附子汤。以熟附助标阳以内合少阴，麻黄、细辛启水阴，以外合太阳也。少阴病，自始至二三日无里证，外有表热，非汗不解，恐过汗伤肾液，主麻黄附子甘草汤，取中焦水谷之津为汗，内不伤阴，外足解热，变交阴阳法为微汗法。

少阴病，手足厥冷，吐利清谷，小便复利，内寒外热，脉微欲绝者，主四逆汤。此方在少阴证诸方中为温经回阳竣剂，舒氏每用附子（炮），加芪术参，其效更速。

里寒外热面赤，或腹痛或干呕，或咽痛，利止脉不出而厥，宜通脉四逆汤，即四逆倍干姜，主少阴下利清谷，里寒外热，手足厥冷，脉微欲绝，身反不恶寒，面赤之症。

少阴下利，宜加味白通汤，若利不止，厥逆无脉，干呕而烦，再加胆汁，无猪胆汁以黄连汁代之。

通脉四逆加胆汁汤：面赤者加连须葱白三茎，腹满去葱加白芍，呕加生姜，咽痛去芍加桔梗，利止脉不出加参。真阳扰越，躁烦转增，水气凌心而振悸，去胆汁加茯苓，汗下后躁烦者，主茯苓四逆汤。

少阴病，二三日不已，至四五日腹痛，小便不利，四肢沉重，疼痛自下利，此为有水气，主真武汤。若咳者，加五味、细辛、干姜，小便利去茯苓，下利去芍加干姜，呕去附倍生姜。

少阴病，得之二三日，口中和，背恶寒者，太阳阳虚，不与少阴君火相合也，主附子汤，益火之源，以消阴翳，熟附人参茯苓白术芍药，此方与真武相似，但去生姜加人参，分量不同，功效自异。

少阴病，身体痛，君火之气不能周于一身，手足寒，生阳之气不能达四肢，骨节痛，君火之神不能出入，脉沉者，君火神机内陷，不能自下而上，一责太阳阳虚不内合，一责君火内虚，机不转也，皆以附子汤主之。

少阴病吐利，神机不交中土，手足厥冷，中虚不达四肢，烦躁欲死者，心肾不交，吴茱萸汤主之。

少阴病，五六日自利而渴，不喜饮冷，虚故引水自救也，主回阳救急法，温经回阳法：黄芪、白术各六钱，炮附子、干姜各三钱，砂仁、故纸、益智各二钱。

如病人脉阴阳俱紧，反汗出者，亡阳也，主温经固脱法：黄芪、炮附子、干姜、砂仁、故纸、益智、鹿茸、龙骨、上桂、桑螵蛸。

如脉沉者，急温之，主回阳四逆法。

饮食入口即吐，心下嗢嗢欲吐，复不能吐，始得之手足寒者，此胸中实，阴结之象，吐下皆禁，宜理中汤加枳朴槟榔温开之。

若膈有寒饮，干呕者，主温中逐饮法：白术四钱，茯苓三钱，南星、砂仁、附子、草蔻、胡巴各一钱，大能散结。

下利脉微涩，呕而汗出，必数更衣，反少者，阳虚气坠，阴阳枯，反见里急后重之象也。急灸百会穴三壮，温上以摄其坠，再以回阳四逆加黄芪白术以救之。

恶寒蜷卧而利，手足逆冷者，四逆加参救之。吐利烦躁者，逆，吴茱萸汤救之。下利止，头眩，时时自言者，逆，当温其上，与四逆、真武等救之。协水证具，汗出不烦，自欲吐，主附子、真武救之，若不与，至五六日，复烦躁不得卧者，大逆，与回阳救急法。六七日息高者，不治，亦可与真武、附子等汤内加胡巴故纸以救之。

按：协水之证，为呕为咳，为迫汗出而下利，为腹痛，为四肢沉重冷逆，身重痛，皆宜补火以植土，以御其水，黄芪、白术均宜加重。

外邪协火而化则为热，其证脉微细而数，但欲寐，而内烦外燥，或不卧，口中热，下利清水，小便赤是也，主救阴法，而救阴法中有补正救阴与攻邪救阴之别。少阴协火证具，得之二三日，三阳主气，水阴不上交，而心中烦，君火不下济，不得卧，法宜壮水之主以镇阳光，黄连阿胶汤主之。

少阴病，二三日，咽痛者，与甘草汤，不瘥与桔梗汤，甘草六钱，加童便隔汤泡服，加桔梗三钱，为桔梗汤。甘草清上焦之火，得桔梗开提行肺，不使火气壅于咽门也。

少阴病，咽中痛，生疮不能言语，声不出者，与苦酒汤，咽中痛，半夏散及汤。下利咽痛，胸满心烦者，猪肤汤主之，不效，用石膏、竹叶解心烦，鸡子白清上燥，茯苓、泽泻清热利水，桔梗开提，必效。猪肤汤：猪肤四两刮去脂膜，只用纸薄一层，入白蜜、米粉熬香三服。

少阴脉循喉夹舌本，少阴二三日，咽痛是阴火上冲，主甘草泻火缓热，不瘥，主甘草桔梗汤，辛甘化热，至下利咽痛，是肾液下泄，不上濡于肺络，燥而咽痛，主猪肤润肺，和肾缓热安中，此正治之法。若阴证似阳，恶寒欲吐，非上法可效，当用半夏散上结之寒，桂枝散阴寒之气，如生疮不能言语，不得即认为热证，主苦酒法，若里寒外热，手足逆冷，咽痛，主四逆汤。

少阴病，下利六七日，咳而呕渴，心烦不得眠者，主猪苓汤。

少阴病，二三日至四五日，腰痛，小便不利，下利便脓血者，桃花汤主之。按便脓血证，喻氏主热邪，汪氏主滑脱，如是热邪，必外见阳证，宜黄连阿胶解热润枯，而壮水以制火；若是滑脱，必外见阴证，或上实下虚，宜桃花汤加姜附肉桂人参白术，以温之涩之。

解热润枯法：黄芩、桔梗、阿胶、栝楼仁、玄参、麦冬、白芍。

若协火证具，但厥无汗，此阳厥也，若误必动其血，未知从何道出，或从口鼻，或从目，是名下厥上竭，当难治，可与犀角地黄汤：

生地黄、白芍、牡丹皮、犀角（无犀角可以知母石膏代之）。

少阴病，得之二三日，口燥舌干者，急下之，主大承气汤，此热淫于内，因而转系阳明，胃火上炎，故口燥舌干，急下之。谷气下流，津液得升矣。舒氏加附子理阴寒，于法尤密。

少阴病，六七日腹胀，不大便者，急下之，主大承气汤，此阴枯转系阳明，宜急下者，以六七日阴亏已极，恐土实于中，心肾不交而死也。若六七日不大便，腹胀舌润，不渴，身重嗜卧，喜热恶寒，又系阴证，法主干姜、附片、肉桂、砂仁、蔻仁，开上运中以行气化，兼下其痰，然后以黄芪白术故纸益智，以收全功。

少阴病，自利清水，色纯青，心下必痛，口干燥者，此热结旁流也，上实下虚，法当兼顾，主大承气合白术附子汤，除热结，理虚寒，丝丝入扣，凡转系阳明之证，皆主温攻合用，此活法亦定法也。

咽痛一症，有虚寒实火之别，赤热肿痛，饮水吞咽不甚痛，而服粒糁不能下，可食软而不可食硬，实火也，主解热润枯法，外用鸡心散吹之。鸡心散：鸡子去黄入灯草令满。

第六节　厥阴证辨证心法

厥阴之为病，消渴，气上撞心，心中疼热，饥而不欲食，食则吐蛔，下之利不止。因火虚则渴，火逆则气上，火入心则疼，火消物故饥，木克土，故反胃食，下之伤胃气，故利不止，均以乌梅丸主之。

按：此证必合之外证，有厥热往来之气化，或吐或利，方为真厥阴病。其余或利或呕，内无气上撞心，心中热疼等症，皆似厥阴而非真厥阴也。

按：厥阴为阴尽阳生之脏，与少阳为表里，阴阳错杂，寒热混淆，病入其经，视人之本气从化。若其人素偏于热，则为阳化，病见消渴，气上撞心，心中疼热，口烂咽痛，喉痹喉痈，便脓血诸阳证，大法主乌梅丸，错杂和中治其本。

如厥深热深，主大承气；厥微热微，主四逆散；下利后重，主白头翁汤，非与苦寒不能胜热。若其人素偏于寒，则从阴化，病见手足厥冷，脉微欲绝，肤冷脏厥，下利除中诸阴证见矣，大法以通脉、四逆汤为主，不可杂以苦寒，反掣其肘。若初起手足厥冷，脉微欲绝，以厥阴之脏，相火游行，不可骤用姜附之热，主当归四逆汤和之。内有久寒，再加生姜、吴茱萸温镇之，见干呕、吐涎沫，吴茱萸汤主之。

他证热时不厥，厥时不热，阴阳互为胜复，唯此证热自热，厥自厥，厥深热亦深，厥微热亦微，而发热中兼见烦渴、下利之里证，总由阳陷于内与阴不相接也。胜复之机，参之胃气，胃气热者阴当复，不能复者，为热深厥亦深；胃气寒者阳当复，不能复者，则为肤冷脏厥。凡阴阳胜复平应则吉，不可不及，亦不可太过。如先厥后热，阳复之兆也。

若病人真阳素乏，则阳不胜阴而下利，主黄椒以温之。先厥后热，利必自止，阳复故也。若病人平素阳旺为太过，阳亢不容阴复，利虽止，反汗出，咽痛而喉痹者，此风邪协火上升，风性上行作喉痹也。若热时无汗，利自止者顺；不止，必便脓血，此寒邪夹热下攻，寒性下行，故便脓血。此二证当于有汗无汗着眼，有汗者与滋阴，无汗者与温经。必无喉痹、便脓血之症，若已喉痹、便脓血，法主破阳行阴：黄连、阿胶、生地黄、二冬、鸡子黄。

厥证不可误汗，凡阳亢不容阴复，格阳于外，为阳厥者，必身轻恶热，渴饮冷，烦躁不眠，热深厥深，上攻为喉痹，下攻便脓血，此纯阳无阴证。喉痹者主玉竹、二冬、石膏、鸡子白之类，破阳以行阴，而通其厥。若误汗必口疮烂赤。凡阴盛不容阳复，隔阳于内为阴厥者，必四肢逆冷，爪甲青黑，腹疼拘急，下利清谷，呕吐酸苦，冷厥关元，此纯阴无阳证，主重用芪术加砂仁、蔻仁、吴茱萸、川椒、干姜、附片、故纸、益智之类，驱阴止泻以回其阳，而通其厥。

若腹中急痛，吐利厥逆，频索冷饮，饮而即吐，烦渴转增，腹痛加剧，此阴阳错杂之证，主干姜、附片、砂仁、黄芪、白术、吴茱萸、川椒，大剂浓煎，另用黄连清汁兑服，寒热互投，以去错杂之邪，三法直截简当，为厥阴证之总括。

舒氏曰：厥阴热化证，为本经风木病；厥阴寒化证，为六经交尽之阴厥病，前者姜附不可妄投，后者不在此例。

凡四肢冷为厥，冷过膝为逆，皆阴阳之气不相顺也。

若除中，由误治。若脉迟，六日，医误以黄芩汤撤其热，伤其胃阳，腹中应冷，当不能食，今反能食，此名除中，是胃阳发露无余，法在不治。按真阳出露只四证：（1）真阳内竭为除中；（2）虚阳上越为戴阳；（3）卫阳解散为汗多亡阳；（4）孤阳下陷为阳强，势举精流不收，均属真阳发露，危在顷刻。

治法：除中、戴阳：急灸关元，温中存阳；外越下陷，更灸百会并足，温上以升阳，重用芪术参茸，温补黄庭。除下陷证外，皆加肉桂、干姜、附片、桑螵蛸、枸杞子、益智、胡芦巴、龙骨之类，固脱以回阳，频频与服，缓则不救。

脏厥，不吐虫，肤冷如冰，其人躁无暂安时者，真寒也，急温之。虫厥者，得食而呕，又烦吐虫，主乌梅丸，若不效，与扶中逐湿法。舒氏扶中逐湿法：黄芪、白术、南星、干姜、附片，本经证再加吴茱萸、蜀椒，他经不用，再加枯矾以杀虫，应手奏效如神。

脉结代者，炙甘草汤主之。脉缓时一止为结，阴盛则结，动而中止，止而有数为代，二证必心动悸，以心气不安也。

伤寒，腹满、谵语、脉弦，肝乘脾也，名曰从。发热，啬啬恶寒，腹满，渴欲饮水，肝乘肺也，均刺期门，以肝有亢火，宜随其实而泻之。

厥阴病，阳脉涩，阴脉弦，法当腹中急痛，亦肝乘脾也，先与小建中，不瘥者，中虚不振，邪尚留连，更与小柴去芩主之，此先补益于内，而后转输于外也。

厥而心下悸，宜先治水，主茯苓甘草汤，加砂仁、半夏、白术、桂枝以治其逆，不尔水渍入胃，必下利，此亦肝乘肺也。

按上二证，水在中焦，故刺期门以泻实；下二证，水在上焦，主下水为汗法，即厥阴治厥之妙法。

若下利脉大而实，热盛者，皆经络不和也，主当归四逆汤，有外邪加桂枝、葛根。泻利下重者，主四逆散加减。如里急后重，下利纯血，或如屋漏水，审是火邪，主白头翁汤，虚人及产后加阿胶、甘草，如神。如色红而黯或黑者，主理中汤。

下利咽痛，语言无序，由误服攻破所致者，理中主之。下利谵语，外见阳证，此上实下虚，热结旁流之证，主附子合小承气汤。腹痛不休，脉小不渴，手足冷，主四逆汤，重滞者加白芍，脉弦者为肝郁，主小建中法。下利腹胀，满身疼痛，阳虚阴奏肝忤也，主吴茱萸汤加白芍。下利欲饮水数升，阳证具者，与白头翁汤。单渴欲饮水者，宜少与之，不已者，须审其喜冷喜热，小便利不利，以定寒热，以白虎、五苓、理中或四逆消息之。

下利清谷，里寒外热，汗出而厥，主真武汤。下利清谷，不可发表，汗出必胀满。下利清谷，手足厥冷，微热微厥，面赤者，主生附四逆汤。下利清谷，手足厥冷，小腹满，按之则痛，冷结关元也，主回阳四逆汤：生附、熟附各二钱，黄芪八钱，人参四钱，鹿茸二钱。

按阴邪直中，真阳埋没，肌肤冻冽，无汗，唇青，舌缩，或爪甲青黑，浑身青紫成块，身重如被压，皆阴盛为病，法主生附驱其阴，熟附不中与也。若真阳外亡，身微热而多汗，眩晕眼花，神思恍惚，阳虚也，法主熟附以回阳，生附又不为功。又有面㿠白，肤冷，青紫成块，见于足而足不能移，见于手而手不能动，见于腮而口不能言，牙龈冻冽溃烂，时心悸、眩昏欲绝，此阳虚阴盛并见，必主此方，驱阴救阳回厥，少缓则不救，神效。

下利厥而汗出不止，亡阳也，主芪术参附汤。干呕吐涎沫，主吴茱萸汤。下利呕而脉小者，逆，主熟附四逆汤。下利后更烦吐，按之心下濡者，上争下夺，中气有立断之势，主回阳救急汤，温中以止泻。下利不能食，饥而不思食，肝逆也，主乌梅丸。不饥而不思食，脾虚也，虚而夹邪者，主喻昌仓廪汤；虚而无邪者，附子泻心进退黄连等法，或主理中，四君子加香、砂均妥。

麻黄升麻汤：麻黄、升麻、当归各一钱，知母八分，黄芩、葳蕤各五分，白术、石膏各四分，干姜、白芍、桂枝、天冬、炙甘草各四分，茯苓五分。

先煮麻黄去沫，再入各味。此方主伤寒六七日，大下后脉沉迟，手足厥逆，下部脉不至，咽喉不利，吐脓血，泄利不止者，为难治，此方抑阴扶阳，极有妙义。